国家标准化管理委员会公益性行业科研专项课题（编号：200810450）

糖尿病中医药临床循证实践指南

（2016 版）

国家中医临床研究基地中医药防治糖尿病临床研究联盟

仝小林　主编

科 学 出 版 社

北 京

内 容 简 介

《糖尿病中医药临床循证实践指南》是由国家中医临床研究基地中医药防治糖尿病临床研究联盟（简称糖尿病联盟）组织编写的指南。自2007年发布《糖尿病中医防治指南》以及《糖尿病中医防治标准（草案）》并得到了学术界的广泛认可和应用后，近年来，新认识、新观点及新的临床证据不断涌现。有鉴于此，糖尿病联盟组织编写本指南，以期基于已有的中医药治疗糖尿病的循证医学研究成果进行更新完善，旨在对中医药治疗糖尿病以及并发症提出更为权威的建议。本指南内容包括糖尿病前期、糖尿病、糖尿病肾病、代谢综合征、糖尿病周围神经病变、糖尿病合并心脏病、糖尿病视网膜病变、糖尿病足、糖尿病胃肠病变、糖尿病泌汗异常、糖尿病勃起功能障碍、糖尿病神经源性膀胱共12个部分。全书以中医药辨证治疗为主，不包括针灸治疗、拔罐治疗等。鉴于某些西药在临床治疗中的必要性，中西医结合治疗列在指南中的次要地位。

本书主要使用人群为中医内分泌和中西医结合内分泌科临床从业医师，西医内分泌科从业医师和其他学科中医师也可参照本指南中的相关内容。

图书在版编目（CIP）数据

糖尿病中医药临床循证实践指南：2016版／仝小林主编.—北京：科学出版社，2016
　ISBN 978-7-03-048691-2

Ⅰ.①糖…　Ⅱ.①仝…　Ⅲ.①糖尿病–中医治疗法　Ⅳ.①R259.871

中国版本图书馆 CIP 数据核字（2016）第 128890 号

责任编辑：郭海燕　曹丽英／责任校对：赵桂芬
责任印制：李　彤／封面设计：陈　敬

科学出版社 出版
北京东黄城根北街 16 号
邮政编码：100717
http://www.sciencep.com

涿州市般润文化传播有限公司 印刷
科学出版社发行　各地新华书店经销

*

2016 年 6 月第 一 版　开本：787×1092　1/16
2022 年 5 月第七次印刷　印张：16
字数：348 000

定价：78.00 元
（如有印装质量问题，我社负责调换）

《糖尿病中医药临床循证实践指南》编委会

前　言

糖尿病（diabetes mellitus，DM）是由于胰岛素分泌绝对或相对不足（胰岛素分泌缺陷），以及机体靶组织或靶器官对胰岛素敏感性降低（胰岛素作用缺陷）引起的以血糖水平升高，可伴有血脂异常等为特征的代谢性疾病[1]。随着社会的发展、经济水平和科学科技的进步、人口的老龄化和生活方式的改变，相应的疾病谱也发生了巨大的改变，糖尿病的发病率越来越高，已成为继肿瘤、心血管疾病之后的第三位严重的慢性非传染性疾病[2]。我国糖尿病的患病率持续快速增长[3-5]，已成为世界上糖尿病患病人数最多的国家[6]。

糖尿病属于中医"脾瘅"、"消渴病"等范畴[7]。在长期的与疾病做斗争的过程中，中医对糖尿病的认识逐步完善并积累了丰富的经验。《黄帝内经》明言"消渴"，它所涉及的疾病范围较广，除糖尿病外还可能包括甲状腺功能亢进和尿崩症等[8]。之后历代医家多有补充，现代医家提出消瘅脾瘅分类、郁热虚损分期、态靶结合治疗体系及三型辨证。[9-11]目前中医药治疗糖尿病被广泛应用，国内诸多中医师在此领域建树卓越，享有盛誉。

中华中医药学会 2007 年发布的《糖尿病中医防治指南》在糖尿病领域起到了较好的指导作用，之后，依托国家财政部、科技部公益性行业科研专项课题"糖尿病中医防治标准（指南）研究"，在《糖尿病中医防治指南》的基础上，研究、整合、优化以往中医糖尿病指南研究方面成果，结合临床实际，2007 年发布并出版了学术界普遍认可的《糖尿病中医防治标准（草案）》。然而近年来，新认识、新观点及新的临床证据不断涌现。有鉴于此，国家中医临床研究基地中医药防治糖尿病临床研究联盟（以下简称糖尿病联盟）组织编写《糖尿病中医药临床循证实践指南》（简称本《指南》），以期基于已有的中医药治疗糖尿病的循证医学研究成果进行更新完善，旨在对中医药治疗糖尿病以及并发症提出更为权威的建议。

《糖尿病中医药临床循证实践指南》包括糖尿病前期、糖尿病、糖尿病肾病、代谢综合征、糖尿病周围神经病变、糖尿病合并心脏病、糖尿病视网膜病变、糖尿病足、糖尿病胃肠病变、糖尿病泌汗异常、糖尿病勃起功能障碍、糖尿病神经源性膀胱共 12 个部分。

《糖尿病中医药临床循证实践指南》是由糖尿病联盟组织编写的指南。糖尿病联盟由中国中医科学院广安门医院担任联盟组长单位，成都中医药大学附属医院、安徽中医药大学附属医院担任副组长单位，主席为中国中医科学院广安门医院仝小林教授，副主席为成都中医药大学第一附属医院段俊国教授、安徽中医药大学附属医院方朝晖教授、中国中医科学院广安门医院魏军平教授，秘书长为中国中医科学院广安门医院倪青教授。本联盟宗旨为：在国家中医药管理局科技司领导下，进一步整合全国中医糖尿病科研力量，建立以专家组为核心的全国中医糖尿病科研联盟，充分发挥专家作用以及联盟成员的临床和研究能力和资源。并制定糖尿病临床研究总体方案，在总体方案下明确病种研究切入点和牵头单位，实现联盟各基地业务建设目标。

本《指南》起草单位（排名不分先后）：中国中医科学院广安门医院、安徽中医药大学附属医院、安徽省中医院、成都中医药大学附属医院、北京中医药大学东方医院、北京中医药大学附属东直门医院、河北以岭医院、厦门大学附属第一医院、厦门大学附属中山医院、山东省立医院、卫生部中日友好医院、首都医科大学中医药学院、南京军区总医院、长春中医药大学附属医院、辽宁中医药大学附属医院、开封市中医院、山东聊城市中医院、北京协和医院、河南中医药大学、北京市中医院、中国中医科学院西苑医院、中国中医科学院眼科医院、中国中医科学院望京医院、上海中医药大学曙光医院、广东省中医院、北京市第一中西医结合医院、天津中医药大学附属第一医院、黑龙江省中西医结合研究所、北京中医药大学、山东中医药大学第二附属医院、中国中医科学院临床基础医学研究所、成都中医药大学、陕西中医药大学附属医院、湖南中医药大学、广东省中医院珠海医院、宁夏人民医院眼科医院、甘肃省中医院。

本《指南》主要起草者（按疾病顺序排列）：方朝晖、仝小林、李平、柳红芳、于世家、吴以岭、段俊国、柳国斌、李敏、吴深涛。

本《指南》起草者（按疾病顺序排列）：方朝晖、高彦彬、连凤梅、赵进东、谢春光、何丽云、朱智耀、邹大威、郑亚琳、逄冰、林轶群、赵锡艳（糖尿病前期）；仝小林、倪青、宋军、刘文科、何莉莎、王青、赵林华、王佳、武梦依（糖尿病）；李平、高彦彬、严美花、文玉敏、朱智耀、邹大威、赵林华、赵学敏（糖尿病肾病）；柳红芳、连凤梅、赵丽、姜旻、刘彦汶、田佳星（代谢综合征）；于世家、庞国明、王丽、王英娜、王森、王宁、齐月、刘庆阳、郝宏铮、霍晶晶、郑曙琴、朱璞、闫镛、郑晓东、逄冰、郑玉娇（糖尿病周围神经病变）；吴以岭、高怀林、倪青、贾振华、袁国强、魏聪、常丽萍、周鸿儒、孟祥（糖尿病心脏病变）；段俊国、曹平、彭清华、周华祥、刘静、路雪婧、叶河江、庞龙、刘文舟、罗向霞、田佳星、吴文婷（糖尿病视网膜病变）；柳国斌、陆灏、韩强、李文惠、黄海、毛丽萍、杨军、孙伯菊（糖尿病足）；李敏、杨叔禹、赵林华、高泽正、李学军、王丽英、郑建玮、林明珠、黄源鹏（糖尿病胃肠病变）；吴深涛、李显筑、魏军平、章清华、王彬、马运涛、王斌、李青伟（糖尿病泌汗异常）；吴深涛、高思华、冯建华、魏军平、马运涛、章清华、王彬、王斌、陈舒雅（糖尿病勃起功能障碍）；吴深涛、李显筑、魏军平、王彬、章清华、马运涛、王斌、陈舒雅（糖尿病神经源性膀胱）。

本《指南》函审专家（按疾病顺序排列）：柳红芳、杨叔禹（糖尿病前期）；赵家军、高彦彬（糖尿病）；赵进喜、杜宏、朴春丽（糖尿病肾病）；魏军平、高彦彬（代谢综合征）；崔丽英、倪青（糖尿病周围神经病变）；金枚、史大卓（糖尿病心脏病变）；金明、接传红（糖尿病视网膜病变）；范冠杰、袁群（糖尿病足）；杨叔禹、魏军平（糖尿病胃肠病变）；李显筑、于世家（糖尿病泌汗异常、糖尿病勃起功能异常、糖尿病神经源性膀胱）。

本《指南》由国家中医临床研究基地中医药防治糖尿病临床研究联盟提出并发布。

本《指南》第一版于 2016 年 6 月印刷出版。

目　　录

前言

引言 ……………………………………………………………………………………… 1

糖尿病前期 ……………………………………………………………………………… 5

糖尿病 …………………………………………………………………………………… 19

糖尿病肾病中医药临床循证实践指南 ………………………………………………… 55

代谢综合征中医药临床循证实践指南 ………………………………………………… 74

糖尿病周围神经病变中医药临床循证实践指南 ……………………………………… 92

糖尿病合并心脏病中医药临床循证实践指南 ………………………………………… 112

糖尿病视网膜病变中医药临床循证实践指南 ………………………………………… 137

糖尿病足中医药临床循证实践指南 …………………………………………………… 160

糖尿病胃肠病变中医药临床循证实践指南 …………………………………………… 182

糖尿病泌汗异常中医药临床循证实践指南 …………………………………………… 203

糖尿病勃起功能障碍中医药临床循证实践指南 ……………………………………… 218

糖尿病神经源性膀胱中医药临床循证实践指南 ……………………………………… 234

引　言

1　制定目的与适用范围

目前已发布的《糖尿病中医防治指南》、《糖尿病中医防治标准》是国家中医药管理局政策法规与监督司立项的标准化项目之一，由中华中医药学会糖尿病分会负责编写，是指导和规范中医防治糖尿病的纲领性文本。自颁布施行以来，对糖尿病中医治疗发挥了较好的指导作用。但新近循证医学研究不断涌现，且既往指南限于条件，多采用专家共识的形式，研究方法亦有待改进。

本指南以成年糖尿病及并发症患者的中医药治疗为主要内容，在既往糖尿病诊疗指南、标准的基础上，采用质量相对较高的中医药治疗糖尿病系统综述和随机对照试验（RCT）进行严格的质量评价，从现有文献中筛选证据级别较高，临床疗效可靠、安全、方便，便于推广的治疗方法，以提高中医药治疗糖尿病的临床疗效。

2　指南制定小组和主要使用人群

本指南的制定是由国家中医临床研究基地中医药防治糖尿病临床研究联盟主席中国中医科学院广安门医院仝小林教授牵头，联合联盟副主席成都中医药大学附属医院段俊国教授、安徽中医药大学附属医院方朝晖教授，以及联盟参加的多家单位共同制定。指南起草人员来自中国中医科学院广安门医院、成都中医药大学附属医院、安徽中医药大学附属医院、卫生部中日友好医院、北京中医药大学附属东直门医院、天津中医药大学附属第一医院等多家国内中医三甲医院，指南制定小组的人员组成主要为 10 个单位的专家、教授。此外，为保证指南制定的科学性和适用性，临床流行病学和循证医学专业人员、医院管理者和从事中医基础理论研究的人员也有一定比例的参与。指南制定的咨询专家主要为中华中医药学会糖尿病分会、中国中西医结合学会糖尿病分会、世界中医药学会联合会内分泌专业委员会、中华医学会糖尿病分会、中国中医药研究促进会糖尿病专业委员会的主任委员及部分副主任委员，以及全国有代表性的中医内分泌科专家。文献检索的辨证治疗方案需先在指南制定小组内进行讨论，然后将选定的推荐意见交付咨询专家，取得共识的条目作为推荐，列入指南。

本指南的主要内容为糖尿病、糖尿病前期及 10 种临床主要并发症的中医药治疗，特别是以中医药辨证治疗为主，不包括针灸治疗、拔罐治疗等。鉴于某些西药在临床治疗中的必要性，中西医结合治疗列在指南中的次要地位。因此，主要使用人群为中医内分泌和中西医结合内分泌科临床从业医师。西医内分泌科从业医师和其他学科中医师也可参照本指南中的相关内容。

3 证据来源及评价

3.1 文献检索

电子检索的资料库包括中国知网学术文献总库（CNKI）、万方数据库（Wanfang data）、中文科技期刊全文数据库（VIP）、中国生物医学文献数据库（CBM）、PubMed、Cochrane Library 和 EMBASE 七个数据库和国家食品药品监督管理总局（CFDA）数据库；在研临床试验数据库包括中国临床试验注册中心（Chinese Clinical Trial Registry）和 ClinicalTrials. gov。文献检索未设定语种限制，检索文献截止日期为 2016 年 4 月 21 日。中文检索词包括糖尿病、消渴、中药、中成药、草药、植物药、随机、对照、临床研究等。英文检索词包括 diabetes、Traditional Chinese medicine、Chinese medicine、alternative medicine、Randomized、clinical trial。根据不同资料库的特征分别进行主题词联合自由词、关键词进行综合检索。

3.2 文献的纳入与排除

纳入标准：①研究类型为中医药治疗糖尿病的系统综述；②临床研究以随机对照试验（RCT）为主，此外包括半随机对照试验、自身前后对照的病例系列等；③研究对象为成年（≥18岁）糖尿病患者，除外严重并发症，不限定性别、病情严重程度；④治疗措施包括中草药复方及单方、中成药、中药提取物等，以及以上各种治疗方法的单用或联合应用；对照治疗措施包括安慰剂对照及能够治疗糖尿病的上市西药。抗糖尿病的西药主要包括口服药，如磺脲类、双胍类、α-葡萄糖苷酶抑制剂、胰岛素增敏剂、非磺脲类促胰岛素分泌物等，以及胰岛素治疗。

排除标准：①试验方案为中医治疗方法与西药联合应用，且试验方案与对照方案中应用的西药不一致；②两组治疗时间不一致的研究；③若作者及内容基本相同的论文同时出现在会议论文和期刊中，则排除会议论文；④若作者及内容基本相同的论文多次发表，则排除发表时间偏后的文献；⑤依据患者入组时基线内容和试验方案与对照治疗方案判定为重复发表或涉嫌抄袭的文献。

符合纳入标准但不列入推荐的研究：①按照中医辨证分型进行临床观察，但未按照辨证分型进行疗效统计分析的研究；②需要加减，但未说明如何加减的研究；③未取得专家共识的研究。

3.3 证据的评价和分级标准

采用 Cochrane 手册（版本：5.1.0）制定的标准对入选的随机对照研究进行质量评价和分级；低风险偏倚是指貌似可信的、不太可能严重影响结果的偏倚，判断标准为"所有关键领域的偏倚均为低风险偏倚"；风险未知偏倚是指貌似可信的偏倚，增加了结果的疑问，判断标准为"一个或一个以上关键领域的偏倚为风险未知偏倚"；高风险偏倚是指貌似可信的、严重削弱了结果可信度的偏倚，判断标准为"一个或一个以上关键领域的偏倚为高风险偏倚"。

证据分类原则主要参照刘建平教授编写的《传统医学证据体的构成及证据分级的建议》。此外，本指南中规定，若单个随机对照试验判定为高风险，则证据级别降低一级。

文献筛选和评价过程由两名评价员独立进行；如双方意见不一致，通过协商解决或由第三方裁决。具体内容见表1：

表1 证据的级别及分级依据

证据级别	分级依据
Ⅰa	由随机对照试验、队列研究、病例对照研究、病例系列这4中研究中至少2种不同类型的研究构成的证据体，且不同研究结果的效应一致
Ⅰb	具有足够把握的单个随机对照试验
Ⅱa	半随机对照试验或队列研究
Ⅱb	病例对照研究
Ⅲa	历史性对照的病例系列（回顾性研究）
Ⅲb	自身前后对照的病例系列
Ⅳ	长期在临床上广泛运用的病例报告和史料记载的疗法
Ⅴ	未经系统研究验证的专家观点和临床经验，以及没有长期在临床上广泛运用的病例报告和史料记载的疗法

3.4 推荐原则

由于中医药治疗糖尿病的文献研究大多数存在试验报告内容不全面、设计欠规范、辨证选方多样、疗效标准不统一等问题，使试验结果存在潜在的偏倚。因此在本指南中，所有的证据均需取得专家共识后方可列入推荐。

目前指南的推荐分级标准一般按照 GRADE（Grading of Recommendations Assessment, Development and Evaluation）小组制定的推荐强度级别标准进行证据推荐，该标准中推荐意见分为强、弱两级，当证据明确显示干预措施利优于弊或弊优于利时，指南小组可将其列为强推荐；当利弊不确定或无论质量高低的证据均显示利弊相当时，则视为弱推荐。

综合以上考虑，本指南规定：证据为Ⅰ级并且取得专家共识则视为强推荐；证据为Ⅱ级且取得专家共识则视为弱推荐。

4 指南的制定方法和过程

中医药论治部分采取在循证医学证据的基础上再进行专家共识的形式进行。来自全国各地的40余名中医糖尿病及并发症领域的专家对共识意见（草案）进行了充分的讨论和修改，并以无记名形式对共识意见（草案）的多项内容逐条进行投票。

在专家共识投票过程中，专家意见分为：①完全同意；②同意，但有一定保留；③同意，但有较大保留；④不同意，但有保留；⑤完全不同意。如果>2/3的专家数选择①+②，或>85%的专家数选择①+②+③，则认为取得专家共识，作为条款通过。

经过三轮专家论证后，于 2016 年 4 月 18 日制订初稿，并在北京地区从事中医糖尿病临床工作 5 年以上且具有副主任医师以上职称的专家中进行了首轮专家问卷；结合专家问卷结果，于 2016 年 4 月 21 日进行了专家论证，根据专家问卷结果，于 2016 年 5 月 2 日召开了第五轮论证会议后，确定最后定稿。

5 指南的局限性和修订安排

中医古籍中经典方剂及名老中医经验方为广大中医内分泌科医生所接受，在临床广泛应用，但在目前循证医学证据分级标准中归属于个人经验，证据级别较低。在指南制定过程中由于受到人员、时间和资源等方面的限制，本指南证据来源仅纳入了证据级别较高、能证明中药治疗老年糖尿病有效的系统综述和具有科学的统计学研究方法的文献，包括随机对照研究、半随机对照研究、自身前后对照的病例系列等，古籍文献及名老中医和一些专家的有效经验并未纳入；而且指南中未包括针灸、拔罐等干预的内容。为保证指南的完整性和实用性，虽然本指南未对名老中医及一些专家治疗老年糖尿病的有效经验进行评价，但亦将全国不同地区具有代表性的名家经验作为附录呈现，以便广大使用者借鉴。

此外，需要指出的是，本指南并不是医疗行为的标准或者规范，而仅仅是依据现有的研究证据、特定的方法制作出的一个声明性文件，旨在帮助临床医师针对特定的临床情况进行恰当的医疗决策。随着临床研究的深入开展，新的证据不断产生，指南所提供的建议亦会随之不断被修正。采用指南推荐的方法并不能保证所有患者都能获得理想的临床结局。同时，就指南本身而言，并不能包括所有有效的疗法，也不排斥其他有效的疗法。最终临床治疗措施的抉择需要卫生从业者根据临床的具体情况，结合自身的经验及患者的意愿做出。

由于循证医学理念引入中医的时间较短，某些理论、观点如何与中医临床实践紧密结合还存在一些争议，中医临床医生也正逐步学习及接受循证医学理论，采用严格的试验设计进行临床试验，以获得高级别的“证据”说明经典方、经验方的疗效，也为临床指南的进一步修订提供依据。根据目前的情况，指南制定委员会决定每年委托相关人员对指南进行评议，对出现的新证据进行收集、整理和分型，最后由指南制定委员会决定是否对指南予以修订。一般而言，在出现下列情况时，需要对指南进行修订或者更新：①产生了新的有效干预方法；②产生了证明现有干预方法有利或者有弊的证据时；③产生了新的重要或有意义的结论；④产生了新的治疗方法或方式。如果对指南修订有任何新的建议，请联系我们。

糖尿病前期

2型糖尿病由糖尿病前期发展而来。糖尿病前期指由血糖调节正常发展为糖调节受损（impaired glucose regulation，IGR），血糖升高但尚未达到糖尿病诊断标准，包括空腹血糖受损（impaired fasting glucose，IFG）、糖耐量受损（impaired glucose tolerance，IGT），两者可单独或合并出现。随着物质水平的提高及检验手段的普及，糖尿病前期发病率迅猛增长[1-2]。

糖尿病前期可以被认为是一种标志或分水岭，如出现则标志着将来发生心脑血管疾病、糖尿病、微血管病、肿瘤和痴呆等的危险性增高[3]。由于糖尿病前期一般无临床表现，故其受重视程度甚低。现有的研究已证明有效干预糖尿病前期可明显减少其转化为糖尿病的可能性。因此，及时发现血糖正常的糖尿病高危人群和糖尿病前期人群，并进行有效管理是预防糖尿病发生的关键。

糖尿病前期属于中医"脾瘅"范畴。在长期与疾病做斗争的过程中，中医对糖尿病的认识逐步完善并积累了丰富的经验。《素问·奇病论》云："有病口甘者，病名为何？何以得之？岐伯曰：此五气之溢也，名曰脾瘅……此肥美之所发也，此人必数食甘美而多肥也，肥者令人热，甘者令人中满，故其气上溢，转为消渴。"其病因多与禀赋不足、饮食失节、运动失调、情志刺激、劳累过度等有关[4]，病位在脾，与心肝肾密切相关。《素问·奇病论》提出脾瘅的治疗方法为"治之以兰，除陈气也"。采用芳香醒脾之药，以健脾祛湿、清化湿热、理气化浊等治法，用于预防和治疗脾瘅。近年来，随着中医药治疗糖尿病前期的临床与实验研究的不断深入，运用中医药辨证论治糖尿病前期已积累了丰富的经验，中医药在治疗糖尿病前期方面的优势日渐显现。2007年颁布的《糖尿病中医防治指南》[5]对于中医药治疗糖尿病前期起到了较好的指导作用，鉴于近年来新认识、新观点及新的临床证据不断出现，我们编写本指南，希望以现有的中医药治疗糖尿病前期的循证医学研究成果为参考，对中医药治疗糖尿病前期提出适当的建议。

目前已发布的《糖尿病中医防治指南》是国家中医药管理局政策法规与监督司立项的标准化项目之一，由中华中医药学会糖尿病分会负责编写，是指导和规范中医防治糖尿病的纲领性文本。自颁布施行以来，对糖尿病中医治疗发挥了较好的指导作用。但新近循证医学研究不断涌现，且既往指南限于条件，多采用专家共识的形式，研究方法亦有待改进。

本指南以成年糖尿病前期患者的中医药治疗为主要内容，在既往糖尿病前期的诊疗指南基础上，采用质量相对较高的中医药治疗糖尿病前期系统综述和随机对照试验进行严格的质量评价，从现有文献中筛选证据级别较高，临床疗效可靠、安全、方便，便于推广的治疗方法，以提高中医药治疗糖尿病的临床疗效。

1 疾病诊断和辨证分型标准

1.1 诊断标准

本病的诊断参照《中国成人 2 型糖尿病预防的专家共识》[3] 和《糖尿病中医防治指南》[5] 中糖尿病前期的诊断标准进行诊断，诊断要点如下：

（1）病史：有糖尿病前期病史或诊断糖尿病前期的证据。

（2）症状：糖尿病前期一般临床症状不典型，可表现为口干欲饮、食欲亢盛、腹部增大、腹胀、倦怠乏力等，多数患者在健康体检或因其他疾病检查时发现。

（3）体征：糖尿病前期多形体肥胖或超重，可表现为腰臀围比和体质指数（BMI）异常升高，其他体征不明显。

（4）诊断标准

1）IFG：空腹静脉血浆血糖≥5.6mmol/L（100mg/dl）且<7.0mmol/L（126mg/dl）；以及口服葡萄糖耐量试验（OGTT）负荷后2h 静脉血浆血糖<7.8mmol/L（140mg/dl）。

2）IGT：口服葡萄糖耐量试验（OGTT）负荷后 2h 静脉血浆血糖≥7.8mmol/L（140mg/dl），且<11.1mmol/L（200mg/dl），且空腹静脉血浆血糖<7.0mmol/L（126mg/dl）。

3）IFG+IGT：空腹静脉血浆血糖≥5.6mmol/L（100mg/dl）且<7.0mmol/L（126mg/dl）；以及口服葡萄糖耐量试验（OGTT）负荷后2h 静脉血浆血糖≥7.8mmol/L（140mg/dl），且<11.1mmol/L（200mg/dl）。

1.2 辨证分型标准

本辨证分型参考《中药新药临床研究指导原则》[6]、《中华人民共和国中医药行业标准——中医病症诊断疗效标准》[7] 和《糖尿病中医防治指南》[5]，并参考前期的文献整理及临床流行病学调查结果制定[8]。糖尿病前期应当根据病因、病位、寒热、虚实之不同而辨证论治。

1.2.1 脾胃壅滞证

腹型肥胖，脘腹胀满，嗳气、矢气频频，得嗳气、矢气后胀满缓解，大便量多，舌质淡红，舌体胖大，苔白厚，脉滑。

1.2.2 肝郁气滞证

形体中等或偏瘦，口干口渴，情绪抑郁，喜太息，遇事易紧张，胁肋胀满，大便干结，舌淡红，苔薄白，脉弦。

1.2.3 湿热蕴脾证

口干口渴，或口中甜腻，脘腹胀满，身重困倦，小便短黄，舌质红，苔厚腻或微黄欠润，脉滑数。

1.2.4 脾虚痰湿证

形体肥胖，腹部增大，或见倦怠乏力，纳呆便溏，口淡无味或黏腻，舌质淡有齿痕，苔薄白或腻，脉濡缓。

1.2.5　气阴两虚证

形体偏瘦，倦怠乏力，口干口渴，夜间为甚，五心烦热，自汗，盗汗，气短懒言，心悸失眠。

2　中医药治疗方案

2.1　治疗原则

糖尿病前期实证以脾胃壅滞、肝郁气滞、湿热蕴脾为主，虚证以脾虚痰湿、气阴两虚为主。治疗时重在早期预防，阻止疾病进一步发展为糖尿病。同时，根据不同病情选用不同治法，有利于提高临床疗效。脾胃壅滞者治以行气导滞；肝郁气滞者治以疏肝解郁；湿热蕴脾者治以清热化湿；脾虚痰湿者治以健脾化痰；气阴两虚者治以益气滋阴。

2.2　辨证论治

2.2.1　脾胃壅滞证

治法：行气导滞。

方药：厚朴三物汤（《金匮要略》）加减[9]。厚朴、大黄、枳实。（Ⅱa弱推荐）

加减：胸闷脘痞，痰涎量多加半夏、陈皮、橘红；腹胀甚，大便秘结加槟榔、二丑、莱菔子。

2.2.2　肝郁气滞证

治法：疏肝解郁。

方药：四逆散（《伤寒论》）加减[10]。柴胡、枳实、芍药、甘草。（Ⅱa弱推荐）

加减：纳呆加焦三仙，抑郁易怒加丹皮、赤芍；眠差加炒枣仁、五味子。

2.2.3　湿热蕴脾证

治法：清热化湿。

方药：半夏泻心汤（《伤寒论》）加减[11]。半夏、黄连、黄芩、干姜、人参、甘草、大枣。（Ⅱa弱推荐）

加减：脘腹痞满，头晕沉重加佩兰、藿香、桑白皮；肺有燥热加地骨皮、知母。

2.2.4　脾虚痰湿证

治法：健脾化痰。

方药：六君子汤（《医学正传》）加减[12]。人参、白术、茯苓、陈皮、半夏、甘草。（Ⅱa弱推荐）

加减：倦怠乏力加黄芪；食欲不振加焦三仙；口黏腻加薏苡仁、白蔻仁。

2.2.5　气阴两虚证

治法：益气养阴。

方药：玉液汤（《医学衷中参西录》）加减[13]。黄芪、山药、知母、五味子、葛根、

天花粉、鸡内金等。（Ⅱa 弱推荐）

加减：气短汗多加山萸肉、煅龙骨、煅牡蛎；口渴明显加生地。

2.3 中成药

中成药的选用必须适合该品种的证型，切忌盲目使用。建议选用无糖颗粒剂、胶囊剂、浓缩丸或片剂。

（1）天芪降糖胶囊：用于糖尿病前期气阴两虚证，一次 5 粒，一日 3 次[14]。（Ⅰb 强推荐）

（2）芪药消渴胶囊：用于糖尿病前期气阴两虚证，一次 6 粒，一日 3 次[15]。（Ⅱa 弱推荐）

（3）参术调脾颗粒：用于糖尿病前期脾虚痰湿证，一次 2 袋，一日 3 次[16]。（Ⅰb 强推荐）

（4）糖脂平胶囊：用于糖尿病前期湿热蕴脾证，一次 5g，一日 2 次[17]。（Ⅰb 强推荐）

（5）金芪降糖片：用于糖尿病前期湿热蕴脾证，一次 2~3 片，一日 3 次[18]。（Ⅱa 弱推荐）

（6）越鞠丸：用于糖尿病前期肝郁气滞证，一次 6g，一日 2 次[19]。（Ⅱa 弱推荐）

2.4 综合疗法

糖尿病前期中医治疗除中药治疗外，尚涵盖食疗药膳、针灸推拿、耳穴埋豆、中药贴敷、太极拳等方法。现有证据表明，中医针灸对糖尿病前期治疗效果较好[20]（Ⅱa 弱推荐）。另有研究显示，中药穴位贴敷对糖尿病前期具有一定疗效，主穴：胰俞、脾俞、三阴交、足三里；如阴虚燥热者加肺俞，气阴两虚者加肾俞，脾虚湿阻者加胃俞，活血化瘀者加膈俞[21]（Ⅰb 强推荐），耳迷走神经刺激仪对糖尿病前期的改善有一定作用[22]（Ⅰb 强推荐）。需要注意的是，糖尿病前期患者需要在血糖控制较好，且无皮肤过敏、溃疡、水肿等情况下使用针灸理疗，谨防针灸后感染。同时，太极拳[23]、八段锦[24]等运动养生功法对糖尿病前期也有较好的干预作用（Ⅱa 弱推荐），建议定期测体重、体脂量[25-26]。

3 指南推荐要点

中药内治法包括辨证论治和中成药，是糖尿病前期中医治疗的基本方法。糖尿病前期应根据虚实之不同进行辨证论治。实证有湿热蕴脾、肝郁气滞之不同，虚证又有脾虚湿盛、气阴两虚之异。主证与主证之间可形成多种组合。

推荐辨病与辨证相结合的中药单方辨证加减、高度基于主要基本病机的中药单方及部分中成药治疗糖尿病前期。

附　　件

1　中药煎服方法

煎药方法：①煎药最好用砂锅、砂罐，也可以选用搪瓷器皿或者不锈钢锅。②煎药用水必须无异味、洁净澄清，含矿物质及杂质少。③为了使药物中有效成分易于煎出，最好在煎煮前先加水浸泡约半小时，使水浸透药物组织。④应多加水浸泡后，先用武火（大火）煎煮，煮沸后用文火（小火）保持微沸并随时搅动。⑤每剂药煎煮两次，第一次（头煎）于沸后再煎 20～30min，滤取药液（约200ml），药渣再加水；第二次（二煎）加水量应该适当减少，煮沸后再煎 15～20min，滤取药液即可。⑥药剂内凡注明"先煎"的药物，多是矿物质、动物、贝壳或者坚硬的药物，这些药物的有效成分难以煎出，所以采取先煎的办法，用武火加热至沸腾，煎 10～15min 后，再放入群药；"后下"的药物，多属于含有挥发性成分或者组织疏松的药物，煎煮的时间不宜过长，否则药效成分随之挥发而减低疗效，煎煮 5～10min 即可；"包煎"的药物，大多是含有黏性成分或者粉末药物，以免煳锅底或者绒毛药物刺激咽喉；"烊化"的药物则用煎好的汤药溶解内服；"冲服"的药物用煎好的汤药送服，或用温水冲服。

中药服用方法：将煎好的两煎中药溶液摇曳混合后，分早、晚两次温服。多数药物宜饭前服用，但对于有胃肠道刺激的药物为减轻其不良反应，宜饭后服用。无论饭前或者饭后服用，服药与进食时间均应间隔 0.5～1h。

2　治疗方药及对照药物（中药单方）

证型	治则	方药	效果	对照药物	证据等级	推荐等级	评论
脾胃壅滞证	行气导滞	厚朴三物汤	＞	二甲双胍	Ⅱa	弱	随机对照研究。纳入 60 例肥胖型糖尿病前期患者，随机分为两组，治疗组 30 例，采用口服二甲双胍联合中药降糖颗粒治疗；对照组 30 例，口服二甲双胍治疗。结果：治疗组的临床疗效总有效率为 93.33%，对照组为 76.67%，两组比较，差异有显著性意义（$P<0.05$）

证型	治则	方药	效果	对照药物	证据等级	推荐等级	评论
肝郁气滞证	疏肝解郁	四逆散	>	药物治疗包括双胍类药物、α-葡萄糖苷酶抑制剂和胰岛素增敏剂	Ⅱa	弱	随机对照研究。纳入 53 例糖尿病前期患者，分为治疗组和对照组。对照组 27 例，使用常规治疗；治疗组 26 例，在常规治疗的基础上，加用自拟解郁化滞汤加减治疗，疗程为 3 个月。结果：治疗组显效率为 23.1%、有效率为 76.9%、正常化率为 30.8%，对照组显效率为 14.8%、有效率为 44.4%、正常化率为 18.2%，两组比较，差异有统计学意义（$P<0.05$）
湿热蕴脾证	清热化湿	半夏泻心汤[11]	>	空白对照	Ⅱa	弱	随机对照研究。纳入 60 例糖尿病前期湿热蕴脾证患者，随机分成两组，治疗组与对照组各 30 例，试验无盲法。对照组予空白对照，给予糖尿病标准饮食运动调节的基础治疗；治疗组予基础治疗加用半夏泻心汤加减方，疗程为 12 周。结果：患者的中医证候积分、血糖、糖化血红蛋白（HbA1c）、BMI、三酰甘油（TG）、胰岛素抵抗指数（HOMA-IR）均得到改善，两组间比较有显著差异（$P<0.01$），治疗组明显优于对照组
脾虚痰湿证	健脾化湿	六君子汤[12]	>	生活方式干预	Ⅱa	弱	随机对照研究。纳入 58 例糖尿病前期患者，随机分为两组，治疗组与对照组各 29 例。两组均进行生活方式干预，治疗组在此基础上增加加味六君子汤治疗。结果：治疗组患者的显效率明显高于对照组，两者之间差异有统计学意义（$P<0.01$）。两组中空腹血糖（FPG）、2h 血浆葡萄糖（2hPG）、TG、低密度脂蛋白胆固醇（LDL-C）治疗后均较治疗前降低，治疗组的观察指标降低程度要高于对照组，差异有统计学意义
气阴两虚证	益气养阴	玉液汤	=	罗格列酮片	Ⅱa	弱	随机对照研究。纳入 68 例糖耐量受损患者，随机分为两组，治疗组 37 例，对照组 31 例。治疗组予加味玉液汤治疗，对照组予罗格列酮片治疗。结果：2hPG、空腹血胰岛素（FINS）、HbA1c 两组治疗前后均有明显下降（$P<0.05$），组间无差异（$P>0.05$）；总胆固醇（TC）、TG、LDL-C、BMI 两组治疗前后均有明显下降（$P<0.05$），组间比较有显著性差异（$P<0.05$）；FBG、高密度脂蛋白胆固醇（HDL-C）两组治疗前后有改善，但前后对照无显著性差异（$P>0.05$）

3 治疗方药及对照药物（中成药）

中成药名称及组成	治则	效果	对照药物	证据级别	推荐等级	评论
天芪降糖胶囊（药物组成：黄芪、天花粉、女贞子、石斛、人参、地骨皮、黄连、山茱萸、墨旱莲、五倍子）	益气养阴	>	安慰剂	Ⅰb	强	Randomized controlled trial. Individuals with IGT were randomly allocated in a double-blind manner to receive Tianqi（$n=210$）or a placebo（$n=210$）for 12 months. The primary endpoint was the conversion of IGT to T2DM. Adverse effects were monitored. RESULTS：At the end of the 12- month trial，36 subjects in the Tianqi group（18. 18%）and 56 in the placebo group（29. 32%）had developed diabetes（$P=0.01$）. There was a significant difference in the number of subjects who had normal glucose tolerance at the end of the study between the Tianqi and placebo groups（$n=125$，63. 13%，and $n=89$，46. 60%，respectively；$P=0.001$）. Cox′s proportional hazards model analysis showed that Tianqi reduced the risk of diabetes by 32. 1% compared with the placebo. No severe adverse events occurred in the trial
芪药消渴胶囊（药物组成：西洋参、黄芪、生地黄、山药、山茱萸、枸杞子、麦门冬、知母、天花粉、葛根、五味子、五倍子）[15]	益气养阴	>	生活方式干预	Ⅰb	强	随机对照研究。纳入糖尿病前期患者116例，其中中药组76例，对照组40例，两组患者均给予适当控制饮食、健康教育、运动等一般治疗。中药组在此基础上口服芪药消渴胶囊（0.4g/粒），每次6粒，每日3次；对照组以单纯生活方式干预。结果：两组患者FBG、餐后血糖（PBG）、HbA1c治疗后均较治疗前下降（$P<0.05$，$P<0.01$），尤以2hPG下降显著，但两组间比较，差异无统计学意义（$P>0.05$）；两种方法皆能改善FINS分泌，尤以中药组2h胰岛素较治疗前下降明显，与对照组比较，差异有统计学意义（$P<0.05$）；两种方法皆能改善患者血脂代谢，中药组TG显著降低，HDL-C升高，与治疗前比较，差异有统计学意义（$P<0.05$）；中药组中医证候较治疗前明显改善，与对照组比较，差异有统计学意义（$P<0.05$）；疗程结束及随访中药组复常率优于对照组（$P<0.05$）

中成药名称及组成	治则	效果	对照药物	证据级别	推荐等级	评论
参术调脾颗粒（药物组成：党参、山药、白术、茯苓、陈皮、甘草）[16]	健脾化湿	>	生活方式干预	Ⅰb	强	Randomized controlled trial. A total of 514 patients were randomly assigned to the control (lifestyle intervention) and experimental (SZTP plus lifestyle intervention) groups, with 257 patients in each group. Patients in the control group received the lifestyle intervention (diet and exercise) for 12 months, while the patients in the experimental group were treated with SZTP plus the lifestyle intervention for 12 months. RESULTS: Following 12 months of treatment, the conversion rate from IGT to DM in the experimental group was significantly lower than in the control group (8.52% vs. 15.28%, $P < 0.05$). A significantly higher number of patients with IGT reverted to normal blood glucose levels in the experimental group than in the control group (42.15% vs. 32.87%, $P < 0.05$). TCM symptoms of patients in the experimental group were markedly alleviated, as compared to the control group ($P < 0.01$)
糖脂平（药物组成：黄连、葛根、桑白皮、大黄、丹参）[17]	清热化湿	>	生活方式干预	Ⅰb	强	Randomized controlled trial. A total of 510 IGT patients were randomly assigned into either control or TCM intervention group (255 patients for each group). The control group received standard health care according to SHCA. The intervention group also received TCM intervention in addition to standard health care. The study was conducted over a three-year follow-up. At the end of three years follow-up, Accumulative incidence and average annual incidence rate of diabetes in the TCM intervention group was 22.17% and 7.39% respectively. Compared with the control treatment, TCM intervention can reduce the relative risk of IGT patients progressing to type 2 diabetes by 49.45% and absolute risk by 21.69%. In the TCM intervention group, oral glucose tolerance test (OGTT), 2h glucose, glycated hemoglobin, insulin resistance and body mass index were all significantly improved compared to the control group ($P < 0.05$). No significant side effect was observed during the follow-up in the TCM group

中成药名称及组成	治则	效果	对照药物	证据级别	推荐等级	评论
金芪降糖片（药物组成：黄连、黄芪、金银花）[18]	清热化湿	>	安慰剂	Ⅰb	强	（Protocol）Randomized controlled trial（RCT）is implemented in this study. The study term is 24 months（12 months for intervention and 12 months for follow up）. Four hundred participants are randomized to treatment group（JQJT tablets）and control group（Placebo）；Two hundred participants each. The end-point indexes include：incidence of diabetes mellitus and reversion rate. Primary outcome indexes include：oral glucose tolerance test；insulin releasing test；HbA1c. Secondary outcome indexes include：score of the Short Form 36 Health Survey Questionnaire（SF-36）；score of TCM symptoms；blood lipid test
越鞠丸（药物组成：香附、川芎、神曲、栀子、苍术）[19]	疏肝解郁	>	生活方式干预	Ⅱa	弱	随机对照研究。符合标准的 216 例糖尿病前期患者按随机数字表法分为观察组和对照组。对照组仅给生活方式干预，观察组在生活方式干预基础上给予越鞠丸口服，并观察 12 个月。结果：观察组 FBG、2hPG、HbA1c 显著低于对照组，差异有统计学意义（$P<0.05$，$P<0.01$）；血浆胰岛素及 B 细胞功能指数均显著高于对照组，差异有统计学意义（$P<0.01$）；观察组糖尿病发病率（4.3%）显著低于对照组（10.3%），血糖转归正常（38.8%）远高于对照组（18.6%），差异有统计学意义（$P<0.01$）。观察期均未出现严重不良反应

4 治疗方药及对照药物（综合治疗）

主要研究者	中医综合治疗	效果	对照疗法	证据等级	推荐等级	评论
康卉[20]	针刺	>	基础治疗	Ⅱa	弱	随机对照研究。筛选糖尿病前期患者 120 例，随机分为治疗组 60 例和对照组 60 例，对全部患者进行相同健康教育，并维持其原有基础疾病的治疗不变。治疗组在上述基础上给予体针干预。疗程均为 3 个月。测定两组患者干预前后的 BMI、FBG、TG 和 CHO 的变化。结果：两组患者干预后 BMI、FBG 和 CHO 水平较干预前均显著下降（$P<0.05$ 或 $P<0.01$），且治疗组各项指标较对照组下降显著（$P<0.05$）

主要研究者	中医综合治疗	效果	对照疗法	证据等级	推荐等级	评论
Wu Yuquan[21]	穴位敷贴	>	饮食控制	Ⅰb	强	Randomized controlled trial. 64 senile IGT patients were randomly divided into two groups with 32 cases in each group. The control group was treated with interference therapy of controlling diet, while the observation group was given point application at Yishu [（Chinese characters：see text）1.5 cun lateral to the Du Channel, at the level of the lower border of the spinous process of the eighth thoracic vertebra], Pishu（BL 20）, Sanyinjiao（SP 6）, Zusanli（ST 36）and other points in addition to interference therapy of controlling diet. After 2 courses of treatment, the postprandial blood sugar was detected. As a result, the postprandial blood sugar obviously reduced in both groups（$P<0.05$, $P<0.01$）with a lower level in the observation group than in the control group（$P<0.05$）, indicating that point application in combination with interference therapy of controlling diet has a reliable therapeutic effect on senile IGT patients
Feng Huang[22]	耳迷走神经刺激仪	>	假刺激组	Ⅰb	强	Randomized controlled trial. 72 participants with IGT were single-blinded and were randomly allocated by computer-generated envelope to either taVNS or sham ta VNS treatment groups. In addition, 30 IGT adults were recruited as a control population and not assigned treatment so as to monitor the natural fluctuation of glucose tolerance in IGT patients. The treatment period was 12 weeks. RESULTS：Two female patients（one in the taVNS group, one in the sham taVNS group）dropped out of the study. Compared with sham taVNS, taVNS significantly reduced the two-hour glucose tolerance [$F(2)=5.79$, $P=0.004$]. In addition, we found that taVNS significantly decreased [$F(1)=4.21$, $P=0.044$] systolic blood pressure over time compared with sham taVNS. Compared with the no-treatment control group, patients receiving taVNS significantly differed in measures of FPG [$F(2)=10.62$, $P<0.001$], 2hPG [$F(2)=25.18$, $P<0.001$] and HbAlC [$F(1)=12.79$, $P<0.001$] over the course of the 12 week treatment period. This study suggests that taVNS is a promising, simple, and cost-effective treatment for IGT/ pre-diabetes with only slight risk of mild side-effects

主要研究者	中医综合治疗	效果	对照疗法	证据等级	推荐等级	评论
宋红娜[23]	太极拳（运动）	>	健康教育	Ⅱa	弱	随机对照研究。筛选符合标准的糖尿病前期患者 80 例，随机分为干预组 40 例和对照组 40 例。对照组给予常规的健康教育指导，干预组在对照组的基础上增加太极拳干预。采用 24 式简易太极拳为教材，每次练习 50min 以上，每人每次练习心率达 100 次/分以上的时间约 10min，每天 1 次，共 12 周。结果：干预组 HOMA-IR、FBG、2hPG、HbA1c 各临床指标，以及心理指标 SDS、SAS 均比对照组显著降低，QOL 比对照组明显提高，差异有统计学意义（$P<0.05$）。HOMA-β 指标与对照组比较也有下降趋势。说明太极拳干预可改善糖尿病前期患者的生理代谢，改善抑郁焦虑等不良心理，提高其生活质量
方春平[24]	八段锦（运动）	>	健康教育	Ⅱa	弱	随机对照研究。筛选 89 例糖尿病前期患者，随机分为 A、B、C 三组，依次采用健康教育、健康教育+步行、健康教育+八段锦干预。结果：干预后，A 组的 FBG、2hPG、LDL-C 和 B 组的 FBG、2hPG、HbA1c、LDL-C、TG 及 C 组的 FBG、2hPG、HbA1c、LDL-C、CHO、TG 均明显减少（$P<0.05$ 或 $P<0.01$）。B 组的 2hPG 值明显低于 A 组（$P<0.05$），C 组的 FBG、TC 明显低于 A 组（$P<0.05$ 或 $P<0.01$），其他指标组间比较均无统计学意义（$P>0.05$）。说明健康教育特别是健康教育+八段锦等运动干预能明显降低糖尿病前期患者的血糖、HbA1c 和血脂

5　当代名老中医及专家治疗糖尿病前期的经验

全小林教授[27]据《素问》"脾瘅……此人必数食甘美而多肥也，肥者令人内热，甘者令人中满，故其气上溢，转为消渴"认为中满内热是糖尿病前期的关键病机。《素问》又载有"先热而后生中满者治其标……先病而后生中满者治其标，先中满而后烦心者治其本"的治疗原则，又因中满日久，常郁而化热，可见无论中满得之先后，均当先治其中满为主。《素问》所言之中满，主要是由于营养摄入过多所致的"食郁"，进而导致气、血、痰、湿、热等郁滞，最终气满上溢，转为消渴。所以，治疗上全教授强调用解郁消导之法解其郁滞，消食导热。其中腹型肥胖、胸脘痞闷、呕恶痰多、舌胖有齿痕、苔白滑、脉滑或濡而偏于痰湿壅滞者，常用厚朴三物汤或半夏厚朴汤加减；急躁易怒、胸胁胀闷、脉弦而偏于肝气郁滞者，常用四逆散加减。

方朝晖教授[28]认为，能量近似于人体的气血阴阳，能量过甚，人体之气无力运化，导致气血紊乱、阴阳失衡。中焦（脾胃）失运是糖尿病前期发病的重要环节，脾虚不运，升清降浊失司，导致水谷精微留滞不化，引起血糖升高。脾为后天之本，脾气虚无力输布精微于全身，表现为倦怠乏力；脾虚生湿生痰，表现为肢体沉重、腹部肥厚、大便或黏或溏、脉滑；脾不能输津达肺，故口干多饮；脾不能为胃行其津液则纳差，日久胃阴亏虚，内热自生，表现食欲亢盛；脾虚不能充养肾精，精不化气，气虚不能固摄，表现为小便多。脾在五行属土，脾土居中央，以灌四旁，脾脏功能正常，则如阳光普照，阴霾（高血糖）尽散，所以对于糖耐量减低的治疗，基本原则为健脾，脾旺则水谷精微得以输布，参与机体代谢，使人体内环境达到平衡。同时要疏肝、宁肾、活血、生津、清热，体现个体化治疗原则。常用药为党参、白术、茯苓、山药、甘草等。

高彦彬教授[29]认为，糖耐量低减多属于中医学"脾瘅"范畴，由于过食肥甘，形体肥胖所致。临床常分为三型辨证治疗：①阴津亏虚证。症见口干咽干，食欲旺盛，大便干结，形体肥胖，舌红少津，苔黄或白，脉沉弦。治以滋阴增液。自拟方药组成为生地30g，玄参30g，何首乌15g，泽泻15g，麦冬10g，葛根15g，天花粉30g，南沙参15g。②肝郁胃热证。症见口干口苦，食欲旺盛，大便干结，易于急躁，两胁发胀，舌红，苔黄或白，脉弦细。治以舒肝清胃。自拟方药组成为柴胡10g，枳实10g，丹参20g，茵陈15g，葛根12g，天花粉30g，生地20g，玄参20g，白芍15g，何首乌12g。③湿浊痰瘀证。症见形盛体胖，身体重着，困乏神疲，晕眩，胸闷，口干，舌质暗，苔腻或黄腻，脉弦滑。治以利湿降浊，化痰活血。自拟方药组成为泽泻15g，冬瓜皮30g，桑白皮15g，大黄8g，瓜蒌15g，半夏10g，丹参30g，葛根15g。

吕仁和教授[30]主张应用多种手段综合干预，根据患者具体病情分阴虚肝旺、阴虚阳亢、气阴两虚三型辨证施治。其中，阴虚肝旺者常有心烦急躁，治宜养阴柔肝，少佐去火。处方以生地黄30g，玄参30g，麦冬15g，赤芍30g，白芍20g，何首乌30g，黄连10g，栀子10g。食疗以洋葱及凉拌花生芹菜为主。运动方面则适宜强力运动。阴虚阳亢者常有急躁易怒，头晕目眩，治宜滋阴潜阳，少佐清热。处方以生地30g，玄参30g，麦冬15g，生石决明30g，珍珠母30g，牛膝30g，黄芩10g，黄柏10g，知母10g，葛根10g，天花粉30g。可食用清炒苦瓜和凉拌绿豆芽。气阴两虚者多见乏力汗出，怕热，舌红，脉细无力，治宜益气养阴。处方以沙参20g，麦冬10g，五味子20g，黄精30g，玉竹20g，生地20g，赤芍30g，首乌藤30g。可食用豆腐馅蒸饺和混合面馒头（全麦、玉米、黄豆混合作面）。阴虚阳亢及气阴两虚者均宜以轻缓运动为主。

王福仁教授[31]认为，各种先后天因素皆可导致脾失健运，升降失司，"脾不能为胃行其津液"，使水谷精微不能"上归于肺"而"朝百脉"，以敷布全身而为机体所利用，从而导致精微生而不化，进而引起糖耐量减低，其病机关键在于"肥甘之量"相对超过了"脾主运化"的功能。所以在糖尿病前期的病机中，脾虚失运为本，治疗需以健运脾气、散精化浊为法，常用黄芪、党参、白术、茯苓、山药、苍术、黄精、葛根等。同时，因水谷精微壅滞于中，清浊不分，疏泄无途，日久而易生痰生瘀，痰瘀互结，化热伤津耗气，继而引发消渴。故痰瘀互结为其标，常用丹参、红花、川芎、三七、姜黄、茯苓、半夏、鸡内金、藿香、佩兰等。尤其姜黄既能活血祛瘀，又能化痰降脂，较为合宜。此外，王教授还认为，肝郁阴虚与之亦有密切关系。他喜用解郁而不辛燥之花类药，如绿萼梅、玫瑰花、八月札、代代花等理气解郁，并用生地、石斛、麦冬、天花粉等滋阴生津。

6 糖尿病前期常用的疗效判定标准[14,32-34]

糖尿病前期常用的疗效判定指标为糖尿病转化率、转为正常的逆转率、仍为糖尿病前期的率、糖尿病风险降低率；餐前血糖、餐后血糖、血脂、血压、腰围、体重等心血管危险因子变化情况。

（1）正常血糖代谢状态：指 FBG<5.6mmol/L 且 2hPG<7.8mmol/L 的血糖值。

（2）转化为 2 型糖尿病：OGTT 中 FBG>7.0mmol/L 或 2hPG>11.1mmol/L。

7 利益冲突的宣言及经费支持

糖尿病中医药临床循证实践指南的制定是中国家中医药管理局中医药临床研究基地全国中医糖尿病临床研究联盟委托安徽中医药大学附属医院方朝晖教授制定，经费由中国中医科学院广安门医院资助提供。指南制定小组所有成员均声明，完全独立进行指南的编制工作，未与任何利益团体发生联系。

参 考 文 献

[1] Yang W, Lu J, Weng J, et al. Prevalence of diabetes among men and women in China [J]. N Engl J Med, 2010, 362 (12): 1090-1101.

[2] Xu Y, Wang L, He J, et al. Prevalence and control of diabetes in Chinese adults [J]. JAMA, 2013, 310 (9): 948-959.

[3] 中华医学会内分泌学分会. 中国成人 2 型糖尿病预防的专家共识 [J]. 中华内分泌代谢杂志, 2014, 30 (4): 277-283.

[4] 朱妍. 中药联合生活方式对 IGT 人群转化率的影响 [D]: 北京: 中国中医科学院, 2010.

[5] 中华中医药学会. 糖尿病中医防治指南 [M]. 北京: 中国中医药出版社, 2007: 1-3.

[6] 郑筱萸. 中药新药临床研究指导原则（试行）[M]. 北京: 中国医药科技出版社, 2002: 240-241.

[7] 国家中医药管理局. 中华人民共和国中医药行业标准——中医病症诊断疗效标准 [S]. 南京: 南京大学出版社, 1994.

[8] 霍达, 任明, 翟静波, 等. 糖尿病前期证型分类的文献研究及系统评价 [J]. 辽宁中医杂志, 2015, 42 (1): 446-449.

[9] 李雅茜, 周晓燕, 韦文明. 中西医结合治疗肥胖型糖尿病前期临床观察 60 例 [J]. 中国医药指南, 2011, 9 (29): 326-327.

[10] 陈翔飞. 自拟解郁化滞汤治疗糖尿病前期 26 例 [J]. 中国中医药现代远程教育, 2012, 10 (24): 24-25.

[11] 张聿涛. 半夏泻心汤加减方对糖尿病前期湿热困脾证的临床干预研究 [D]. 济南: 山东中医药大学, 2011.

[12] 陈文才. 加味六君子汤干预糖尿病前期的临床观察 [J]. 中国医药指南, 2012, 10 (22): 292-293.

[13] 俞文琴，王晓华．加味玉液汤治疗糖耐量减低疗效观察［J］．浙江中医药大学学报，2009，33（3）：402-403.

[14] Lian F，Li G，Chen X，et al. Chinese Herbal Medicine Tianqi Reduces Progression From Impaired Glucose Tolerance to Diabetes：A Double-Blind，Randomized，Placebo-Controlled，Multicenter Trial［J］. J Clin Endocrinol Metab，2014，99（2）：648-655.

[15] 倪青，张效科，崔娜．芪药消渴胶囊干预2型糖尿病前期患者76例的临床观察［J］．中国中西医结合杂志，2012，32（12）：1628-1631.

[16] Fang Z，Zhao J，Shi G，et al. Shenzhu Tiaopi granule combined with lifestyle intervention therapy for impaired glucose tolerance：A randomized controlled trial［J］. Complement Ther Med，2014，22（10）：842-850.

[17] Gao Y，Zhou H，Zhao H，et al. Clinical Research of Traditional Chinese Medical Intervention on Impaired Glucose Tolerance［J］. Am J Chin Med，2013，41（1）：21-32.

[18] Cao H，Ren M，Guo L，et al. JinQi-Jiangtang tablet，a Chinese patent medicine，for pre-diabetes：a randomized controlled trial［EB/OL］. Trials，2010，11：27.

[19] 安良毅，韦海涛，张相珍，等．越鞠丸口服用于糖尿病前期患者"治未病"的临床研究［J］．中国中医基础医学杂志，2015，21（4）：429-431.

[20] 康卉，官杰．中医体针干预社区糖尿病前期人群的临床观察［J］．北京中医药，2011，30（4）：318-320.

[21] Wu Y，Fei M，He Y，et al. Clinical observation on senile patients with impaired glucose tolerance treated by point application［J］. J Tradit Chin Med，2006，26（2）：110-112.

[22] Huang F，Dong J，Kong J，et al. Effect of transcutaneous auricular vagus nerve stimulation on impaired glucose tolerance：a pilot randomized study［J］. BMC Complement Altern Med，2014，14：203.

[23] 宋红娜．太极拳对糖调节受损患者康复效果的影响［J］．中国中医药科技，2013，20（6）：664.

[24] 方春平，江慧玲，王大伟，等．健身气功八段锦对糖耐量低减的干预效果研究［J］．天津中医药，2014，31（10）：588-590.

[25] Xu D F，Sun J Q，Chen M，et al. Effects of lifestyle intervention and meal replacement on glycaemic and body-weight control in Chinese subjects with impaired glucose regulation：a 1-year randomized controlled trial［J］. Br J Nutr，2013，109（3）：487-492.

[26] Wang Z，Wang L，Fan H，et al. Effect of Low-Intensity Ergometer Aerobic Training on Glucose Tolerance in Severely Impaired Nondiabetic Stroke Patients［J］. J Stroke Cerebrovasc Dis，2014，23（3）：e187-e193.

[27] 仝小林．糖络杂病论［M］．第2版．北京：科学出版社，2014：104-105.

[28] 赵进东，方朝晖．方朝晖诊治糖耐量减低经验［J］．辽宁中医杂志，2013，40（8）：1543-1544.

[29] 高彦彬．古今糖尿病医论医案选［M］．北京：人民军医出版社，2015.

[30] 吕仁和，赵进喜．糖尿病及其并发症中西医诊治学［M］．北京：人民卫生出版社，2009：209-214.

[31] 陈波．王福仁治疗糖耐量低减经验［J］．中医杂志，2006，47（2）：102.

[32] Li G，Zhang P，Wang J，et al. The long-term effect of lifestyle interventions to prevent diabetes in the China Da Qing Diabetes Prevention Study：a 20-year follow-up study［J］. Lancet，2008，371（9626）：1783-1789.

[33] Tuomilehto J，Lindström J，Eriksson J G，et al. Prevention of type 2 diabetes mellitus by changes in lifestyle among subjects with impaired glucose tolerance［J］. N Engl J Med，2001，344（18）：1343-1350.

[34] Knowler W C，Barrett-Connor E，Fowler S E，et al. Reduction in the incidence of type 2 diabetes with lifestyle intervention or metformin［J］. N Engl J Med，2002，346（6）：393-403.

糖 尿 病

糖尿病（diabetes mellitus，DM）是由于胰岛素分泌绝对或相对不足（胰岛素分泌缺陷），以及机体靶组织或靶器官对胰岛素敏感性降低（胰岛素作用缺陷）引起的以血糖水平升高，可伴有血脂异常等为特征的代谢性疾病[1]。随着社会的发展、经济水平和科学科技的进步、人口的老龄化和生活方式的改变，相应的疾病谱也发生了巨大的改变，糖尿病的发病率越来越高，已成为继肿瘤、心血管疾病之后的第三位严重的慢性非传染性疾病[2]。我国糖尿病的患病率持续快速增长[3-5]，已成为世界上糖尿病患病人数最多的国家[6]。

糖尿病属于中医"脾瘅"、"消渴"等范畴[7]。在长期与疾病做斗争的过程中，中医对糖尿病的认识逐步完善并积累了丰富的经验。《黄帝内经》明言"消渴"，它所涉及的疾病范围较广，除糖尿病外还可能包括甲状腺功能亢进和尿崩症等[8]。"消渴"是由唐代的甄立言提出的，至宋形成上、中、下三焦分型论治消渴的格局，并由此产生了三消分治的辨治方法。其后历代医家多有补充，近代医家提出三型辨证及中满内热理论具有较好的代表性[9-11]。目前，中医药治疗糖尿病被广泛应用，2007年颁布的《糖尿病中医防治指南》也起到了较好的指导作用，但近年来一些新认识、新观点及新的临床证据不断出现，有鉴于此，我们编写本指南，以期基于已有的中医药治疗糖尿病的循证医学研究成果，对中医药治疗糖尿病提出适当的建议。

1 疾病诊断和分型标准

1.1 诊断标准

本病的诊断参照《1999年WHO专家咨询委员会的糖尿病的定义、分类与诊断标准》和《糖尿病中医防治指南》[12]中糖尿病的诊断标准进行诊断，诊断要点如下：

（1）症状：以多饮、多食、多尿及原因不明的消瘦等症状为主要临床表现。也有多饮、多食、多尿症状不明显，以肺痨、眩晕、胸痹心痛、水肿、中风、眼疾、疮痈等病症，或因烦渴、烦躁、神昏等病就诊，或无症状，体检时发现本病。

（2）体征[13]：早期病情较轻，大多无明显体征。病情严重时出现急性并发症有失水等表现，病久则出现与大血管、微血管、周围或内脏神经、肌肉、骨关节等各种并发症相应的体征[14]。

（3）诊断标准：按照《1999年WHO专家咨询委员会的糖尿病的定义、分类与诊断标准》：

（1）糖尿病症状（多尿、多饮及不能解释的体重下降），并且随机（餐后任何时间）血浆葡萄糖（VPG）≥11.1mmol/L（200mg/dl）；或

（2）空腹（禁热量摄入至少8h）血浆葡萄糖（FPG）水平≥7.0mmol/L（126mg/dl）；或

（3）葡萄糖（75g脱水葡萄糖）耐量试验（OGTT）中2h的血浆葡萄糖（2hPG）水平≥11.1mmol/L（200mg/dl）

注：在不引起急性代谢失代偿的高血糖情况下，应在另一日重复上述指标中任何一项，以确证糖尿病的诊断，不推荐做第三次OGTT测定。

　　糖尿病的诊断是依据空腹、任意时间或 OGTT 中 2h 血糖值确定的。空腹指 8～14h 内无任何热量摄入；任意时间指一天内任何时间，与上次进餐时间及食物摄入量无关；OGTT 是指以 75g 无水葡萄糖为负荷量，溶于水内口服（如含 1 分子水的葡萄糖为 82.5g）。

　　必须注意，在无高血糖危象，即无糖尿病酮症酸中毒及高血糖高渗性非酮症昏迷状态下，一次血糖值达到糖尿病诊断标准者必须在另一日按表内三个标准之一复测核实。如复测未达到糖尿病诊断标准，则需在随访中复查明确。再次强调，对无高血糖危象者诊断糖尿病时，绝不能依据一次血糖测定值进行诊断。

　　急性感染、创伤或其他应激情况下可出现暂时血糖升高，不能依此诊断为糖尿病，须在应激消除后复查。

　　儿童的糖尿病诊断标准与成人一致。

　　妊娠妇女的糖尿病诊断标准长期以来未统一，建议亦采用75gOGTT。

　　流行病学调查时可采用空腹和（或）OGTT 后 2h 血糖标准。最好进行 OGTT，如因任何原因不能采用 OGTT，则可单用空腹血糖（FBG）进行调查。但应注意，某些个体空腹血糖水平及 OGTT 后 2h 血糖水平的判断结果可不一致，以致分别以此两水平调查所得的糖尿病患病率尤其在老年人中，有时可有差异。理想的调查是空腹及 OGTT 后 2h 血糖值并用。

1.2　辨证分型

　　本辨证分型参考《中药新药临床研究指导原则》、《中医病证诊断疗效标准》、《糖尿病中医防治标准（草案）》和《糖尿病中医防治指南》，并参考前期的文献整理及临床流行病学调查结果制定[15-19]。糖尿病本病的中医发展进程基本围绕郁热虚损进行[20,21]，早期以开郁清热为主，中晚期以补虚为宜，并针对兼夹痰、湿、浊、瘀等致病因素辨证施治[22,23]。

1.2.1　糖尿病期

1.2.1.1　热

a）肝胃郁热证

主症：面色红赤，心烦易怒，口干口苦。

次症：脘腹痞满，胸胁胀闷，形体偏胖，腹部胀大，大便干，小便色黄，舌质红，苔黄，脉弦数。

b）痰热互结证

主症：形体肥胖，腹部胀大，口干口渴。

次症：胸闷脘痞，喜冷饮，饮水量多，心烦口苦，大便干结，小便色黄，舌质红，舌体胖，苔黄腻，脉弦滑。

c）肺胃热盛证

主症：口大渴，易饥多食，汗出多。

次症：喜冷饮，饮水量多，小便多，面色红赤，舌红，苔薄黄，脉洪大。

d）胃肠实热证

主症：脘腹胀满，痞塞不适，大便秘结难行。

次症：口干口苦，或有口臭，口渴喜冷饮，饮水量多，多食易饥，舌红，苔黄，脉数有力，右关明显。

e）肠道湿热证

主症：脘腹痞满，大便黏腻不爽，或臭秽难闻。

次症：小便色黄，口干不渴，或有口臭，舌红，舌体胖大，或边有齿痕，苔黄腻，脉滑数。

f）热毒炽盛证

主症：口渴引饮，心胸烦热。

次症：体生疥疮、痈、疽，或皮肤瘙痒，便干溲黄，舌红，苔黄。

1.2.1.2 虚

a）热盛伤津证

主症：口大渴，汗多，乏力。

次症：喜冷饮，饮水量多，易饥多食，尿频量多，口苦，溲赤便秘，舌干红，苔黄燥，脉洪大而虚。

b）阴虚火旺证

主症：五心烦热，急躁易怒。

次症：口干口渴，时时汗出，少寐多梦，小便短赤，大便干，舌红赤，少苔，脉虚细数。

c）气阴两虚证

主症：消瘦，疲乏无力，易汗出，口干口苦。

次症：心悸失眠，舌红少津，苔薄白干或少苔，脉虚细数。

d）脾虚胃滞（热）证

主症：心下痞满，乏力纳呆，口苦。

次症：水谷不消，便溏，或腹泻，口干口苦，乏力，纳差，或干呕呃逆，舌淡胖苔腻或薄黄腻，舌下络瘀，脉弦滑无力。

e）上热下寒证

主症：心烦口苦，下利。

次症：胃脘灼热，或呕吐，手足及下肢冷甚，舌红，苔根部腐腻，舌下络脉瘀闭。

1.2.1.3 损（并发症期）

肥胖与非肥胖2型糖尿病日久均可导致肝肾阴虚或肾阴阳两虚，出现各种慢性并发症，严重者可发生死亡。

a）肝肾阴虚证：小便频数，浑浊如膏，视物模糊，腰膝酸软，眩晕耳鸣，五心烦热，低热颧红，口干咽燥，多梦遗精，皮肤干燥，雀目，或蚊蝇飞舞，或失明，皮肤瘙痒，舌红少苔，脉细数。

注：在糖尿病中本证主要见于糖尿病合并视网膜病变[24,25]。

b）阴阳两虚证：小便频数，夜尿增多，浑浊如脂如膏，甚至饮一溲一，五心烦热，口干咽燥，神疲，耳轮干枯，面色黧黑；腰膝酸软无力，畏寒肢凉，四肢欠温，阳痿，下肢浮肿，甚则全身皆肿，舌质淡，苔白而干，脉沉细无力。

注：本证主要见于糖尿病肾病、糖尿病合并周围神经病变等后期[26,27]。

c）脾肾阳虚证：腰膝酸冷，夜尿频，畏寒身冷，小便清长或小便不利，大便稀溏，或见浮肿，舌淡胖大，脉沉细。

1.2.1.4 兼证

除以上证候外，痰、湿、浊、瘀是本病常见的兼证[28]，兼痰主要见于肥胖糖尿病患者[29]；兼湿主要见于糖尿病胃肠病变[30,31]；兼浊主要见于糖尿病血脂、血尿酸较高的患者[32,33]；兼瘀主要见于糖尿病血管病变[34,35]。

a）兼痰：嗜食肥甘，形体肥胖，呕恶眩晕，恶心口黏，头重嗜睡，食油腻则加重，舌体胖大，苔白厚腻，脉滑。

b）兼湿：头重昏蒙，四肢沉重，遇阴雨天加重，倦怠嗜卧，脘腹胀满，食少纳呆，大便溏泄或黏滞不爽，小便不利，舌胖大，边齿痕，苔腻，脉弦滑。

c）兼浊：腹部肥胖，实验室检查血脂或血尿酸升高，或伴脂肪肝，舌胖大，苔腐腻，脉滑。

d）兼瘀：肢体麻木或疼痛，胸闷刺痛，或中风偏瘫，语言謇涩，或眼底出血，或下肢紫暗，唇舌紫暗，舌有瘀斑或舌下青筋暴露，苔薄白，脉弦涩。

2 中医治疗

2.1 治疗原则

糖尿病多因禀赋异常、过食肥甘、多坐少动及精神因素而成。病因复杂，变证多端。辨证当明确热、虚、损等不同病程特点。本病郁久化热，肝胃郁热者，宜开郁清胃；根据肺热、肠热、胃热诸证辨证治之。燥热伤阴，壮火食气终致气血阴阳俱虚，则须益气养血，滋阴补阳润燥。脉损、络损诸证更宜及早、全程治络，应根据不同病情选用辛香疏络、辛润通络、活血通络诸法，有利于提高临床疗效[36]。

2.2 辨证论治

2.2.1 热

a）肝胃郁热证

症状：脘腹痞满，胸胁胀闷，面色红赤，形体偏胖，腹部胀大，心烦易怒，口干口苦，大便干，小便色黄，舌质红，苔黄，脉弦数。

治法：开郁清热[37,38]。

方药：大柴胡汤（《伤寒论》）加减[39-44]。柴胡、黄芩、半夏、枳实、白芍、大黄、生姜。（Ⅰb强推荐）

加减：舌苔厚腻加化橘红、陈皮、茯苓；舌苔黄腻、脘痞加五谷虫、红曲、生山楂；舌暗，舌底脉络瘀加水蛭粉、桃仁。

b）痰热互结证

症状：形体肥胖，腹部胀大，胸闷脘痞，口干口渴，喜冷饮，饮水量多，心烦口苦，大便干结，小便色黄，舌质红，舌体胖，苔黄腻，脉弦滑。

治法：清热化痰[45-48]。

方药：小陷胸汤（《伤寒论》）加减[49-52]。黄连、半夏、全瓜蒌、枳实。（Ib 强推荐）

加减：口渴喜饮加生牡蛎；腹部胀满加炒莱菔子、槟榔；不寐或少寐加竹茹、陈皮。

c）肺胃热盛证

症状：口大渴，喜冷饮，饮水量多，易饥多食，汗出多，小便多，面色红赤，舌红，苔薄黄，脉洪大。

治法：清热泻火[53]。

方药：白虎汤[54,55]（《伤寒论》）加减或桑白皮汤（《古今医统》）合玉女煎[56-58]（《景岳全书》）加减。石膏、知母、生甘草、桑白皮、黄芩、天冬、麦冬、南沙参。（Ⅱb 弱推荐）

加减：心烦加黄连；大便干结加大黄；乏力、汗出多加西洋参、乌梅、桑叶。

d）胃肠实热证

症状：脘腹胀满，痞塞不适，大便秘结难行，口干口苦，或有口臭，口渴喜冷饮，饮水量多，多食易饥，舌红，苔黄，脉数有力，右关明显。

治法：清泄实热[59,60]。

方药：大黄黄连泻心汤[61-63]（《伤寒论》）加减或小承气汤（《伤寒论》）加减[64]。大黄、黄连、枳实、石膏、葛根、元明粉。（Ⅱb 弱推荐）

加减：口渴甚加天花粉、生牡蛎；大便干结不行加枳壳、厚朴，并加大大黄、元明粉用量；大便干结如球状加当归、首乌、生地；口舌生疮、心胸烦热，或齿、鼻出血加黄芩、黄柏、栀子、蒲公英。

e）肠道湿热证

症状：脘腹痞满，大便黏腻不爽，或臭秽难闻，小便色黄，口干不渴，或有口臭，舌红，舌体胖大，或边有齿痕，苔黄腻，脉滑数。

治法：清利湿热[65]。

方药：葛根芩连汤（《伤寒论》）加减[66,67]。葛根、黄连、黄芩、炙甘草。（Ib 强推荐）

加减：苔厚腐腻去炙甘草，加苍术；纳食不香，脘腹胀闷，四肢沉重加苍术、藿香、佩兰、炒薏苡仁；小便不畅，尿急、尿痛加黄柏、桂枝、知母；湿热下注，肢体酸重加秦皮、威灵仙、防己；湿热伤阴加天花粉、生牡蛎。

f）热毒炽盛证

症状：口渴引饮，心胸烦热，体生疖疮、痈、疽，或皮肤瘙痒，便干溲黄，舌红，苔黄。

治法：清热解毒[68,69]。

方药：三黄汤[70-72]（《千金翼方》）合五味消毒饮[73,74]（《医宗今鉴》）加减。黄连、黄芩、生大黄、银花、地丁、连翘、黄芩、栀子、鱼腥草。（Ⅳ 弱推荐）

加减：心中懊憹而烦，卧寐不安加栀子；皮肤瘙痒甚加苦参、地肤子、白鲜皮；痈疽疮疖，焮热红肿甚加丹皮、赤芍、蒲公英。

2.2.2　虚

a）热盛伤津证

症状：口大渴，喜冷饮，饮水量多，汗多，乏力，易饥多食，尿频量多，口苦，溲赤便秘，舌干红，苔黄燥，脉洪大而虚。

治法：清热益气生津[75]。

方药：白虎加人参汤[76、77]（《伤寒论》）或消渴方[78、79]（《丹溪心法》）加减。石膏、知母、太子参、天花粉、生地、黄连、葛根、麦冬、藕汁。（Ⅱb 强推荐）

加减：口干渴甚加生牡蛎；便秘加玄参、麦冬；热象重加黄连、黄芩，太子参易为西洋参；大汗出，乏力甚加浮小麦、乌梅、白芍。

b）阴虚火旺证

症状：五心烦热，急躁易怒，口干口渴，时时汗出，少寐多梦，小便短赤，大便干，舌红赤，少苔，脉虚细数。

治法：滋阴降火[80-82]。

方药：知柏地黄丸（《景岳全书》）加减[83-86]。知母、黄柏、生地、山萸肉、山药、丹皮。（Ⅳ级弱推荐）

加减：失眠甚加夜交藤、炒枣仁；火热重加黄连、乌梅；大便秘结加玄参、当归。

c）气阴两虚证

症状：消瘦，疲乏无力，易汗出，口干口苦，心悸失眠，舌红少津，苔薄白干或少苔，脉虚细数。

治法：益气养阴清热[87]。

方药：生脉散[88-91]（《医学启源》）合增液汤（《温病条辨》）加减[92、93]。人参、生地、五味子、麦冬、玄参。（Ⅱb 弱推荐）

加减[94]：口苦、大汗、舌红脉数等热象较著加黄连、黄柏；口干渴、舌干少苔等阴虚之象明显加石斛、天花粉、生牡蛎；乏力、自汗等气虚症状明显加黄芪。

d）脾虚胃滞（热）证

症状：心下痞满，口干，乏力，纳差，呕恶纳呆，水谷不消，便溏，或腹泻，干呕呃逆，舌淡胖苔腻或薄黄腻，舌下络瘀，脉弦滑无力。

治法：辛开苦降，运脾理滞[95、96]。

方药：半夏泻心汤（《伤寒论》）加减[97-101]。半夏、黄芩、黄连、党参、干姜、炙甘草。（Ⅱb 弱推荐）或干姜黄芩黄连人参汤（《伤寒论》）加减[102]。干姜、黄芩、黄连、人参。（Ⅲa 弱推荐）

加减：腹泻甚易干姜为生姜；呕吐加苏叶、苏梗、旋覆花等；便秘加槟榔、枳实、大黄；瘀血内阻加水蛭粉、生大黄；热盛者宜西洋参易人参；手脚麻木者加鸡血藤通络。

e）上热下寒证

症状：心烦口苦，胃脘灼热，或呕吐，下利，手足及下肢冷甚，舌红，苔根部腐腻，舌下络脉瘀闭。

治法：清上温下[103]。

方药：乌梅丸（《伤寒论》）加减[104、105]。乌梅、黄连、黄柏、干姜、蜀椒、附子、当归、肉桂、党参。（Ⅱb 弱推荐）

加减：下寒甚重用肉桂；上热明显重用黄连、黄芩；虚象著重用党参，加黄芪；瘀血内阻加水蛭粉、桃仁、生大黄。

2.2.3 损（并发症期）

肥胖与非肥胖 2 型糖尿病日久均可导致肝肾阴虚或肾阴阳两虚，出现各种慢性并发症，严重者可导致死亡。

a）肝肾阴虚证

症状：小便频数，浑浊如膏，视物模糊，腰膝酸软，眩晕耳鸣，五心烦热，低热颧红，口干咽燥，多梦遗精，皮肤干燥，雀目，或蚊蝇飞舞，或失明，皮肤瘙痒，舌红少苔，脉细数。

治法：滋补肝肾[106]。

方药：杞菊地黄丸（《医级》）加减[107、108]。枸杞、菊花、熟地、山萸肉、山药、茯苓、丹皮、泽泻、女贞子、墨旱莲。（Ⅱa 弱推荐）或六味地黄丸（《小儿要证直诀》）加减[109]。熟地、山萸肉、山药、茯苓、丹皮、泽泻。（Ⅱb 弱推荐）

加减：视物模糊加茺蔚子、桑椹子；头晕加桑叶、天麻。

注：在糖尿病中本证主要见于糖尿病视网膜病变。

b）阴阳两虚证

症状：小便频数，夜尿增多，浑浊如脂如膏，甚至饮一溲一，五心烦热，口干咽燥，神疲，耳轮干枯，面色黧黑；腰膝酸软无力，畏寒肢凉，四肢欠温，阳痿，下肢浮肿，甚则全身皆肿，舌质淡，苔白而干，脉沉细无力。

治法：滋阴补阳。

方药：金匮肾气丸（《金匮要略》）加减[110、111]。制附子、桂枝、熟地、山萸肉、山药、泽泻、茯苓、丹皮。（Ⅰb 强推荐）

加减：肾阳虚选右归饮（《景岳全书》）加减[112-114]；肾阴虚选左归饮（《景岳全书》）加减[115-117]。

注：本证主要见于糖尿病肾病、糖尿病周围神经病变等后期。

c）脾肾阳虚证

症状：腰膝酸冷，夜尿频，畏寒身冷，小便清长或小便不利，大便稀溏，或见浮肿，舌淡胖大，脉沉细。

治法：温补脾肾[118、119]。

方药：附子理中丸（《伤寒论》）加减[120]。制附子、干姜、人参、炒白术、炙甘草。（Ⅲb 弱推荐）

加减：偏于肾阳虚倍用肉桂；偏于肾阴虚重用知母，加生地；肾阳虚水肿甚加茯苓、泽泻利水消肿；兼心阳虚衰欲脱加山萸肉、肉桂，人参易为红参；水肿兼尿中大量泡沫加金樱子、芡实。

2.2.4 兼证

除以上证候外，痰、湿、浊、瘀是本病常见的兼证，兼痰主要见于肥胖糖尿病患者；兼湿主要见于糖尿病胃肠病变患者；兼浊主要见于糖尿病血脂、血尿酸较高的患者；兼瘀主要见于糖尿病血管病变患者。

a）兼痰

症状：嗜食肥甘，形体肥胖，呕恶眩晕，恶心口黏，头重嗜睡，食油腻则加重，舌体胖大，苔白厚腻，脉滑。

治法：行气化痰[121]。

方药：二陈汤（《太平惠民和剂局方》）加减[122]。半夏、陈皮、茯苓、炙甘草、生

姜、大枣。（Ⅲb弱推荐）

b）兼湿

症状：头重昏蒙，四肢沉重，遇阴雨天加重，倦怠嗜卧，脘腹胀满，食少纳呆，大便溏泄或黏滞不爽，小便不利，舌胖大，边齿痕，苔腻，脉弦滑。

治法：燥湿健脾。

方药：平胃散（《太平惠民和剂局方》）加减[123]。苍术、厚朴、陈皮、甘草、茯苓。（Ⅱb弱推荐）

c）兼浊

症状：腹部肥胖，实验室检查血脂或血尿酸升高，或伴脂肪肝，舌胖大，苔腐腻，脉滑。

治法：消膏降浊。

方药：红曲、五谷虫、生山楂、西红花、威灵仙[124-126]。（Ⅳ弱推荐）

d）兼瘀

症状：肢体麻木或疼痛，胸闷刺痛，或中风偏瘫，语言謇涩，或眼底出血，或下肢紫暗，唇舌紫暗，舌有瘀斑或舌下青筋暴露，苔薄白，脉弦涩。

治法：活血化瘀[127]。

方药：桃红四物汤（《医宗金鉴》）加减[128、129]，以眼底或肾脏络脉病变为主者，宜抵当汤（《伤寒论》）加减[130、131]。桃仁、红花、川芎、当归、生地、白芍、酒大黄、水蛭。（Ⅱb弱推荐）

2.3 中成药

中成药的选用必须适合该品种的证型，切忌盲目使用。建议选用无糖颗粒剂、胶囊剂、浓缩丸或片剂。

（1）津力达颗粒：用于2型糖尿病气阴两虚兼瘀血证，一次9g，一日3次[132、133]。（Ⅰa强推荐）

（2）消渴丸：用于2型糖尿病气阴两虚证，一次5～10丸，一日2～3次，饭前15～20min[134-136]。（Ⅰa强推荐）

（3）天芪降糖胶囊：用于2型糖尿病气阴两虚证，一次5粒，一日3次[137]。（Ⅰb强推荐）

（4）芪药消渴胶囊：用于糖尿病气阴两虚证，一次6粒，一日3次[138、139]。（Ⅱa弱推荐）

（5）金芪降糖片：用于消渴病气虚有热证，一次7～10粒，饭前服用[140、141]。（Ⅰa强推荐）

（6）天麦消渴片：用于消渴病气阴两虚、阴虚内热证，一次1～2片，一日2次[142、143]。（Ⅱb弱推荐）

（7）渴乐宁胶囊：用于糖尿病气阴两虚证，一次4粒，一日3次[144]。（Ⅱb弱推荐）

（8）养阴降糖片：用于消渴病气虚有热证，一次8片，一日3次[145、146]。（Ⅲb弱推荐）

（9）降糖甲片：用于消渴病气阴两虚证，一次6片，一日3次[147]。（Ⅲb弱推荐）

（10）消渴平片：用于消渴病阴虚有热证，一次6～8片，一日3次，或遵医嘱[148]。

（Ⅱb 强推荐）

（11）消糖灵胶囊（消渴平胶囊）：用于消渴病阴虚有热证，一次 3 片，一日 2 次或遵医嘱[149、150]。（Ⅱb 弱推荐）

（12）糖尿灵片：用于消渴病气阴两虚证，尿糖升高者，一次 4 ~ 6 片，一日 3 次[151]。（Ⅱa 弱推荐）

（13）玉泉丸：用于治疗因胰岛功能减退而引起的物质代谢、糖类代谢紊乱，血糖升高之糖尿病，肺胃肾阴亏损，热病后期。一次 6g，一日 4 次；7 岁以上小儿一次 3g，3 ~ 7 岁小儿一次 2g[152、153]。（Ⅱb 弱推荐）

（14）生津消渴胶囊：用于消渴病阴虚有热证，一次 3 ~ 4 粒，一日 3 次[154、155]。（Ⅱb 弱推荐）

（15）糖乐胶囊：用于糖尿病气阴两虚证，一次 4 粒，一日 3 次[156]。（Ⅲb 弱推荐）

（16）通脉降糖胶囊：用于糖尿病气阴两虚、瘀血阻络证，一次 3 ~ 4 粒，一日 3 次[157]。（Ⅲb 弱推荐）

（17）玉兰降糖胶囊：用于消渴病阴虚有热证，一次 3 ~ 5 粒，一日 3 次，饭前服用[158]。（Ⅱb 弱推荐）

（18）玉泉颗粒：用于消渴病气阴两虚有热证，一次 5g，一日 4 次[159]。（Ⅱb 弱推荐）

（19）山药参芪丸：用于糖尿病气阴两虚证，一次 30 丸，一日 3 次；并外贴山药参芪膏[160]。（Ⅲb 弱推荐）

2.4 综合治疗

糖尿病中医治疗除中药治疗外，尚涵盖食疗、运动治疗及心理调摄。现有证据表明，中医食疗药膳对改善糖代谢有一定影响，中医食疗药膳配合常规治疗效果较好[161、162]（Ⅱb 弱推荐）。运动治疗方面，中医传统治疗如太极拳、八段锦、五禽戏等均有一定作用。其中，五禽戏锻炼可降低 2 型糖尿病患者末梢血糖和 HbA1c 水平[163]（Ⅲb 弱推荐）。八段锦运动锻炼可降低糖尿病患者的血糖值，且对血脂有改善作用[164]（Ⅱa 弱推荐）。另有研究显示，2 型糖尿病患者进行太极拳锻炼有助于调节其血糖及血脂水平，改善 IR，提高患者生活质量[165、166]（Ⅱb 弱推荐）。

3 指南推荐要点

中药内治法包括辨证论治和中成药，是糖尿病中医治疗的基本方法。

糖尿病的辨证规律以郁热虚损为主线，早期以实证、热证为主，中晚期以虚实夹杂、虚证为主，并针对兼夹痰、湿、浊、瘀等致病因素辨证施治。在此基础上可运用气血津液辨证、脏腑辨证等辨证方法以辨证兼夹证、主证与主证或主证与兼夹证之间的多种组合证型。

推荐辨病与辨证相结合的中药单方辨证加减、高度基于主要基本病机的中药单方及部分中成药治疗糖尿病。

附　　件

1　中药煎服方法

内容同"糖尿病前期"中药煎服方法。

2　治疗方药及对照药物（中药单方）

证型	治则	方药	效果	对照药物	证据级别	推荐等级	评论
肝胃郁热证	开郁清热	大柴胡汤	>	安慰剂	Ⅰb	强	多中心、随机、剂量平行对照试验。480 例初发 2 型糖尿病患者随机分为试验组和安慰剂对照组，12 周后，试验组 HbA1c 降低 1.02%，优于安慰剂组 0.47%（$P<0.05$）
痰热互结证	清热化痰	小陷胸汤	=	二甲双胍	Ⅰb	强	多中心、随机对照试验。250 例初发 2 型糖尿病患者随机分为试验组和对照组，12 周后，试验组 HbA1c 降低 1.68%，与二甲双胍组 1.77% 相当
痰热互结证	清热化痰	小陷胸汤	>	利拉鲁肽联合甘精胰岛素	Ⅰb	强	随机对照试验。将 114 例痰热互结证 2 型糖尿病患者按照随机数字表法分为对照组和治疗组各 57 例，对照组给予胰岛素皮下注射治疗，治疗组给予小陷胸汤治疗，日一剂，连续治疗 12 周。治疗组 HbA1c 降低 3.06%，降低幅度明显大于对照组 1.43%（$P<0.05$）；治疗组有效率为 91.2%，对照组有效率为 75.4%（$P<0.05$）
肺胃热盛证	清热泻火	白虎汤或	>	西药组	Ⅱb	弱	病例对照研究。108 例 2 型糖尿病患者随机分为试验组和对照组，对照组 53 例常规西药治疗，治疗组 55 例在对照组的基础上加用加味白虎汤，治疗组总有效率为 87.27%；对照组总有效率为 66.04%（$P<0.05$）

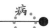

续表

证型	治则	方药	效果	对照药物	证据级别	推荐等级	评论
肺胃热盛证	清热泻火	玉女煎	>	二甲双胍	Ⅱb	弱	病例对照研究。60 例患者随机分为两组，每组各 30 例，治疗组用玉女煎加味方治疗，对照组仅口服二甲双胍缓释片治疗，连续 8 周。治疗组总有效率为86.6%，对照组为 74.3%，两组比较有极显著性差异（$P<0.01$）
		玉女煎	>	消渴丸	Ⅱb	弱	60 例患者随机分为两组，各 30 例，治疗组用玉女煎加减方治疗，对照组口服消渴丸治疗，连续 16 周。治疗组 HbA1c降低 2.02%，总有效率为 93.33%，对照组 HbA1c 降低 1.06%，总有效率为73.33%（$P<0.05$）
胃肠实热证	清泄实热	大黄黄连泻心汤	>	对照组	Ⅱa	弱	病例对照研究。60 例患者随机分为治疗组和对照组，治疗组在对照组的基础上加用降糖调脂片，治疗后两组 FBG、FINS及 ISI 均有改善，与治疗前比较，差异有显著性或非常显著性意义，治疗后两组 FBG 比较，差异有显著性意义，治疗组 TG、TC、LDL、HDL 均下降，与对照组比较有显著性差异（$P<0.05$）
肠道湿热证	清利湿热	葛根芩连汤	>	安慰剂	Ⅰb	强	多中心、随机、剂量平行对照试验。187例初发 2 型糖尿病患者随机分为高、中、低剂量及安慰剂组，12 周后，中、高剂量组 HbA1c 降低显著优于安慰剂组，其中中剂量组为 0.79%，优于安慰剂组0.27%（$P<0.05$）
热毒炽盛证	清热解毒	三黄汤	>	对照组	Ⅱb	弱	病例对照研究。100 例患者随机分为两组。对照组（马来酸依那普利）50 例，治疗组（在对照组治疗的基础上加服增敏三黄汤）50 例。治疗组在降低 FBG、FINS、改善 HOMA-IR，提高胰岛素敏感性方面优于对照组（$P<0.05$）

续表

证型	治则	方药	效果	对照药物	证据级别	推荐等级	评论
热盛伤津证	清热益气	白虎加人参汤	>	对照组	Ⅱb	弱	病例对照研究。64 例 2 型糖尿病患者随机分为治疗组和对照组，对照组在西药治疗的基础上加用降糖舒胶囊；治疗组在西药治疗的基础上加用加减人参白虎汤，治疗组总有效率为 96.88%，对照组总有效率为 87.5%（$P<0.05$）
			>	对照组	Ⅱb	弱	病例对照研究。72 例 2 型糖尿病患者随机分为实验组和参照组，各 36 例。对照组选取西药常规治疗，实验组在对照组治疗的基础上加用加减人参白虎汤。实验组治疗后患者血糖、血脂改善情况均优于对照组（$P<0.05$）；实验组治疗总有效率为 91.67%，对照组治疗总有效率为 77.78%（$P<0.05$）
		消渴方	>	西药组	Ⅱb	弱	病例对照研究。90 例 2 型糖尿病患者随机分为观察组和对照组，观察组在对照组应用胰岛素的基础上加用消渴方，治疗后观察组 HbA1c 降低幅度优于对照组，而低血糖发生次数少于对照组（$P<0.05$）
阴虚火旺证	滋阴降火	知柏地黄丸	>	对照组	Ⅱb	弱	病例对照研究。60 例患者随机分为两组，每组各 30 例。两组均给予基础治疗和格列本脲治疗，治疗组配合知柏地黄丸治疗。治疗后两组 FBG 比较，差异有显著性意义（$P<0.05$）。治疗组治疗后 TG、TC、LDL-C、HDL-C 均得以改善，优于对照组（$P<0.05$）
气阴两虚证	益气养阴清热	生脉散	>	对照组	Ⅱb	弱	病例对照研究，将 60 例气阴两虚型 2 型糖尿病患者随机分为对照组和治疗组，治疗组在对照组的基础上加用加减生脉散，总有效率为 96.67%，对照组总有效率为 83.33%（$P<0.05$）
			>	对照组	Ⅱb	弱	病例对照研究，60 例气阴两虚型 2 型糖尿病患者随机分为对照组和治疗组，对照组用二甲双胍治疗，治疗组在对照组的基础上加用加味生脉散。治疗组 FBG 下降、胰岛素敏感指数增加，优于对照组，总有效率亦优于对照组（$P<0.05$）

证型	治则	方药	效果	对照药物	证据级别	推荐等级	评论
气阴两虚证	益气养阴清热	增液汤	>	对照组	Ⅱb	弱	病例对照研究。30例新诊断2型糖尿病患者给予加味增液汤治疗，并与正常对照组比较。治疗后，治疗组FBG、FINS较治疗前显著下降，提高了胰岛素敏感指数（$P<0.05$）
脾虚胃滞（热）证	辛开苦降	半夏泻心汤	>	对照组	Ⅱb	弱	半随机对照试验。60例患者随机分为治疗组和对照组，对照组予饮食运动基础治疗，治疗组在饮食运动的基础上予加减半夏泻心汤，12周后治疗组血糖、HbA1c、HOMA-IR、中医证候积分等均得到改善，两组间比较有显著差异（$P<0.05$）
		干姜黄连黄芩人参汤			Ⅲa	弱	回顾性自身前后对照临床病例研究。80例采用干姜黄芩黄连人参汤治疗的2型糖尿病患者的临床资料，进行数据采集与统计分析，结果显示使用干姜黄芩黄连人参汤后，患者实验室指标方面，HbA1c水平治疗前后有明显差异（$P<0.01$），症状积分有明显改善（$P<0.01$）
上热下寒证	清上温下	乌梅丸	>	对照组	Ⅱb	弱	病例对照研究。60例2型糖尿病患者随机分为对照组和治疗组，治疗组在对照组的基础上加用乌梅丸，治疗组降低FBG总有效率为86.7%，对照组总有效率63.3%（$P<0.05$），治疗组降低FBG总有效率为83.3%，对照组总有效率为56.7%（$P<0.05$）
肝肾阴虚证	滋补肝肾	杞菊地黄丸	>	对照组	Ⅱb	弱	病例对照研究，56例2型糖尿病背景型视网膜病变患者随机分为对照组和试验组，对照组给予综合治疗，试验组在对照组的基础上给予杞菊地黄丸，结果表明两组患者视物障碍和眼底病变改善情况近期无显著性差异，远期有显著性差异（$P<0.05$）
			>	对照组	Ⅱb	弱	病例对照研究。98例老年期2型糖尿病患者随机分为两组。治疗组54例用杞菊地黄丸联合格列吡嗪治疗；对照组44例单用格列吡嗪治疗3个月后，两组的FBG及2hPG，较治疗前均显著下降（$P<0.05$）。两组FBG下降幅度差异无显著性意义（$P>0.05$），但治疗组2hPG下降幅度显著优于对照组（$P<0.01$）
		六味地黄丸	>	对照组	Ⅱb	弱	病例对照研究。100例2型糖尿病患者随机分为治疗组和对照组。对照组予格列齐特缓释片，治疗组在对照组的基础上加用六味地黄丸。两组治疗后FBG均较前明显下降，但两组间比较无差异。治疗组有效率为90%，优于对照组64%（$P<0.01$）

续表

证型	治则	方药	效果	对照药物	证据级别	推荐等级	评论
阴阳两虚证	滋阴补阳	金匮肾气丸	>	消渴丸	Ⅰb	强	随机双盲对照研究。240 例 2 型糖尿病患者随机分为治疗组和对照组。对照组予消渴丸，治疗组予肾气丸，治疗 1 个月，随访 1 个月。治疗组总有效率为 93.33%，对照组为 84.17%（$P<0.05$）
脾肾阳虚证	温补脾肾	附子理中汤			Ⅲb	弱	自身前后对照研究。23 例 2 型糖尿病患者应用附子理中汤加减治疗 15 日后，总有效率为 91.3%
兼痰证	行气化痰	二陈汤			Ⅲb	弱	自身前后对照研究。32 例 2 型糖尿病患者应用二陈汤加减治疗后，总有效率为 93.8%
兼湿证	燥湿健脾	平胃散	>	对照组	Ⅱb	弱	病例对照研究。72 例 2 型糖尿病患者随机分为对照组和治疗组，治疗组在对照组的基础上加用芩连平胃散，8 周后，治疗组治疗前后血糖、血脂均有显著差异（$P<0.05$）
兼瘀证	活血化瘀	桃红四物汤	>	对照组	Ⅱb	弱	病例对照研究。64 例糖尿病周围神经病变患者随机分为两组，治疗组在对照组的基础上加用桃红四物汤合黄芪桂枝五物汤，治疗组总有效率为 90.6%，对照组总有效率为 62.5%（$P<0.05$）
		抵当汤	>	对照组	Ⅱb	弱	病例对照研究。80 例门诊患者随机分为对照组和试验组，两组均常规应用抗板药，试验组加用抵当汤，4 周后试验组内皮功能较对照组改善（$P<0.05$）

3   治疗方药及对照药物（中成药）

中成药名称	治则	效果	对照药物	证据级别	推荐等级	评论
津力达颗粒	益气养阴，活血通络	>	常规西药	Ⅰa	强	在一项津力达颗粒联合二甲双胍治疗 186 例 2 型糖尿病患者的随机、双盲、安慰剂对照、多中心临床研究中，所有糖尿病患者在接受二甲双胍常规治疗的基础上，被随机分配服用津力达颗粒或安慰剂，在 12 周随访时，津力达组 HbA1c 降低 0.92%±1.09%，FBG 降低（1.34±1.7）mmol/L，安慰剂组 HbA1c 降低 0.53%±0.94%，FBG 降低（0.73±1.7）mmol/L，差异均具有统计学意义（$P<0.05$）。在一项荟萃分析中，纳入 7 篇文献，治疗组采用津力达颗粒和西药相结合治疗，而对照组则采用传统西药治疗，通过 Meta 分析，发现治疗组 FPG、2hPG、HbA1c 水平均明显低于对照组

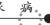

中成药名称	治则	效果	对照药物	证据级别	推荐等级	评论
消渴丸	益气养阴	=	格列本脲	Ⅰb	强	多中心、随机对照试验。血糖控制不佳的 2 型糖尿病患者 800 例分为初治（A）组和以二甲双胍为基础治疗的（B）组，患者随机接受消渴丸或格列本脲治疗。随访 48 周，血糖控制不佳的 2 型糖尿病患者中，与格列本脲治疗相比，使用消渴丸治疗 48 周能降低低血糖的危险，并且能得到相同的血糖控制效果
天芪降糖胶囊	益气养阴	>	安慰剂	Ⅰb	强	随机对照研究。79 例长期单服二甲双胍无效的糖尿病患者随机分为治疗组和对照组，治疗组加服天芪降糖胶囊，对照组加服安慰剂，疗程 12 周，HbA1c、TC、LDL-C 的水平均有所下降，TC 和 LDL-C 与对照组比较，差异有统计学意义（$P<0.05$）
芪药消渴胶囊	益气养阴	>	安慰剂	Ⅱa	弱	病例对照研究。162 例初发 2 型糖尿病患者随机分为治疗组 82 例和对照组 80 例。两组患者均给予适当运动、饮食控制等一般治疗，治疗组加用芪药消渴胶囊，对照组加用安慰剂，治疗 24 周后，两组血糖、血脂等指标均有所改善（$P<0.05$），治疗组与对照组相比差异有统计学意义（$P<0.05$）
		>	消渴灵胶囊	Ⅱa	弱	半随机对照试验。240 例 2 型糖尿病患者随机分为治疗组 150 例，对照组 90 例，另将未系统服用西药的 30 例患者设为开放组。治疗组患者在服用盐酸二甲双胍片的基础上口服芪药消渴胶囊，对照组患者在服用同样西药降糖药的基础上加服消渴灵胶囊，开放组患者单独服用芪药消渴胶囊，治疗 12 周后，治疗组临床总有效率为 74.67%，对照组为 72.22%，开放组为 70.0%，三组比较无统计学差异
金芪降糖片	益气清热	>	安慰剂	Ⅰa	强	系统评价。共纳入 6 个随机对照研究，Meta 分析结果显示，金芪降糖片对 2 型糖尿病的有效率明显高于安慰剂
		>	对照组	Ⅱb	弱	病例对照研究。68 例 2 型糖尿病患者随机分为对照组和治疗组。两组均在在糖尿病饮食、适当运动的基础上口服盐酸二甲双胍片，治疗组加服金芪降糖片。8 周后，两组患者的 FBG、2hPG 均较治疗前明显降低，治疗组糖代谢指标较对照组改善更加明显（$P<0.05$）。两组患者的 TC、TG、LDL-C 均较治疗前明显降低，同组治疗前后差异有统计学意义（$P<0.05$）

中成药名称	治则	效果	对照药物	证据级别	推荐等级	评论
天麦消渴片	滋阴、清热、生津	>	对照组	Ⅱb	弱	病例对照研究。132 例新诊断、未治疗的 2 型糖尿病患者随机分为天麦消渴片组 68 例及吡格列酮组 64 例，两组均给予饮食、运动及二甲双胍等治疗，在此基础上，天麦消渴片组口服天麦消渴片、吡格列酮组口服吡格列酮，均连续治疗 12 周。天麦消渴片组治疗后 FBG、2hPG、HbA1c、FINS、HOMA-IR 水平均较治疗前降低（$P<0.05$ 或 <0.01），HOMA-β 较治疗前升高（$P<0.05$）。天麦消渴片组治疗后 FBG、HbA1c、HOMA-IR 均低于吡格列酮组（$P<0.05$）
		>	对照组	Ⅱb	弱	病例对照研究。阴虚内热证 2 型糖尿病患者 92 例随机分为对照组和观察组各 46 例，对照组给予盐酸二甲双胍片治疗，起始剂量为 0.5g，每日 2 次；观察组患者在盐酸二甲双胍片治疗的基础上给予天麦消渴片治疗，每次 2 片，每日 2 次，两组患者均连续治疗 12 周。两组患者经治疗后血糖水平及 BMI 有不同程度改善，观察组患者 FBG、2hPG、HbA1c、较对照组患者明显下降，组间比较差异显著（$P<0.05$）
渴乐宁胶囊	益气养阴生津	>	对照组	Ⅱb	弱	病例对照研究。200 例 2 型糖尿病患者在相同的饮食控制及运动治疗的基础上，随机分为治疗组 100 例，以渴乐宁联合二甲双胍治疗；对照组 100 例，以单纯口服二甲双胍治疗，疗程均为 12 周。治疗组治疗后与对照组比较，FBG、2hPG、HbA1c 均下降（$P<0.05$），治疗组下降更明显（$P<0.01$）
养阴降糖片	养阴益气，清热活血	>	对照组	Ⅱb	弱	病例对照研究。观察病例共 64 例确诊为 2 型糖尿病，治疗组 36 例，对照组 28 例，对照组予常规基础治疗，并根据患者具体情况给予相应的降糖（选用二甲双胍，每次 0.25 g，每日 3 次；格列齐特 80mg，每日 2 次）、降压降脂等治疗。治疗组在基础治疗上加用养阴降糖片。两组均 15 天 1 疗程，2 个疗程后评定疗效。治疗后两组 FBG、OGTT 2hPG 均有所下降，与治疗前比较，差异有显著性（$P<0.05$）。治疗组与对照组治疗后比较，有非常显著性差异（$P<0.01$）
		>	对照组	Ⅱb	弱	病例对照研究。160 例糖尿病患者随机分为两组。治疗组 120 例，对照组 40 例。在糖尿病"三基"治疗（饮食、运动、精神）的基础上，治疗组口服养阴降糖片、二甲双胍肠溶片，每次 250mg，每日 3 次。对照组仅口服二甲双肠溶片，每次 250mg，每日 3 次。连续用药 1 个月。结果：治疗组总有效率为 95.8%；对照组总有效率为 72.5%；两组比较有显著差异（$P<0.01$），两组治疗前后 FBG、2hPG、TC、TG 明显下降，治疗组与对照组比较，$P<0.05$

中成药名称	治则	效果	对照药物	证据级别	推荐等级	评论
降糖甲片	补气益气,养阴生津			Ⅲb	弱	病例自身对照。选取确诊的 2 型糖尿病患者 48例,在饮食控制和运动量相对恒定的情况下,维持原有降糖西药治疗不变,加服中成药降糖甲片,连续 3 个月。治疗结果:服药后口干、多饮、多尿等症状消失,精神好转,显效 7 例(15%),有效 38 例(79%),对新诊断的初次治疗患者有效率为 100%。FBG 下降($P<0.05$)、2hPG 下降($P<0.01$)、(0h) Ins 升高($P<0.01$)、(2h) Ins 升高($P<0.01$)
消渴平片	益气养阴,清热泻火,益肾缩尿	>	玉泉丸	Ⅱb	弱	病例对照研究。选择 333 例 2 型糖尿病患者,消渴平片 6~8 片,每日 3 次,1 个月为 1 个疗程,连续服药 3 个月。控制"三多"症状疗效最好,有效率达 88% 以上,对其他并发症及伴发症的有效率多在 70% 以上。另该药除有降低血糖、减少尿糖作用外,还有降血脂、改善肝肾功能、消除尿酮、血酮等作用。该药对轻、中、重三型糖尿病均有效。对照组 30 例均采用河北省某药厂制造的"玉泉丸",服用量按玉泉丸的服用要求,每日 4 次,每次 60 粒,病例选择及其他治疗观察条件均同消渴平片。血糖治疗前后无显著差别
消糖灵胶囊(消渴平胶囊)	益气养阴,清热泻火,益肾缩尿	>	对照组	Ⅱb	弱	病例对照研究。临床观察 200 例 2 型糖尿病患者。治疗组 150 例口服消糖灵胶囊,每次 3 粒,每日 3 次;二甲双胍,每次 250 mg,每日 3 次。对照组 50 例口服二甲双胍,每次 250 mg,每日 3 次。两组均连续用药 3 个月。结果:治疗组临床症状改善、FBG、2hPG、胆固醇(CHOL)、TG、血浆黏度、血细胞比容、纤维蛋白原与对照组比较明显降低($P<0.01$、$P<0.05$)。结论:消糖灵胶囊合二甲双胍治疗 2 型糖尿病疗效确切
		>	西药组	Ⅱb	弱	病例对照研究。选取 2 型糖尿病患者 82 例随机分为消糖灵组 47 例和西药格列本脲组 35 例。消糖灵组以每次 5 粒,每日 1 次起步。西药组以格列本脲每日 2.5mg 起步。最大观察治疗量为消糖灵胶囊 5 粒,每日 3 次;格列本脲 7.5mg,每日 1次。总疗程为 3 个月。消糖灵组 FBG、FINS 经治疗后明显下降,ISI 治疗前为 -5.17 ± 0.56,治疗后至 -4.32 ± 0.48,有显著性差异($P<0.01$),且优于西药组($P<0.05$)。两组经治疗后 PBG、HbA1c 与治疗前比较均下降,但消糖灵组的 PBG 下降优于西药组($P<0.01$)。消糖灵组 BMI有明显下降($P<0.05$),西药组则无显著变化($P>0.05$)

续表

中成药名称	治则	效果	对照药物	证据级别	推荐等级	评论
糖尿灵片	养阴滋肾，生津止渴，清热除烦	=	玉泉丸	Ⅱa	弱	采用随机、双盲、平行对照的试验方法，将纳入的48例2型糖尿病患者分为试验组24例，口服糖尿灵片6g/次，3次/日；对照组24例，口服玉泉丸6g/次，4次/日。疗程1个月。治疗前后监测疗效和安全性指标。结果：中医证候积分两组治疗前后均有下降，组间比较有统计学意义（$P<0.01$）；FBG、PBG、HbA1c两组治疗前后比较均有改善，组间比较无统计学意义（$P>0.05$）。两组安全性指标治疗前、治疗后2周、治疗结束比较，均无统计学意义（$P>0.05$）。结论：糖尿灵片可改善2型糖尿病患者临床症状，但降糖作用不明显
玉泉丸	养阴生津，止渴除烦，益气和中	>	降糖丸	Ⅱb	弱	病例对照研究。136例糖尿病气阴两虚证患者，随机分为两组，治疗组104例，给予玉泉丸治疗；对照组32例，给予降糖丸治疗。疗程为8周。在治疗前后进行疗效指标检查。结果：玉泉丸在中医症状积分、FBG、PBG、HbA1c、血脂、IAI、IR指标上，均有改善（$P<0.05$）。降糖丸在中医症状积分、FBG、PBG、IAI指标上，均有改善（$P<0.05$）。两组中医证候疗效结果比较$P<0.01$。结论：玉泉丸在改善症状、降糖、胰岛素敏感指数及HOMA-IR、降脂方面有一定疗效；降糖丸在改善症状、降糖、胰岛素敏感指数方面有一定疗效。且两组比较，玉泉丸疗效优于降糖丸组
		>	对照组	Ⅱb	弱	病例对照研究。将100例符合标准的2型糖尿病患者随机分为两组，每组50例。两组都给予饮食和运动干预，在此基础上，对照组给予二甲双胍，治疗组给予玉泉丸联合二甲双胍进行治疗。治疗6周，观察治疗前后两组患者的2h OGTT、FBG、HbA1c及临床疗效。治疗组和对照组患者的2h OGTT、FBG、HbA1c都显著降低，而治疗组的2h OGTT降低更显著；治疗组显效率显著高于对照组（$P<0.05$）
生津消渴胶囊	清热润肺，生津止渴	>	对照组	Ⅱb	弱	病例对照研究。选择60例非胰岛素依赖型糖尿病患者，采用随机分组分为治疗组30例，对照组30例，治疗组给予生津消渴胶囊；对照组给予玉泉丸，疗程2个月。对PBG的疗效，治疗组总有效率为73.3%，对照组总有效率为23.3%。治疗组对倦怠乏力等8项症状有不同程度的改善，总有效率为82.3%～100%；对照组总有效率为26.7%～83.3%
		>	对照组	Ⅱb	弱	病例对照研究。选择80例2型糖尿病患者按就诊顺序随机分为治疗组50例，对照组30例。治疗组给予生津消渴胶囊，对照组予以玉泉丸。未曾用降糖类西药者，一律不加西药，并停服其他中药；一直服用西药者，其用量不变，在此基础上加服生津消渴胶囊或玉泉丸治疗。3个月为1个疗程。结果：治疗组总有效率为76%；对照组总有效率为43.30%（$P<0.05$）

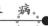

中成药名称	治则	效果	对照药物	证据级别	推荐等级	评论
糖乐胶囊	滋阴补肾，益气润肺，生津消渴			Ⅲb	弱	病例自身对照。选择 70 例 2 型糖尿病患者，停用降糖西药，给予糖乐胶囊治疗。每周调整剂量 1 次，最大量为每日 12 粒，均分 3 次于餐后服用。疗程为 3 个月。总有效率为 97.2%
降糖通脉胶囊	益气养阴，清热活血			Ⅲa	弱	150 例 2 型糖尿病患者随机分为观察组 75 例和对照组 75 例。观察组给予降糖通脉胶囊，每次 3～4 粒，3 次/日。对照组给予消渴丸治疗，每次 5～10 粒，每日 2～3 次。治疗后，观察组血糖、血脂均较对照组明显下降（$P < 0.05$）
玉兰降糖胶囊	清热养阴，生津止渴	>	对照组	Ⅱb	弱	病例对照研究。选择 120 例 2 型糖尿病患者随机分为玉兰降糖胶囊治疗组和对照组。对照组在对患者进行糖尿病健康教育和严格控制饮食等基础治疗的同时予以格列美脲 2～4mg/d，分次口服；控制不佳者，加服拜糖平或二甲双胍；胰岛素治疗者，继续维持原方案。伴有并发症者，进行对症治疗。治疗组在常规治疗的同时，加用玉兰降糖胶囊。两组均以 2 个月为 1 个疗程，2 个疗程后观察疗效。2 个疗程后治疗组总有效率为 87.3%，对照组为 44.1%，两组疗效比较有统计学意义（$P < 0.05$）；治疗组血糖、HbA1c、血脂等的变化与对照组比较有统计学意义（$P < 0.05$）
玉泉颗粒	养阴益气，生津止渴，清热除烦	>	对照组	Ⅱb	弱	病例对照研究。2 型糖尿病患者 208 例，随机分为观察组 120 例和对照组 88 例，两组均保持原治疗方案不变，在此基础上观察组予玉泉颗粒口服及敷脐。对照组同时口服格列齐特 80mg/次，2 次/日。两组均连续治疗 6 周。两组症状及血糖均有所改善，观察组显效 62 例、有效 42 例、无效 16 例，总有效率（显效+有效）为 86.70%；对照组显效 35 例、有效 26 例、无效 27 例、总有效率为 71.58%，观察组总有效率显著高于对照组（$P < 0.05$）
山药参芪丸	益气养阴、生津止渴			Ⅲb	弱	病例自身对照。选择糖尿病患者 4135 例进行观察。8～15 粒/次，每日 3 次，饭后口服；一般维持 8～10 粒，血糖水平居高不降者，可服用 18～20 粒，3 个月为 1 个疗程。结果：1 型糖尿病有效率为 87.0%～93.0%，2 型糖尿病有效率为 87.8%～92.4%，两者比较，差异不显著（$P > 0.05$）；血糖、血脂及血压治疗前后比较，差异显著（$P < 0.01$）。结论：山药参芪丸治疗 1 型、2 型糖尿病疗效均较好

4 综合调护

第一作者	中医综合治疗	效果	对照疗法	证据等级	推荐等级	评论
杨喜中	中医辨证施以药膳配合西药治疗	>	常规治疗	Ⅱb	弱	随机对照研究，未描述随机方法。糖尿病患者76例，随机分为治疗组与对照组各38例，治疗组及对照组食疗药膳前、后FBG结果比较，两组患者FBG有明显差异（$P<0.05$）。两组治疗后的血糖指标较治疗前均有明显改善，且治疗组优于对照组
季学清	营养治疗结合药膳干预	>	西医常规治疗及营养宣教	Ⅱb	弱	随机对照研究，未描述随机方法。糖尿病患者60例，随机分为治疗组与对照组各30例，对照组给予西医常规治疗及营养宣教，治疗组在对照组的基础上给予个体化营养治疗和药膳。治疗3个月后，治疗组FBG、2hPG、HbA1c、TG、TC较治疗前降低（$P<0.05$）；治疗后两组FBG、2hPG、HbA1c、TG、LDL有显著性差异（$P<0.05$）
杜敏	五禽戏锻炼配合常规治疗	>	常规治疗	Ⅲb	弱	随机、前后自身对照研究，未描述随机方法。选取100例2型糖尿病患者，进行五禽戏运动6个月，运动3个月后患者HbA1c有所下降（$P<0.05$）。早餐后血糖在运动后1月开始下降（$P<0.05$），空腹和睡前血糖则在运动2个月开始下降（$P<0.01$）
俞婷婷	八段锦配合常规治疗	>	常规治疗	Ⅱa	弱	采用RevMan 5.1软件进行Meta分析。结果最终纳入10个研究，共825例患者。Meta分析结果显示：八段锦练习组在降低FBG、2hPG、HbA1c、TC和TG，以及提高HDL方面优于对照组，其差异均有统计学意义。上述结论尚需开展更多大样本、高质量的随机对照研究加以验证
蒙恩	太极拳配合常规治疗	>	常规治疗	Ⅱb	弱	随机对照研究，未描述随机方法，周期3个月，观察组患者干预后PBG、PIN、HbA1c、Ln（Homa-IR）、TG、干预后躯体角色功能、总体健康、精力、情绪角色功能、综合评分等，与干预前比较差异显著，与对照组患者干预后比较差异显著（$P<0.05$）

续表

第一作者	中医综合治疗	效果	对照疗法	证据等级	推荐等级	评论
王敬浩	太极拳配合常规治疗			Ⅲb	弱	前后自身对照研究。12 例老年 2 型糖尿病患者进行为期 8 周的太极拳锻炼。糖尿病患者安静状态下前后对比血糖水平降低（$P<0.05$），Ins 水平未见显著变化，低亲和力胰岛素受体数目（r2）及低亲和力胰岛素受体结合容量（R2）增加（$P<0.05$）。一次性运动后即刻与运动前安静状态下比较：血糖，高、低胰岛素受体数目（r1、r2）和高、低胰岛素受体结合容量（R1、R2）均升高（$P<0.05$），而胰岛素水平未见显著变化

5　当代名老中医及专家治疗老年糖尿病的经验

施今墨辨治消渴，认为本病的致病因素是综合性的，尤其与情志不舒、嗜酒、喜食厚味有关。病因病机为火炎于上，阴亏于下，水火不相既济；真阴亏耗，水源不充，相火独亢，虚热妄炎，耗损肺、胃（脾）、肾诸脏。以虚为本，又有阴虚燥热、脾气虚损、阳虚阴寒的主次之分[167]。据证立养阴生津、益气健脾、清热解毒、滋肾养血、敛精固涩、活血化瘀、平肝息风、润肠通便、芳化醒脾、回阳固脱十法[168]。施氏认为，三消之表现，仅为糖尿病的一个证候，而多数患者均伴有不同程度的自汗懒言、倦怠喜卧、虚胖无力或日渐消瘦、舌质胖大或有齿痕、脉沉缓或弱无力等正气虚弱的征象。故治疗糖尿病，除滋阴清热外，健脾补气法也不可忽视。施氏治疗糖尿病有三消者，常从脾、肺、肾三脏入手，尤以脾肾为重点。基本方用黄芪、山药、苍术、玄参、生地黄、熟地黄、党参、麦门冬、五味子[148]。施氏临证发现糖尿病辨证以虚热多见，常以虚实寒热为纲，但不将其完全独立分开，而是非常注重兼顾虚、热、实的主次统筹用药，此乃施氏辨证特色之一。以三焦为目，分属脏腑辨证，上消病在肺，以口干思饮、渴饮无度为主症；中消病在脾胃（胆），以消谷善饥、食不知饱为主症；下消病在肾与肝，以饮一溲二、尿量频多、夜间尤甚为主症[169]。施氏临证分三消而不泥于三消，按三焦及脏腑病变的主次用药，上消常选甘寒生津的生脉散或麦门冬汤；中消常选苦寒坚阴清热的三黄石膏汤或清胃散；下消常选味厚质浓的六味地黄汤或固涩类[170]。施氏在遣方用药上善用对药，在辨证的基础上多加用黄芪伍山药、苍术配玄参两对药味，黄芪配山药，气阴兼顾，补脾功用益彰；苍术配玄参，燥润互制，健脾滋阴双效[150]。临证时时注重滋阴养液生津，处方中多用山药、山茱萸、生地黄、何首乌、枸杞子、女贞子、天花粉、石斛、玉竹、天门冬、麦冬等益阴生津之品，在养阴生津时，随证酌配或益气，或清热，或温阳，或理气，或活血之味。施氏用药圆机活法，不拘一格，若遇服汤剂不便或短期内汤剂不能控制的患者，则分别缓急自拟丸剂以期常服[150]；又常用猪、鸭、鸡胰脏等以脏补脏的脏器疗法[148]。

　　祝谌予辨治糖尿病主要继承其师施今墨先生的学术思想，力倡较高层次的中西医结合。较高层次的中西医结合的实践指把西医的病因病理、诊断方法、化验指标及药理研究等有机地应用到中医治疗中。祝氏治疗糖尿病，善于在运用传统四诊等宏观辨证方法的同时，结合血糖、尿糖、酮体、血液流变学测定等微观检查指标，综合分析进行辨证分型，以增强遣方药的针对性[171]。祝氏在大量临床观察的基础上，参考西医学成果，首次提出以活血化瘀法治疗血瘀证糖尿病患者，开创了活血化瘀法治疗糖尿病的新思路。祝氏认为，糖尿病血瘀证主要是由气阴两虚所致。气为血帅，气虚推动无力，血液运行不畅，而成瘀血；阴虚火旺，煎熬津液，津血同源，津亏液少则血液黏稠不畅亦可成瘀，瘀血形成后又可阻滞气机，津液失于敷布，加重糖尿病病情而出现多种并发症，创立了著名的活血化瘀，生津止渴的葛根、丹参药对，结合其师施今墨先生的"生黄芪配生地黄，苍术配玄参"的经验，组成"降糖基本方"，又名"降糖对药方"，除此之外，还拟立了调气活血方（广木香、当归、益母草、赤芍、川芎），或五香散（五灵脂、香附、黑白丑），进而形成了一整套包括益气活血、逐瘀活血、温经活血、清热活血、软坚活血等治法在内的糖尿病及其并发症活血化瘀疗法。虽创立了降糖对药方等辨病论治方剂，但祝氏不拘泥于基本方，十分重视辨证与辨病相结合的原则。通过临床实践总结，将本病分为气阴两虚、阴虚火旺、燥热入血、瘀血阻络和阴阳两虚五个证型，其中，气阴两虚证方用降糖对药方（生黄芪、生地黄、玄参、丹参、苍术、葛根）；阴虚火旺证方用一贯煎加味；燥热入血证方用温清饮合降糖对药方；瘀血阻络证方用降糖活血方（益母草、丹参、玄参、生地黄、生黄芪、赤芍、葛根、苍术、广木香、当归、川芎）；阴阳两虚证方用桂附地黄汤加味。对于糖尿病合并高血压、冠心病、高血脂的患者，祝氏自拟降糖生脉方（又名降糖2号方）（生黄芪、生地黄、熟地黄、北沙参、麦冬、五味子、生山楂、天花粉）治疗，凡是心绞痛者加菖蒲、郁金、羌活、菊花；血压高者加牛膝、夏枯草、黄芩、钩藤；血脂高者加制首乌、丹参、草决明等，进一步延伸了中西医结合辨病辨证论治方法[172]。此外，祝氏诊治糖尿病还特别重视对患者的饮食宜忌的健康教育，强调饮食定量、定质、定时，忌饮酒和甜食，进行综合调理[152]。

　　吕仁和治疗糖尿病，认为传统的"三消"辨证已不足以应对糖尿病不同分型及各个阶段的证候特点。由此创立了反映糖尿病病情不同阶段的"三期"辨证，即以脾瘅、消渴、消瘅来概括糖尿病，从前期的隐匿期到发病期乃至并发症期不同阶段的证候特点[148]。各期又有其各自的病机特点，如Ⅰ期的病机特点为虚，分为阴虚肝旺、阴虚阳亢、气阴两虚三个证型。Ⅱ期为阴虚化热，分为阴虚燥热；胃肠结热；肺胃实热；湿热困脾；肝郁化热；肺热化毒；气阴两伤，经脉失养七个证型。Ⅲ期变证较多，又分早中晚三期，早期以气阴两虚，经脉不和为主；中期以痰瘀互阻，阴损及阳为主；晚期以气血阴阳俱虚，痰湿瘀郁互结为主[151]；临床当根据具体情况，进一步分期分型辨证治疗。吕氏在临床实践中十分重视"病-期-证-症"相结合的诊疗思路，经过长期临床总结，创立"六对论治"的思路与方法，具体包括对病论治、对病辨证论治、对病分期辨证论治、对症状论治、对症辨证论治、对症辨病与辨证论治。和糖尿病及其并发症防治的"二、五、八"方案、"三自如意表"，共同被誉为"三件宝"。"二、五、八"方案中的"二"，即两个治疗目标：健康、长寿；"五"，即五项观察指标：血糖（包括空腹血糖、餐后血糖、糖化血红蛋白）、血脂（包括三酰甘油、总胆固醇、低密度脂蛋白等）、血压、体重、多系统临床症状；"八"，即八项治疗措施，具体包括三项基础治疗措施（饮食、运动、心理）和五项选择治疗措施（中医药辨证论治、口服西药、应用胰岛素、针灸、按摩和气功）。体现了从整体观认识疾病，发挥中西医综合治疗和个体化治疗的优势。"三自如意表"包括自查、自找、自调三方面，通过这种方法，为糖尿病患者制订了简单易行而又行之有效的自我防治方法。吕氏曾师从施今墨、祝谌予先生，临床上也擅于应用"对药"，且在此继承基础上发展为把固定三个药或四个药组合到一起应用的"药串"，如药串狗脊、续断、杜仲、木瓜，吕氏常用其治疗糖尿病周围神经病变、糖尿病合并骨质疏松症、老年退行性病变、骨关节炎，以及多种肾脏病所致的腰腿疼痛、伸屈不利、筋骨酸痛等。吕氏认为冲、任、督、带四脉皆循行于腰间；狗脊、木瓜药对配合杜仲、续断等可以固冲任，通督脉，摄带脉，所以常用于治疗肝肾亏虚、冲、任、督、带经脉失养所致的各种腰腿痛[173]。

林兰[174]创建了糖尿病三型辨证理论，分为阴虚热盛、气阴两虚、阴阳两虚三型，指出此三型代表了糖尿病病程发展的早、中、晚三个不同时期。其中，阴虚贯穿本病始终，为糖尿病之本；气阴两虚为基本证型；血瘀为主要兼证。"三型辨证"在各型下存在不同亚型（分层辨证），三型各自有不同的临床特点、内在规律和证治特点。阴虚热盛型包括肺胃热盛（方选白虎汤合消渴方加减）、心胃火盛（方选玉女煎加味）、心火亢盛（方选泻心汤合黄连阿胶鸡子黄汤加减）、肝阳偏亢（方选天麻钩藤饮合知柏地黄汤加减）；气阴两虚型包括心肺两虚（方选生脉散加减）、心脾两虚（方选归脾汤加减）、心肾两虚（方选补心丹合交泰丸加减）、心肝两虚（方选当归补血汤合一贯煎加减）、肺气阴两虚（方选当归补血汤合一贯煎加减）；阴阳两虚型包括肾阴阳两虚（方选右归饮加减）、脾肾阳虚（方选四君子汤合四神丸加减）、脾胃阳虚（方选大、小建中汤加减），并拟定了"降糖甲片"。

熊曼琪[175]认为，消渴病的病机以脾虚、气阴两虚兼有血瘀为主，糖尿病证候主要是阴虚燥热：阴虚为本，燥热为标，互为因果。总的治则为泄热，降火，生津，滋阴。根据所出现的并发症相应予以益气、活血、解毒、温阳、祛湿、养肝、息风等治法。临床上对上、中、下三消，分别用白虎加人参汤、桃核承气汤、真武汤等经方加减治疗。同时，针对其"脾虚"的基本病机，应根据不同证候应用健脾益气法或加用健脾益气药顾护脾气。活用经方时方，以活血降糖饮和加味桃核承气汤为主。根据糖尿病病机以脾虚为主，气阴两虚兼有血瘀为主症，自拟活血降糖饮（黄芪、生地黄、丹参、太子参、五味子、麦冬、怀山药、黄精、牡丹皮、大黄、川红花、桃仁）对症治疗，方中黄芪、太子参补脾益气，生地黄、牡丹皮清热凉血，麦冬配黄精滋肾润肺、益胃生津，丹参、川红花、大黄、桃仁活血化瘀。

程益春[176、177]认为，脾虚是糖尿病发病的病理基础，脾的气机升降失常是糖尿病的重要病理机制，糖尿病及其并发症正是在脾虚的基础上由脾及肺、肾、心、肝五脏。糖尿病的并发症也是在脾虚的基础上气虚血瘀累及其余五脏而变证丛生，瘀血阻于经脉之中则发生大血管病变，瘀血阻于周围络脉则发生微血管病变。其中，糖尿病视网膜病变涉及肝脾；糖尿病肾病涉及肺脾肾；糖尿病合并心脏病涉及心脾；糖尿病周围神经病变涉及心肝脾。最后气虚及阳，脾肾阳虚，至阴阳两虚。故健脾法是治疗糖尿病的基础。同时认为并发症的产生不离一个"瘀"字，所以治疗糖尿病活血化瘀是贯穿始终的。临床上常用的辨证分型为燥热伤肺型、肺胃燥热型、湿热中阻型、肠燥伤阴型、脾气亏虚型、脾虚肺胃蕴热型等，并创制了健脾降糖饮，随证加减，临床多获良效。健脾降糖饮的基本方：生黄芪、黄精、白术、山药、茯苓、葛根、鸡内金。临床加减又参考三消辨证，以口渴为主病在中上焦，治在脾肺，健脾益气兼生津润燥，故在健脾降糖饮的基础上加天花粉、川连、生地、麦冬等药养阴润燥生津止渴。以多食易饥为主病在中焦，治在脾胃，健脾益气，清热生津，故在健脾降糖饮的基础上加白虎汤、人参白虎汤、小承气汤等清胃泻火生津。以多尿为主病在中下焦，治在脾肾，健脾益气，补肾益精缩尿，故在健脾降糖饮的基础上加用山萸肉、枸杞、莲子肉、芡实、金樱子等固肾缩尿之品。

丁学屏[178]治疗糖尿病的主要治则治法为清热润燥，养阴生津；益气养阴，毓养肝肾；从阴引阳，从阳引阴；辛苦芳淡，上下分消；顾护脾胃，药忌滋腻刚燥；治疗并发症，重视肝脾肾。清热润燥，方用黄连阿胶汤加减：桑叶、黄连、生地黄、女贞子、枸杞子、玉竹、制首乌、阿胶、天花粉、知母、地骨皮等。益气养阴，毓养肝肾，方用地黄饮子加减：珠儿参、生黄芪、麦冬、五味子、生地黄、山萸肉、女贞子、枸杞子、百合、知母等。调补阴阳，方用《三因极一病证方论》的鹿茸丸加减：珠儿参、麦冬、五味子、生黄芪益气养阴；玄参、熟地黄、山萸肉滋补肾阴；鹿茸、补骨脂、菟丝子、肉苁蓉温煦肾阳；益母草、茯苓、泽兰、泽泻疏瘀行水。辛苦芳淡，上下分消，方用《证治准绳》清热渗湿汤、《内经》鹿含白术泽泻汤加减：黄连、苍术、鹿衔草、泽泻、土茯苓、菝契、黄柏、知母、茯苓、冬葵子、地肤子等。丁氏认为，临床在辨证论治的基础上，结合现代药理药化，组方遣药重用有降糖作用的中药，常可提高疗效。如清热常用知母、黄连、黄柏、生地黄、玄参、紫草等；养阴常用麦冬、玉竹、黄精、女贞子、枸杞子等；益气常用黄芪、人参、山药、白扁豆等；芳香化湿用苍术；淡渗利湿常用茯苓、猪苓、泽泻、冬葵子、薏苡仁、玉米须等；活血化瘀常用凌霄花、卫矛、三七等。

栗德林[179]将病因病机概括为"五脏柔弱，内热熏蒸，伤津耗气，血稠液浓"。栗教授指出，气阴两虚伴随糖尿病发生发展的全过程。立法益气养阴，生津止渴。方剂以自拟芪黄消渴方加减化裁：人参15g，黄芪25g，麦门冬15g，黄连15g，生地黄20g，玄参20g，天花粉10g，山药20g，苍术15g，五味子10g，丁香叶15g。栗氏认为糖尿病冠心病病机为"五脏柔弱、内热熏蒸、伤津耗气、血稠液浓、瘀阻痰凝"，治以益气养阴、活血化痰为法，自拟经验方并研制芪玄益心胶囊（组成：人参、麦门冬、五味子、黄连、葛根、丹参、山楂、降香、冰片、黄芪、苍术、山药、玄参、生地黄、天花粉、赤芍16味药）。栗氏将糖尿病肾病的中医病因病机概括为"五脏柔弱，内热熏蒸，伤津耗气，血稠液浓、蓄浊失精"，提出益气养阴、温阳固肾、祛瘀化浊这一新的治疗方法，拟定了治疗糖尿病肾病的经验方麦地参肾消胶囊，有益气养阴、温阳固肾、祛瘀化浊之效，组方：君药，人参、麦门冬、五味子；臣药，黄芪、山药、牛蒡子、玄参、肉桂；佐药，茴香、川楝子、黄连、五味子、草果、水蛭、大黄。

吕靖中[180]结合多年的临床经验，将消渴病分为气阴两虚、肺胃热盛、湿热困脾、气虚血瘀和阴阳两虚五种证型。气阴两虚型相当于糖尿病早期，尚无合并症发生的阶段。基本治法为益气养阴，方选七味白术散合生脉饮加减。肺胃热盛型相当于糖尿病中期或合并各种感染的阶段。基本治法为清肺胃热，养阴生津，方选玉女煎或消渴方加减。尿频量多者加桑螵蛸、芡实；大便干者加草决明、瓜蒌；心烦失眠者加炒枣仁、合欢皮。湿热困脾证基本治法为清热健脾利湿，方选黄连温胆汤或三仁汤加减。气虚血瘀证相当于糖尿病中后期合并血管和神经病变者，几乎各型均可兼有。基本治法为益气，活血化瘀，通络止痛，方选补阳还五汤或黄芪桂枝五物汤。阴阳两虚证相当于糖尿病后期合并肝肾病变，此证可分三个亚型：偏肝肾阴虚者，表现为眩晕、失明、耳鸣、耳聋等；偏脾肾阳虚者，表现为泄泻、水肿、阳痿等；阴竭阳脱，即消渴病之危证，包括各种糖尿病昏迷或肾衰竭尿毒症期、中风、心肌梗死等。

查玉明[181]在辨证治疗糖尿病中重视湿浊瘀血，临证中深感"阴虚燥热"无法全面概括消渴病复杂多变的病机。查氏积60余年之经验，打破常规，将消渴之病因、病机、发展、转归概括为"肝肾阴虚是其本，燥热是其标，湿热湿寒是其化，气阴两虚是其常，脉络瘀阻是其变，火热湿浊瘀是其因，阴阳衰竭是其果"。从临床实际出发，认为传统的三消辨证方法已不再适用于现代糖尿病，将糖尿病之病变归纳为燥热证、湿证（湿热、湿寒）、气阴两虚证、脉络瘀阻证、阴阳虚衰证五组症候群，以此为纲辨治消渴。查氏通过大量临床实践，在糖尿病的治疗上，总结出一套行之有效的方案：燥热证，治以泄热养阴，滋阴以降火，方用白虎加人参汤合大补阴丸加麦冬、玄参、天花粉、玉竹；湿寒证，治以健脾益气，温中化湿，方用参苓白术散加黄芪、佩兰、鸡内金；湿热证，治以清热养阴兼以化湿，方用甘露饮加栀子、龙胆草、黄连、天花粉；气阴两虚证，治以益气养阴，方用生脉散合四君子汤加黄芪、菟丝子、枸杞子、生地；脉络瘀阻证，常从血瘀论治，并发心血管疾病者，多采用血府逐瘀汤配伍丹参、葛根治疗；并发脑血管病者，多用补阳还五汤加天麻、全蝎、丹参、葛根等治疗；并发末梢神经炎者，多以桃红四物汤为主方，配合桂枝、细辛、西洋参、天花粉、鸡血藤、钩藤、天麻、全蝎等；阴阳虚衰证，治以补阳益阴，方用二仙汤合六味地黄汤加黄芪、怀牛膝、红花。查氏在临证中十分重视湿浊瘀血对本病的影响，提出"湿热、湿寒是其化，脉络瘀阻是其变"，指出这一变一化，使得糖尿病病情复杂多变，缠绵难愈。在临床上，脾气被伤，中洲失运，升降失调，水湿内蕴，聚湿生痰，痰湿内停更伤脾阳，而致脾气愈虚。故查氏常言，消渴勿忘湿化，意在强调糖尿病从脾论治的重要性，临证须温阳化湿，健脾益气，以复化源。查氏还认识到血瘀证贯穿于糖尿病的始终，尤其多见于各种并发症中，提出了将活血化瘀法恰当地运用于糖尿病的治疗中是影响疗效的关键环节。

刘启庭辨治糖尿病不囿三消分说，深参病机，独标新见，认为消渴之发生，乃阴阳失衡、脏腑功能失调所致，立三因五损之说。三因，即气虚、阴虚、燥热三大病理因素；五损，即心、肝、脾、肺、肾五脏虚损，是消渴患者脏腑功能失调的具体体现。刘氏根据以上辨证观点及多年的临床经验，从肺脾肾三脏着手，滋养培本，益气养阴，温补元阳，拟定了治疗消渴病的基本方，药物组成为黄芪、山药、枸杞子、山萸肉、沙苑子、蚕茧、麦冬、天粉、地骨皮、茯苓、玉米须、水蛭、丹参、黄连、大黄。此亦为施今墨先生治疗消渴的常用药方。蚕茧一味，以血肉有情之身，补精气至虚至损，以虫药善行之体，畅荣脏腑寓补于通，培元温阳，益气生津，尤为刘氏所喜用[151]。刘氏常在脏腑辨证的基础上，针对不同的实验室检测指标指导临床用药，临证之时，多中西合参，合理搭配中西药物，强调解决好病与证、局部与整体的问题。辨治高胰岛素血症立法健运中宫，化瘀泄浊；低胰岛素血症主张脾肾同治，气阴双补，阴阳双调，且擅用蚕茧，温补元阳，取其"同类相求"之意，以血肉有情之品，直补脏腑；空腹高血糖者治以滋阴润燥，清热凉血；餐后高血糖者立法益气健脾，毓阴清热；尿糖改变者，注重治肾，复其开阖[182]。对老年人糖尿病，根据其生理病理特点，强调益气养阴的同时勿忘温阳，注重脾肾的调理，且要标本兼顾，注重化瘀降浊法的应用[183]。刘氏认为，中药见效慢，但改善症状好，易于巩固，而西药见效快但改善症状慢，副作用大，故善合理搭配中西药物，以期尽快达到治疗目标，且长久维持疗效。经过大量临床实践，刘氏总结出糖尿病的"358"诊治方案："3"指通过留意不典型症状、尿的改变、OGTT 试验及其胰岛素反应 3 方面的结合，争取早期诊断。"5"指治疗糖尿病的 5 项措施，即饮食、精神、疗法、中西药物治疗及保健疗法，整体调理。"8"指预防糖尿病及其并发症的 8 项对策，分别为增强体质健康、节制饮食和情欲、积极防治各种感染、积极降低血糖、合理控制饮食、合理安排生活加强自我调护、早期发现并发症和注意坏疽的早期预防[184]。

李赛美[185,186]擅用经方治疗糖尿病，遵循仲景学术思想，强调谨守病机。辨治糖尿病临证实践中，以抓主证为先；其次病症结合，对应经文，重视细节；最后落实到"有者求之，无者求之，盛者责之，虚者责之，必先五胜"的原则上以抓寻病机。李氏认为六经辨证是所有辨证体系的基础，"六经诠杂病"，根据临床实际，立足《伤寒论》六经辨证，将这一体系融入到糖尿病整体、全程辨治过程，使局部与整体、短期与长期、标本与缓急有机地结合起来，灵活辨证，取得了较好的临床效果。李氏经过大量的临床观察，发现糖尿病的演变进程是由表入里，由轻转重，由腑传脏，由实及虚，由热化寒的动态发展，从病理角度来说，这属于疾病从"阴阳失调"向"阴阳离决"方向的转归。另《内经》云"阳生阴长，阳杀阴藏"，即阴阳之间实际上以阳的变化为主导。故临床辨治糖尿病过程中，主张平调阴阳，立足阳主阴从的思想，调整阴阳的偏盛偏衰，以期达到"阴平阳秘，精神乃治"的相对稳态。在糖尿病治疗上，李氏尤擅用经方，表现为活用经方，拓展经方的应用范围，充分发挥经方的治病潜力，并且总结出"主证对应、病机求同、治法类从及药理演绎"四种诊疗方法，显示出论治糖尿病的多样性。李氏擅用经方，但不泥于经方，处方灵活多变，发展出经方与经方叠加、经方与时方叠加、经方与特异性用药相结合的治疗模式，充分契合疾病病机，扬长避短，体现了活用经方的优越性。

南征[187]认为，本病以"散膏"即今之胰腺为发病核心，波及五脏、胃及三焦，尤以肺、胃、肾为主，消渴虽以阴虚燥热为其基本病机，更重要的根本在于多变，即"一源多支"。"一源者"，阴虚，主要为肺、胃、肾阴虚；"多支者"，气虚、血瘀。消渴病初起以阴虚燥热为主，病程日久后必有气虚血瘀。南氏认为毒损肝络是 2 型糖尿病胰岛素抵抗的病理基础，主张根据病位、病机立法组方，从散膏入手，注重培补先后天，以滋阴清热为主，益气、活血、生津、温阳贯穿始终。南氏强调滋阴重在滋肾之阴以固本；益气重在补脾胃之气。顾护散膏以利散精，从整体上调节气血阴阳的平衡量。临证中在任继学教授常用方剂"柳氏方"的基础上摸索出一个经验方。用生地、知母、黄连为主药，以枸杞、玉竹养阴生津润燥，必用人参补五脏，温阳补脾益气，丹参养血活血，白术行气祛瘀，且与大量补益药相伍，防伤正并可制补药呆滞之性，寓补于通。在消渴早期即加入行气活血之品，旨在"疏其气血，令其条达"以祛"无形之瘀"而使血活。中、后期血瘀之证显现时，常用土鳖虫、水蛭，以五味子敛耗散之正气，滋肾固小便，与黄连相伍可交通心肾；以肉桂引火归元，从阳引阴，温肾脾，制滋阴清热药之寒凉之性。

仝小林[188]对糖尿病的治疗经验主要分为以下几方面：①将糖尿病分为肥胖型和消瘦

型。他认为由于生活方式的改变、诊断的前移及药物的提前干预等原因，现代糖尿病的临床特征已经发生了极大变化，以肥胖为特征的 2 型糖尿病患者成为主体人群，这部分人群并不表现典型的"三多一少"症状，仍处于糖尿病早中期，随着病程发展才会逐渐出现典型的消渴症状。另一部人则起病即消瘦，多与遗传有关。故辨治糖尿病首先分胖瘦。②创新脾瘅理论，确立中满内热为糖尿病早中期脾瘅阶段的核心病机，填补早中期证治的空白。传统的消渴实际上相当于糖尿病的中晚期，无论在症状及病机上与肥胖型糖尿病均不相符。肥胖型糖尿病归属"脾瘅"范畴，在病机上以中满内热为核心病机，在证候上以肝胃郁热证、胃肠实热证、肠道湿热证等为主要表现，由此确立开郁清热法为脾瘅阶段的基本治则，建立了开郁清胃、清利湿热、通腑泻浊、辛开苦降等治法，确证了大柴胡汤、小陷胸汤、葛根芩连汤等系列有效方剂。③总结出郁、热、虚、损是糖尿病发展的自然病程。郁，相当于糖尿病前期，脾郁、肝郁是其本，表现可有气、血、痰、火、湿、食六郁。热，相当于早期阶段，中满内热是这一阶段的主要病机。虚，相当于糖尿病中晚期，由脾瘅阶段逐渐进入消渴阶段，前一阶段燥、热未除，壮火散气，燥热伤阴，气阴两伤为始，进而阴损及阳，阴阳两虚。这一阶段虽以各种不足为其矛盾主要方面，但多虚实夹杂，可兼夹热、痰、湿、瘀等。损，相当于糖尿病慢性并发症阶段后期，或因虚极而脏腑受损，或因久病入络，络瘀脉损而成。结合糖尿病的现代研究，这一时期的根本在于络损（微血管病变）、脉损（大血管病变）基础上脏器的损伤。④提出糖尿病络病理论。他认为无论大血管并发症或微血管并发症，都属于"糖尿病络病"范畴，在糖尿病的全程中，瘀的改变贯穿始终，因此提出早期治络、全程通络，在糖尿病发生的伊始即启动治络，预防并发症，并确立了辛香疏络、化瘀通络、破血通络、凉血通络、补虚通络等治法。

魏子孝[189]认为，阴伤燥热—气阴两虚—阴阳俱虚为消渴病的病机发展过程。治疗中即清泻需顾护中气，滋补需顾护元阳。在临床中以"三多症"为提纲，三多症明显，先验舌质。凡舌红瘦而老者，是阴亏热盛，拟清上滋下，以张景岳玉女煎（石膏、知母、生地、麦冬、牛膝）加太子参、玄参为基础方。渴甚加桑白皮、地骨皮、天花粉，以泻肺热；饥甚加黄连、鲜芦根；便秘再加生大黄以泻胃火；尿多加肉桂以护肾阳。凡舌淡胖而嫩者，是津气不升，拟益气升津，以张锡纯玉液汤（山药、黄芪、葛根、天花粉、知母、五味子、鸡内金）加减。渴甚加太子参、北沙参以助气津；饥甚加黄连、鲜芦根，去鸡内金，以清胃和中；便溏加太子参、炒白术，增葛根，以升举清阳；尿多加益智仁，以摄津液。三多症不明显者，必辨阴阳，凡舌红烦热者，是肾阴耗伤，拟益气滋肾，用参芪麦味地黄汤加减。烦热明显加知母、黄柏以泻相火；头晕耳鸣加钩藤、石决明；兼便秘再加草决明以平肝阳；视物模糊加桑叶、枸杞子，以养肝明目。凡舌淡憎寒者，是肾阳虚损，用参芪地黄汤加菟丝子、肉桂为基础方。四肢不温加淫羊藿、桂枝，去肉桂，以温经散寒；肢端麻木加淫羊藿、鸡血藤，以温经通络；大便溏薄加白术、肉豆蔻，以温补脾肾；小便不利，加生姜皮、桂枝，去肉桂，以通阳化气。

赵进喜[190]认为，糖尿病的病因尤其与"热"关系密切，热当包括火热、痰热、湿热、郁热、热毒等诸多种。治疗上清热的同时还应当益气养阴，具体表现在：益气方面，若患者气虚明显，则以黄芪、山药相伍健脾益气，气虚的同时出现口干等伤阴症状时，则以黄芪、生地黄、沙参、葛根相配益气养阴，而且在方中加用仙鹤草，补虚而不敛邪；养阴方面，多以葛根、生地黄、石斛、麦冬等养阴生津润燥；口干明显提示津伤严重者，则加用天花粉、五味子等酸甘生津；大便干者，加大生地黄用量以通便；伤阴明显，则酌加知母、山茱萸等滋补肝肾之阴。热象不显，重视固护脾胃之气方以四君子汤、参苓白术散加减，同时兼顾到糖尿病热伤气阴的病机特点，佐以黄芩、黄连等少许清热之品。活血化瘀贯穿始终，糖尿病初中期，常用当归、川芎、丹参、鸡血藤等活血化瘀之品；瘀血内阻，疼痛症状明显者，则加乳香、没药等活血化瘀止痛；血瘀日久，瘀而化热见有热象者，酌加茜草、赤芍等凉血活血；若瘀血久攻不去，常以三棱、莪术同用破血消瘀，或适当加入地龙、水蛭等虫药入络。糖尿病中后期，并发糖尿病周围血管神经病变而见四肢麻木、发凉者，以补阳还五汤、黄芪桂枝五物汤等为基础方，加用水蛭、地龙、土鳖虫、穿山甲、九香虫等虫蚁搜剔之品，以达到活血通络化瘀之效；并发糖尿病肾病者，补虚亦不忘活血化瘀散结。

6 利益冲突的宣言及经费支持

糖尿病中医药临床循证实践指南的制定是由国家中医药管理局中医药临床研究基地全国中医糖尿病临床研究联盟委托中国中医科学院广安门医院仝小林教授制定的，经费由中国中医科学院广安门医院资助提供。指南制定小组所有成员均声明，完全独立进行指南的编制工作，未与任何利益团体发生联系。

参 考 文 献

［1］于洪静，李秋梅．2 型糖尿病辨证分型与客观指标研究进展．医学与哲学，2013，34（1B）：42-44.

［2］卫生部疾控司．1996～2000 年国家糖尿病防治规划纲要［J］．中国慢性病预防与控制杂志，1996，4（2）：49.

［3］全国糖尿病研究协作组调查研究组．全国 14 省市 30 万人口中糖尿病调查报告［J］．中华内科杂志，1981，20（11）：678-683.

［4］李立明，饶克勤，孔灵芝，等．中国居民 2002 年营养与健康状况调查［J］．中华流行病学杂志，2005，26（7）：478-484.

［5］Xu Y，Wang L，He J，et al. Prevalence and control of diabetes in Chinese adults．［J］．JAMA，2013，310（9）：948-959.

［6］中华医学会糖尿病学分会．中国 2 型糖尿病防治指南（2010 年版）［J］．中国医学前沿杂志（电子版），2011，03（6）：54-109.

［7］仝小林，姬航宇，李敏，等．脾瘅新论［J］．中华中医药杂志，2009，08：988-991.

［8］韩永刚，高思华．《内经》论消渴［J］．中医杂志，2006，47（08）：636.

［9］庄乾竹．古代消渴病学术史研究［J］．世界中西医结合杂志，2009（9）：612-615.

［10］张军．消渴与消渴病异同考辨［J］．光明中医，2002，17（3）：7-9.

［11］仝小林，胡洁，李洪皎，等．糖尿病中医新论［J］．中华中医药杂志（原中国医药学报），2006，21（6）：349-351.

［12］中华医学会糖尿病学分会．中国糖尿病防治指南［M］．北京：北京医科大学出版社，2004：10-12.

［13］仝小林．糖尿病中医防治指南解读［M］．北京：中国中医药出版社，2009：25.

［14］US Renal Data System. USRDS 2007 Annual Data Report：Atlas of End-Stage Renal Disease in the United States. Bethesda，MD：National Institutes of Health，National Institute of Diabetes and Digestive and Kidney Diseases，2007.

［15］ 仝小林．糖尿病中医防治标准［M］．北京：科学出版社，2014．

［16］ 魏军平，周丽波，刘芳，等．2型糖尿病患者体型与证候特点研究［J］，中华中医药学刊，2007，25（12）：2653-2655．

［17］ 魏军平，刘芳，周丽波，等．北京市糖耐量异常和糖尿病危险因素及中医证候流行病学调查［J］．北京中医药，2010，29（10）：731-735．

［18］ 淦家荣，陈岳祺．2型糖尿病中医辨证分型研究［J］．云南中医学院学报，2012，35（5）：41-45．

［19］ 刘志龙，李锡杰，丁萍．2型糖尿病中医证型的筛选研究［J］．世界中医药，2009，4（2）：74-76．

［20］ 仝小林．糖络杂病论［M］．北京：科学出版社，2014．

［21］ 仝小林，刘文科，王佳，等．糖尿病郁热虚损不同阶段辨治要点及实践应用［J］．吉林中医药，2012，32（5）：442-445．

［22］ 田佳星，赵林华，连凤梅，等．中医药防治糖尿病研究进展述评［J］．中医杂志，2015，56（24）：2093-2097．

［23］ 苏浩，仝小林，王皓洁．仝小林教授治疗糖尿病学术观点和经验［J］．中国医药指南，2008，6（24）：198-200．

［24］ 唐犀麟．明目地黄汤联合激光治疗糖尿病视网膜病变（肝肾阴虚证）临床研究［J］．广州中医药大学学报，2009，26（3）：225-227，230．

［25］ 姜小帆，邵明义，蔡东梅，等．糖尿病视网膜病变辨证分型及证候要素分布的文献研究［J］．时珍国医国药，2009，20（12）：3171-3173．

［26］ 尹德海，梁晓春，朴元林，等．2型糖尿病患者中医证型分析及其与糖尿病慢性并发症关系的探讨［J］．中国中西医结合杂志，2009，29（6）：506-510．

［27］ 路晓光，李平，杨丽平，等．350例2型糖尿病肾病患者阴阳两虚证判别分析［J］．中华中医药杂志，2011，26（7）：1519-1522．

［28］ 倪青，董彦敏．林兰治疗糖尿病中药组方经验［J］．中医杂志，2000，41（7）：399-400．

［29］ 刘俊，郭毅，刘晴，等．超重、肥胖与2型糖尿病相关性的Meta分析［J］．中国循证医学杂志，2013，13（2）：190-195．

［30］ 杨叔禹，李学军，王丽英，等．糖尿病胃肠病中医诊疗标准［J］．世界中西医结合杂志，2011，6（5）：450-454．

［31］ Li J L，Li M，Pang B，et al. Combination of symptoms，syndrome and disease：treatment of refractory diabetic gastroparesis［J］．World J Gastroenterol，2014，20（26）：8674-8680．

［32］ 吴深涛，闫冬雪．从浊毒论糖尿病血脂异常之防治［J］．中华中医药杂志，2009，24（8）：1047-1049．

［33］ 吴深涛．糖尿病病机的启变要素——浊毒［J］．上海中医药大学学报，2004，18（1）：24-26．

［34］ 周水平，仝小林，徐远．络病的基本概念与病理特点探析．中医药学刊，2002，20（6）：724-726．

［35］ 陈利国，马民，屈援，等．糖尿病血瘀证研究进展［J］．中华中医药杂志，2005，20（2）：114-116．

［36］ 中华中医药学会．糖尿病中医防治指南［M］．北京：中国中医药出版社，2009：15．

［37］ 仝小林，董柳，毕桂芝，等．开郁清热法治疗肥胖2型糖尿病降糖疗效研究［J］．吉林中医药，2008.28（1）：17-19．

［38］ 甄仲，常柏，赵昱，等．开郁清热法治疗肥胖2型糖尿病的临床研究［J］．辽宁中医杂志，2008，35（12）：1865-1866．

［39］ Tong X L，Wu S T，Lian F M，et al. The Safety and Effectiveness of TM81，a Chinese Herbal Medcine，in the Treatment of Type 2 Diabetes：A Randomized Double-blind Placebo-controlled Trial［J］．Diabetes

Obes Metab, 2013, 15：448-454.

[40] 连凤梅，魏子孝，吕肖锋，等．开郁清热降浊方治疗肥胖 2 型糖尿病多中心、随机对照降糖作用的临床研究 ［J］．世界中西医结合杂志，2008，3（1）：32-35.

[41] 常柏，甄仲，李修洋，等．长期单独应用开郁清热法治疗肥胖 2 型糖尿病降糖疗效观察 ［J］．中华中医药杂志，2009.24（2）：132-134.

[42] 仝小林，倪青，连凤梅，等．糖敏灵丸治疗 2 型糖尿病随机双盲平行对照多中心临床试验 ［J］．中国临床药理学杂志，2009，25（2）：104-108.

[43] 崔红艳，陈艳玲．大柴胡汤加味治疗 2 型糖尿病临床观察 ［J］．河北中医，2015，37（8）：1195-1197.

[44] 邓鑫，王文娟．大柴胡汤治疗肥胖型糖尿病 39 例 ［J］．河南中医，2011，32（9）：1171-1172.

[45] 顾雨芳，傅强．从痰、热、气滞论小陷胸汤治疗糖尿病 ［J］．环球中医药，2010，02：136-137.

[46] 张利民，谭毅，黄伟，等．小陷胸汤对糖尿病前期痰湿蕴热体质糖脂代谢的影响 ［J］．广州中医药大学学报，2013，01：1-4.

[47] 王涵，周强．仝小林教授运用小陷胸汤治疗 2 型糖尿病经验 ［J］．中国临床医生，2013，06：68-70.

[48] 金末淑，陈欣燕，姬航宇，等．仝小林教授运用小陷胸汤治疗 2 型糖尿病的辨证要点分析 ［J］．云南中医学院学报，2011.34（5）：40-43.

[49] 连凤梅，仝小林，白煜，等．中药降糖复方与二甲双胍对照治疗 2 型糖尿病的临床研究 ［J］．中国临床药理学杂志，2008.24（6）：501-504.

[50] 马艳红．小陷胸汤治疗 2 型糖尿病 50 例临床研究 ［J］．辽宁中医杂志，2015，42（9）：1680-1683.

[51] 李世杰．小陷胸汤治疗 2 型糖尿病痰热互结证 57 例 ［J］．河南中医，2015，35（7）：1493-1495.

[52] 赵海荣．小陷胸汤化裁治疗痰热互结型 2 型糖尿病临床观察及费用分析 ［J］．河北中医，2015，37（9）：1369-1371.

[53] 罗学娅，高卫，张学梅，等．白虎汤加减方抗糖尿病作用研究 ［J］．山东医药，2006，46（22）：26-27.

[54] 石青，毛以林．加味白虎汤治疗 2 型糖尿病 55 例临床观察 ［J］．新中医，2007，39（2）：75-76.

[55] 周强，赵锡艳，彭智平，等．仝小林教授运用白虎汤治疗糖尿病酮症酸中毒验案 ［J］．中国中医急症，2012，21（12）：1929.

[56] 徐乃佳．加味玉女煎治疗 2 型糖尿病的临床观察 ［D］．湖北中医学院，2008.

[57] 陈红梅，扈腾腾，陈凯．玉女煎加味方治疗胃热炽盛型 2 型糖尿病 60 例临床疗效观察 ［J］．中医临床研究，2014，6（15）：50-54.

[58] 张鸣．玉女煎加减方治疗 2 型糖尿病临床研究 ［J］．浙江中医药大学学报，2010，34，（1）：67-69.

[59] 叶丽芳，王旭，尚文斌，等．三黄汤对肥胖 2 型糖尿病胰岛素抵抗和炎症因子的影响 ［J］．中国实验方剂学杂志，2013，19（7）：289-292.

[60] 赵国庆．通腑降浊法在治疗糖尿病中的应用 ［J］．光明中医，2002，17（2）：27-28.

[61] 朱良争，钟家宝，徐海珍，等．调脂降糖片联合二甲双胍片治疗肥胖类 2 型糖尿病 30 例疗效观察 ［J］．新中医，2006，38（2）：41-43.

[62] 周强，赵锡艳，逄冰，等．仝小林教授运用大黄黄连泻心汤验案解析 ［J］．天津中医药，2013，30（5）：259-261.

[63] 李颜，郭澄．三黄泻心汤的现代药理研究进展 ［J］．中国药房，2010，21（11）：1048-1050.

[64] 朱微微，朱西杰．糖尿病通腑下浊降糖临床探微 ［J］．四川中医，2009，27（8）：37-39.

[65] 赵林华，姬航宇，冀博文，等．葛根芩连汤治疗糖尿病理论探讨［J］．中华中医药杂志，2012，27（2）：280-283.

[66] Jia Xu, Fengmei Lian, Linhua Zhao, et al. Structural modulation of gut microbiota during alleviation of type 2 diabetes with a Chinese herbal formula. ［J］ International Society for Microbial Ecology，2015，9：552-562.

[67] 仝小林，赵林华，连凤梅，等．Clinical Observations on the Dose- effect Relationship of Gegen Qin Lian Decoction（葛根芩连汤）on 54 Out- patients with Type 2 Diabetes［J］．Journal of Traditional Chinese Medicine，2011，01：56-59.

[68] 庞博，赵进喜，王颖辉，等．糖尿病清热解毒治法探讨［J］．中华中医药杂志，2011，26（7）：1471-1474.

[69] 王自辉，王晓媛，张雅兰，等．清热解毒活血通络法治疗糖尿病足的研究［J］．中国中西医结合杂志，2013，33（4）：480-483.

[70] 王志同，王璇．三黄汤治疗糖尿病酮症36例［J］．济宁医学院学报，2009，32（2）：141.

[71] 叶丽芳，王旭，尚文斌，等．三黄汤对肥胖2型糖尿病胰岛素抵抗和炎症因子的影响［J］．中国实验方剂学杂志，2013，19（7）：289-292.

[72] 吴文霞，杨洁文，谷占卿，等．增敏三黄汤干预2型糖尿病肾病患者胰岛素抵抗的临床研究［J］．光明中医，2012，27（8）：1554-1556.

[73] 张益钧，沈利水，戴盛锋，等．三黄汤与普济消毒饮干预2型糖尿病小鼠胰岛素信号错误转导的机理研究［J］．中医药学报，2009，37（2）：25-28.

[74] 黎丽，余畅．五味消毒饮对糖尿病足患者免疫功能的影响［J］．中西医结合心脑血管病杂志，2012，10（4）：508-509.

[75] 李伟令，王兴华．白虎加人参汤在糖尿病中的应用［J］．甘肃中医，2006，19（9）：7-8.

[76] 陈俊．加减人参白虎汤治疗2型糖尿病的临床研究［D］．湖北中医学院，2005.

[77] 姚丹，程时杰．加减人参白虎汤治疗2型糖尿病的临床疗效分析［J］．中药药理与临床，2015，31（1）：300.

[78] 傅静波．消渴方治疗阴虚热盛型2型糖尿病的临床研究［D］．黑龙江中医药大学，2012.

[79] 李馨兰，范福山，廖丽坤，等．消渴方治疗2型糖尿病临床研究［J］．中医学报，2013，28（8）：1215-1217.

[80] 谢秉义．益气滋阴降火法治疗糖尿病50例［J］．江苏中医，1992，05：13-14.

[81] 魏军平．林兰教授糖尿病三型辨证学术思想渊源与临床经验整理研究［D］．中国中医科学院，2012.

[82] 闫秀峰，倪青，陈世波，等．对林兰糖尿病中医"三型辨证"理论的探讨［J］．中医杂志，2005，续6（12）：885-887.

[83] 迟桂春．格列本脲联合知柏地黄丸治疗2型糖尿病30例疗效观察［J］．医学理论与实践，2009，22（10）：1206-1207.

[84] 郭雅琼，杨小红，吴丹．用知柏地黄汤化裁治疗2型糖尿病效果研究［J］．当代医药论丛，2015，13（18）：238-241.

[85] 刘正君．知柏地黄汤加减方治疗阴虚热盛型糖尿病疗效及安全性分析［J］．糖尿病新世界，2015，2：48.

[86] 徐爱生．知柏地黄丸辅助治疗阴虚发热型糖尿病39例临床观察［J］．中医药导报，2014，20（9）：55-57.

[87] 琚婉君，杨宏杰，吴家胜，等．益气养阴方治疗2型糖尿病气阴两虚证患者的临床观察［J］．上海中医药大学学报，2011，25（6）：30-34.

[88] 李可建，马丽虹．生脉散制剂治疗 2 型糖尿病随机对照试验的系统评价 [J]．中成药，2009，31 (1)：20-23.

[89] 陈思兰，林兰．生脉散在糖尿病治疗中的应用 [J]．长春中医药大学学报，2011，30 (2)：127-128.

[90] 邓荞．生脉散加味治疗气阴两虚型糖尿病 97 例 [J]．光明中医，2014，29 (5)：977-978.

[91] 卢敏．加味生脉散治疗 2 型糖尿病胰岛素抵抗的临床观察 [J]．北方药学，2015，12 (2)：25.

[92] 张绍灵．参芪增液汤治疗Ⅱ型糖尿病 90 例 [J]．中国乡村医生，2000，11：23-24.

[93] 何威，杨洁．加味增液汤对 2 型糖尿病胰岛素抵抗的影响 [J]．中医药学刊，2003，21 (2)：234-235.

[94] 倪青．著名中医学家林兰教授学术经验系列之四 病机以气阴两虚为主治疗当益气养阴为先——治疗糖尿病肾病的经验 [J]．辽宁中医杂志，2000，27 (4)：145-146.

[95] 陈良，仝小林，徐远，等．从辛开苦降法论治消渴 [J]．新中医，2006，38 (2)：1-2.

[96] 陈良．辛开苦降、活血通络法改善 2 型糖尿病胰岛功能的临床和实验研究 [D]．北京中医药大学，2006.

[97] 张聿涛．半夏泻心汤加减方对糖尿病前期湿热困脾证的临床干预研究 [D]．山东中医药大学，2011.

[98] 张文彩．半夏泻心汤治疗糖尿病胃轻瘫 38 例 [J]．中国中西医结合消化杂志，2008，16 (1)：56.

[99] 彭和民，唐廷汉，杨小兵．半夏泻心汤对糖尿病性腹泻治疗观察 附：120 例病例报告 [J]．成都中医药大学学报，2003，26 (2)：20-21.

[100] 邹耀武．半夏泻心汤治疗脾虚胃热型消渴病 60 例疗效观察 [J]．云南中医中药杂志，2014，35 (2)：34-36.

[101] 孙伟岳，周爱明，李绿亚．加味半夏泻心汤治疗脾虚胃热型 2 型糖尿病 40 例观察 [J]．浙江中医杂志，2014，49 (11)：813.

[102] 陈欣燕，金末淑，姬航宇，等．仝小林教授运用干姜黄芩黄连人参汤治疗 2 型糖尿病 80 例临床观察 [J]．中华中医药杂志，2013，28 (2)：463-465.

[103] 王高雷．减味乌梅丸在 2 型糖尿病（上热下寒证）胰岛素强化治疗中的作用 [D]．陕西中医学院，2014.

[104] 郑利星，王磊，刘毅，等．乌梅丸化裁方治疗 2 型糖尿病临床观察 [J]．临床荟萃，2008，23 (16)：1150-1152.

[105] 高悉航，牟淑敏，王德双，等．乌梅丸治疗糖尿病黎明现象 60 例 [J]．光明中医，2014，29 (5)：942-943.

[106] 高思华，龚燕冰，倪青，等．肝脾肾同治法辨证治疗 2 型糖尿病的临床研究 [J]．中华中医药杂志，2009，24 (8)：1007-1010.

[107] 何扳龙，唐艳平，庄光波，等．杞菊地黄丸治疗 2 型糖尿病背景型视网膜病变的近、远期疗效观察 [J]．中国医药导报，2009，24：83-118.

[108] 代波，欧之洋．杞菊地黄丸对老年期肝肾阴虚型 2 型糖尿病的治疗作用 [J]．中医药临床杂志，2005，17 (6)：544-545.

[109] 毛春红，于粉红．六味地黄丸治疗糖尿病肝肾阴虚 50 例疗效分析 [J]．上海医药，2013，34 (8)：25-26.

[110] 杨晓明．金匮肾气丸治疗 2 型糖尿病 120 例 [J]．中国实验方剂学杂志，2011，17 (17)：261-263.

[111] 刘得华．金匮肾气丸治疗阴阳两虚型 2 型糖尿病 62 例临床观察 [J]．新中医，2004，36 (7)：

31-32.

[112] 玉山江. 林兰辨治糖尿病经验浅述 [J]. 中华中医药杂志, 2009, 24 (10)：1311-1313.

[113] 李欢, 罗向霞. 右归丸阴中求阳治疗肾阳虚型糖尿病视网膜病变的研究概述 [J]. 时珍国医国药, 2015, 26 (7)：1723-1725.

[114] 曹雪霞, 关乐, 张春燕. 右归胶囊治疗2型糖尿病男性更年期疗效观察 [J]. 中国中医基础医学杂志, 2011, 17 (4)：434-435.

[115] 易蔚, 陈大舜, 袁力, 等. 左归双降方治疗2型糖尿病合并高血压临床研究 [J]. 湖南中医学院学报, 2004, 24 (4)：36-38.

[116] 王如然, 鞠大宏, 黄胜男, 等. 左归丸治疗2型糖尿病合并骨质疏松肾阴虚证30例临床观察 [J]. 中国中医基础医学杂志, 2014, 20 (2)：259-261.

[117] 王艳宏. 左归丸联合二甲双胍治疗气阴两虚型2型糖尿病随机平行对照研究 [J]. 实用中医内科杂志, 2014, 28 (3)：92-94.

[118] 刘桂芳. 温肾健脾法对脾肾阳虚型糖尿病疗效及生存质量的临床研究 [J]. 世界最新医学信息文摘, 2015, 15 (89)：47-48.

[119] 王评. 温肾健脾法对脾肾阳虚型糖尿病疗效及生存质量的临床研究 [D]. 广州中医药大学, 2010.

[120] 张智勇. 附子理中汤治疗2型糖尿病23例 [J]. 河南中医, 2013, 10：1647-1648.

[121] 曾庆明, 张炜宁, 周晓, 等. 略论痰湿是糖尿病的重要病机 [J]. 湖南中医药导报, 2004, 10 (12)：1-3, 7.

[122] 张雪红. 加减二陈汤治疗Ⅱ型糖尿病32例 [J]. 浙江中医杂志, 1994, 29 (1)：9.

[123] 张国庆, 张聚府, 赵金伟. 芩连平胃散治疗湿热困脾证2型糖尿病及对血糖和血脂的影响 [J]. 陕西中医, 2011, 32 (4)：425-426.

[124] 车慧, 姬航宇, 刘文科, 等. 中药改善理化指标在临床中的应用 [J]. 中医杂志, 2011, 52 (12)：1010-1012.

[125] 李君玲, 田佳星, 张宸, 等. 仝小林治疗高尿酸血症140例疗效分析 [J]. 中华中医药杂志, 2013, 28 (7)：1997-2000.

[126] 刘苇苇, 倪青. 倪青主任治疗高尿酸血症与痛风 [J]. 吉林中医药, 2014, 34 (4)：352-354.

[127] 王凤丽, 陈志强, 王月华, 等. 益气养阴消癥通络方治疗早期糖尿病肾病临床观察 [J]. 中国中西医结合杂志, 2012, 32 (1)：35-38.

[128] 郑艳霞, 张沧霞, 魏宝丰. 桃红四物汤在激光治疗糖尿病性黄斑水肿中的应用 [J]. 中国中医眼科杂志, 2011, 21 (3)：159-161.

[129] 憨兰, 赵淑英. 桃红四物汤合黄芪桂枝五物汤治疗糖尿病周围神经病变32例 [J]. 浙江中医杂志, 2008, 43 (2)：92.

[130] 常柏, 潘从清, 孟东, 等. 抵挡汤对2型糖尿病患者血管内皮功能影响的临床研究 [J]. 天津中医药, 2011, 28 (6)：457-458.

[131] 周强, 仝小林, 赵锡艳, 等. 仝小林教授治疗糖尿病肾病门诊病历数据挖掘 [J]. 中医药信息, 2013, 30 (1)：37-41.

[132] Fengmeng Lian, Jiaxing Tian, Xinyan Chen, et al. The Efficacy and Safety of Chinese Herbal Medicine Jinlida as Add- On Medication in Type 2 Diabetes Patients Ineffectively Managed by Metformin Monotherapy：A Double- Blind, Randomized, Placebo- Controlled, Multicenter Trial [J]. PLos One, 2015, 10 (6)：e0130550.

[133] 李井彬, 王定坤, 陆付耳, 等. 津力达颗粒治疗2型糖尿病的疗效与安全性评价 [J]. 国医院用药评价与分析, 2013, 13 (7)：591-594.

［134］Ji Li，Tong X，Wang H，et al. Efficacy and safety of traditional chinese medicine for diabetes：a double-blind，randomised，controlled trial ［J］. PLoS One，2013，8（2）：e56703.

［135］李可健. 消渴丸治疗 2 型糖尿病随机对照试验系统评价 ［J］. 医药导报，2009，28（2）：257-258.

［136］徐之也，夏伟，朱明锦，等. 消渴丸治疗 2 型糖尿病随机对照试验 Meta 分析 ［J］. 辽宁中医药大学学报，2013，15（1）：137-140.

［137］连凤梅，李瑶，孙晓芳，等. 天芪降糖胶囊联合二甲双胍治疗 2 型糖尿病随机、双盲、平行对照、多中心临床研究 ［J］. 中国糖尿病杂志，2011，08：600-602.

［138］范红霞，钟安桥. 芪药消渴胶囊治疗初发 2 型糖尿病患者的疗效观察 ［J］. 陕西中医，2015，36（11）：1475-1476.

［139］张晓慧，任平. 芪药消渴胶囊联合盐酸二甲双胍片治疗 2 型糖尿病患者 150 例多中心随机对照临床观察 ［J］. 中医杂志，2009，50（6）：519-521.

［140］彭金兰，印嫔，汪彬，等. 金芪降糖片治疗 2 型糖尿病的有效性和安全性 ［J］. 医药报导，2013，32（6）：796-800.

［141］姚庆春. 金芪降糖片联合二甲双胍治疗 2 型糖尿病的临床研究 ［J］. 现代药物与临床，2014，29（7）：786-790.

［142］陈双双，王楚媛，孔令芳，等. 天麦消渴片治疗 2 型糖尿病的临床效果及安全性观察 ［J］. 山东医药，2016，56（12）：39-40.

［143］乔媛. 天麦消渴片联合盐酸二甲双胍片治疗 2 型糖尿病临床研究 ［J］. 河南中医，2015，35（8），1922-1924.

［144］刘莉莉. 渴乐宁联合二甲双胍治疗 2 型糖尿病分析 ［J］. 中华中医药学刊，2009，27（3）：671-672.

［145］郑俊付，范玮，张玉双，等. 养阴降糖片治疗气阴两虚型 2 型糖尿病 36 例疗效观察 ［J］. 河北中医药学报，2008，23（4）：28-29.

［146］詹锐文. 养阴降糖片联合二甲双胍治疗 2 型糖尿病 120 例疗效观察 ［J］. 河北中医，2004，26（10）：748-749.

［147］赖晓阳. 降糖甲片治疗Ⅱ型糖尿病 48 例疗效观察 ［J］. 江西中医药，1999，30（4）：50.

［148］程益春，陈金锭，冯建华，等. 消渴平片治疗糖尿病 333 例临床总结 ［J］. 山东中医学院学报，1985，09（3）：7-11.

［149］路志敏，曹清慧，杨艳玲，等. 消糖灵胶囊合二甲双胍治疗 2 型糖尿病 150 例疗效观察 ［J］. 河北中医，2002，24（08）：563-565.

［150］王元松，杨福新，李文东，等. 消糖灵胶囊对 2 型糖尿病胰岛素抵抗的临床与实验研究 ［A］. 中国中西医结合学会糖尿病专业委员会. 第六次中国中西医结合糖尿病学术会议论文汇编 ［C］. 中国中西医结合学会糖尿病专业委员会，2002：4.

［151］廖春分，丁洪成，廖勇敢，等. 糖尿灵片治疗阴虚热盛型 2 型糖尿病的疗效及安全性观察 ［J］. 西部中医药，2012，25（08）：4-6.

［152］王琰，金沈蓉，赵亚娟，等. 玉泉丸治疗消渴气阴两虚证 136 例临床观察 ［J］. 长春中医药大学学报，2009，25（04）：529-530.

［153］李水花，吴农田. 玉泉丸联合二甲双胍治疗 2 型糖尿病临床观察 ［J］. 辽宁中医药大学学报，2012，14（12）：163-164.

［154］梁晓春，郭赛珊. 生津消渴胶囊治疗气阴两虚型糖尿病患者的临床观察 ［J］. 中国临床医生，1999，27（09）：41-42.

［155］程汉桥，黄佳娜，陈艳，等. 生津消渴胶囊治疗糖尿病 50 例临床观察 ［J］. 山东中医杂志，

1997，16（04）：12-14.

[156] 马原野 . 糖乐胶囊对优降糖联合盐酸二甲双胍继发性失效 2 型糖尿病 70 例临床疗效观察和机理分析 [J]. 黔东南民族职业技术学院学报，2007，3（2）：15-16.

[157] 汪杰，刘涛，张建明，等 . 降糖通脉胶囊治疗糖尿病 75 例疗效观察 [J]. 中国煤炭工业医学杂志，2005，8（9）：996-997.

[158] 李兴，常红叶 . 玉兰降糖胶囊治疗 2 型糖尿病临床疗效观察 [J]. 中西医结合心脑血管病杂志，2010，8（09）：1046-1048.

[159] 许均民 . 玉泉颗粒口服及敷脐治疗 2 型糖尿病 120 例疗效观察 [J]. 山东医药，2009，49（43）：103-104.

[160] 高永喜，熊万喜，余琳，等 . 山药参芪丸治疗糖尿病疗效观察 [J]. 人民军医，2009，52（10）：664-665.

[161] 杨喜忠，孙静，杨林，等 . 中医食疗药膳治疗Ⅱ型糖尿病 38 例疗效观察 [J]. 浙江中医药大学学报，2007（31）9：596-597.

[162] 季学清，王露，蔡骏 . 营养治疗结合药膳干预 2 型糖尿病疗效观察 [J]. 上海中医药杂志，2014，48（7）：53-54，64.

[163] 杜敏，陈宝玲，陈璇琼，等 . 五禽戏对 2 型糖尿病患者血糖的影响 [J]. 临床工程医学，2013，（20）7：877-878.

[164] 俞婷婷，俞晓莲，曾林森，等 . 八段锦对糖尿病患者干预效果的系统评价 [J]. 中国循证医学杂志 2014，14（3）：341-348.

[165] 蒙恩 . 太极拳运动对 2 型糖尿病患者血脂成分及胰岛素抵抗的影响 [J]. 中国老年学杂志，2014，（34）10：5358-5360.

[166] 王敬浩，黄叔怀，仇志刚 . 太极拳锻炼对 2 型糖尿病的疗效观察及其机制探讨 [J]. 中国运动医学杂志，2002，21（4）：357-359.

[167] 沈元良 . 名老中医话糖尿病 [M]. 北京：金盾出版社，2013：14-18.

[168] 李德珍，刘恒岳 . 施今墨论治糖尿病经验初探 [J]. 甘肃中医，2001，14（04）：6-7.

[169] 李德珍 . 施今墨治疗糖尿病探析 [J]. 中医杂志，2001，42（05）：261-262.

[170] 胡荫奇 . 名老中医治疗糖尿病经验 [M]. 北京：军事医学科学出版社，2006：68-73.

[171] 庞博，赵进喜，王世东，等 . 祝谌予诊疗糖尿病学术思想与临证经验 [J]. 世界中医药，2013，8（02）：174-178.

[172] 王道瑞 . 中国百年百名中医临床家丛书——祝谌予 [M]. 北京：中国中医药出版社，2006.

[173] 赵进喜，王世东，肖永华，等 . 吕仁和教授治疗糖尿病及其并发症学术传承与创新 [A]. 中华中医药学会糖尿病分会 . 第十四次全国中医糖尿病大会论文集 [C]. 中华中医药学会糖尿病分会，2012：6.

[174] 闫秀峰，倪青，陈世波，等 . 对林兰糖尿病中医"三型辨证"理论的探讨 [J]. 中医杂志，2005，续6（12）：885-887.

[175] 邓烨，李赛美，朱章志 . 熊曼琪教授治疗糖尿病学术经验述略 [J]. 中华中医药杂志，2012，2（8）：2110-2113.

[176] 牟淑敏，赵泉霖 . 程益春教授治疗糖尿病经验总结 [J]. 中国医疗前沿，2011，6（17）：11，53.

[177] 王岩，彭丽娟 . 程益春教授治疗糖尿病临床辨证论治经验 [J]. 福建中药，2006，37（2）：15-16.

[178] 徐佩英，陆灏，姚政 . 丁学屏治疗糖尿病经验 [J]. 上海中医药杂志，2006，40（6）：5-7.

[179] 庄扬名，栗德琳 . 栗德林教授论治糖尿病及其并发症经验 [J]. 中医药信息，2012，29（5）：61-63.

[180] 赵璐．吕靖中辨治糖尿病经验 [J]．四川中医，2009，27（5）：4-6.

[181] 尹远平．查玉明对糖尿病新辨异治的经验 [J]．辽宁中医杂志，2000，27（03）：57-58.

[182] 李琪，高阳．刘启庭中西合参治疗糖尿病 [J]．辽宁中医杂志，1997，24（08）：29-30.

[183] 范冠杰．糖尿病 [M]．第2版．北京：人民卫生出版社，2006：171-178.

[184] 高阳，李琪．刘启庭诊治糖尿病"358"经验 [J]．内蒙古中医药，1996，（01）：11-12.

[185] 李赛美．浅谈糖尿病及其并发症六经辨治思路 [J]．中华中医药杂志，2007，22（12）：857-859.

[186] 李赛美，朱章志．经方研究与临床发微 [M]．北京：人民卫生出版社，2008：228-232.

[187] 邓岳，南红梅，赵贤俊，等．南征教授治疗糖尿病经验简析 [J]．中医药学刊，2003，21（9）：1455-1457.

[188] 仝小林．糖络杂病论 [M]．第2版．北京：科学出版社，2013.

[189] 王山江．魏子孝教授诊治糖尿病经验 [J]．新疆中医药，2000，18（2）：47-48.

[190] 金建宁．赵进喜治疗糖尿病经验 [J]．中医杂志，2013，54（6）：526-528.

糖尿病肾病中医药临床循证实践指南

最新的流行病学资料表明，我国糖尿病的患病率为 11.6%，住院糖尿病患者回顾性分析 34.7% 的糖尿病患者合并肾脏并发症。糖尿病肾病是糖尿病严重的微血管并发症，现代医学防治糖尿病肾病存在两大瓶颈问题：一是，本病隐袭起病，缺乏早期疾病诊断的标志物，只有临床出现蛋白尿才引起重视；二是，疾病中晚期缺乏有效的治疗药物。循证医学研究表明，西医治疗糖尿病肾病一线用药——ACEI/ARB 类药物对早期微量蛋白尿是有效的，然而针对显性蛋白尿期缺乏有效的治疗药物，疾病迅速进展为慢性肾衰竭，其速度为常见肾脏病的 14 倍。糖尿病肾病已经是欧美、日本等发达国家血液透析的首位原因，在我国仅次于慢性肾小球肾炎，为血液透析的第二位原因。防治糖尿病肾病面临诸多挑战，中医中药在糖尿病肾病的治疗上具有一定的优势和特色，为维护我国人民健康、提高生存质量起了一定作用。然而，辨证治疗方法不统一，缺乏循证医学指导下规范的诊疗指南。

2007 年颁布的《糖尿病中医防治指南》对于中医药治疗糖尿病肾病起到了较好的指导作用，鉴于近年来新认识、新观点及新的临床证据不断出现，本指南撰写小组对近年来中医药治疗糖尿病肾病的文献进行了归纳、整理、分析和严格的临床方法学评价，对已发表的中医药治疗糖尿病肾病的文献进行了证据分级，并组织了多轮专家讨论，按照国际通行的推荐原则，提出了中医药治疗本病的适当建议，形成了易于掌握、可行性好的临床指导意见。

目前，中医药治疗糖尿病肾病的文章逐年增多，然而高级别证据的文献尚不足。由衷地期待广大中医药肾病同仁在临床和科研工作中，结合临床实践，不断总结和撰写高质量的论文，介绍自己的临证经验和体会，提出指导性的建议，使中医药治疗糖尿病肾病的临床疗效得到持续不断的提高！

1 疾病诊断和分型标准

1.1 诊断标准

糖尿病肾病诊断标准：采用 2012 年美国肾脏病基金会的 K-DOQI 标准[1]。

糖尿病患者出现微量白蛋白尿（尿蛋白/肌酐 30～300mg/g 或 24h 尿白蛋白定量 30～300mg）或大量白蛋白尿（尿蛋白/肌酐>300mg/g 或 24h 尿白蛋白定量>300mg），1～6 个月连续多次检测尿标本，2 次检查异常，或 3 次以上检测的平均值异常，排除泌尿系感染、运动、原发性高血压、心力衰竭及水负荷增加等因素，引起蛋白尿的原发性肾脏疾病或其他继发性肾病方可诊断。合并糖尿病视网膜病变，或 1 型糖尿病病程超过 10 年且出现微量白蛋白尿时可作为糖尿病肾病的诊断线索。

糖尿病肾病按照 Mogenson 分期分为 5 期：

Ⅰ期：肾小球高滤过和肾脏肥大期。肾小球体积增大，肾小球滤过率（GFR）增高，无明显的组织病理损害。

Ⅱ期：正常白蛋白尿期。尿蛋白排泄率（UAE）<20μg/min 或<30mg/24h；GFR 增高或正常；病理表现为肾小球基底膜（GBM）开始增厚和系膜基质增加。

Ⅲ期：又称早期糖尿病肾病、微量白蛋白尿期。UAE≥20μg/min 或≥30mg/24h；GFR 大致正常；病理表现为 GBM 增厚和系膜基质增加明显，部分小球结节性硬化。

Ⅳ期：临床 DN、大量白蛋白尿期。UAE≥200μg/min 或≥0.5g/24h；GFR 明显下降；病理表现为结节性肾小球硬化，毛细血管腔闭塞，肾小球动脉硬化、玻璃样变，肾小球部分废弃。

Ⅴ期：肾衰竭期。GFR 呈进行性下降；大量蛋白尿，病理表现为肾小球广泛硬化、废弃。

糖尿病肾病的 Mogenson 分期，是建立在典型的 1 型糖尿病肾病病理生理特点基础上的，2 型糖尿病肾病的临床分期参考如下 2 型糖尿病肾病分期标准：

早期：微量白蛋白尿（30～300mg/24h 或尿白蛋白/肌酐 30～300mg/g），GFR 升高，部分患者可伴高血压，血肌酐正常。病理表现肾小球体积增大，肾小球基底膜增厚，肾小管肥大，小管基底膜增厚。

中期：持续白蛋白尿（尿白蛋白定量>300mg/24h 或尿白蛋白/肌酐>300mg/g），和（或）尿蛋白定量>0.5g/24h，GFR 正常或开始下降，血清肌酐正常，多数患者出现高血压、水肿。病理表现为不同程度的肾小球硬化，肾小球体积增大，系膜区增宽，基质增加，肾小球基底膜增厚，K-W 结节形成，可见球囊滴，纤维蛋白帽，毛细血管袢微血管瘤，间质可见灶性纤维化，间质动脉透明变性及动脉硬化。

晚期：大量蛋白尿或肾病综合征，出现肾功能不全，且随病情进展，GFR 进行性下降，最终进展至终末期肾病，水肿及高血压加重。病理表现为肾小球硬化较多，大量废弃球，未废弃肾小球可表现为结节样或系膜增生性病变，肾小管间质病变重，血管透明变性显著。

1.2　辨证分型

本辨证分型参考《中药新药临床研究指导原则》、《中华人民共和国中医药行业标准——中医病证诊断疗效标准》、《中医内科学》、国家证候术语标准及中华中医药学会《糖尿病肾病中医防治指南》和《糖尿病肾病诊断、辨证分型及疗效评定标准》、《糖尿病中医防治指南》，并根据前期的文献整理和临床流行病学调查结果，最后通过专家共识法制定。

消渴肾病是由消渴发展而来的，消渴日久，气血阴阳亏损，内有瘀滞，外伤于六淫邪气，内外合邪，伤及先天之本，发为消渴肾病。本病的基本特点为本虚标实，本虚为气（脾气虚、肾气虚）阴（肝肾阴虚）两虚，标实为湿热浊瘀。所及脏腑以肾、肝、脾为主，病程较长，兼证、变证蜂起。本病发病早期，阴虚为本，涉及肝肾；消渴日久，阴损耗气，以致肾气虚损；中期阴损及阳，伤及心脾，脾肾阳虚，水湿潴留；病至晚期，肾阳衰败，浊毒内停，水湿泛滥。具体辨证如下：

1.2.1 主证

1.2.1.1 气阴两虚证

症状：尿浊，神疲乏力，气短懒言，咽干口燥，头晕多梦，或尿频尿多，手足心热，心悸不宁，舌体瘦薄，质红或淡红，苔少而干，脉沉细无力。

1.2.1.2 肝肾阴虚证

症状：尿浊，眩晕耳鸣，五心烦热，腰膝酸痛，两目干涩，小便短少，舌红少苔，脉细数。

1.2.1.3 气血两虚证

症状：尿浊，神疲乏力，气短懒言，面色㿠白或萎黄，头晕目眩，唇甲色淡，心悸失眠，腰膝酸痛，舌淡脉弱。

1.2.1.4 脾肾阳虚证

症状：尿浊，神疲畏寒，腰膝酸冷，肢体浮肿，下肢尤甚，面色苍白，小便清长，夜尿增多，或五更泄泻，舌淡体胖有齿痕，脉沉迟无力。

1.2.2 兼证

1.2.2.1 湿热证

症状：兼见胸满烦闷，纳呆泛恶，小便灼热涩痛，口苦口黏，头沉重，大便黏腻，舌苔黄腻，脉滑数。

1.2.2.2 血瘀证

症状：兼见面色黧黑或口唇青紫，舌色紫暗，舌下静脉迂曲，瘀点瘀斑，脉沉弦涩。

1.2.2.3 阴虚阳亢证

症状：兼见头晕头痛，口苦目眩，脉弦有力。

1.2.3 变证

1.2.3.1 浊毒犯胃证

症状：恶心呕吐频发，头晕目眩，周身水肿，或小便不行，舌质淡暗，苔白腻，脉沉弦或沉滑。

1.2.3.2 溺毒入脑证

症状：神志恍惚，目光呆滞，甚则昏迷，或突发抽搐，鼻衄齿衄，舌质淡紫有齿痕，苔白厚腐腻，脉沉弦滑数。

1.2.3.3 水气凌心证

症状：气喘不能平卧，心悸怔忡，肢体浮肿，下肢尤甚，咳吐稀白痰，舌淡胖，苔白滑，脉细小短促无根或结代。

2 中医治疗

2.1 治疗原则

糖尿病肾病为本虚标实之证，气阴两虚为本，瘀血、痰浊、水湿为标。虚、瘀、浊是其主要病机，而虚是始动因素，瘀是全程表现，浊是最终结局。主要因饮食不节、情志失调、劳逸过度等导致脏腑功能虚损，阴阳气血失调、局部络脉瘀阻而为病，发展至晚期则可见病理产物积聚，形成瘀毒痰浊内停、水湿泛溢等证候表现。因此，糖尿病肾病的治疗以益气养阴、活血通络为基本原则，结合证候特点，进行相应的健脾、温阳、养血、活血、行水、利湿、化浊、解郁等治疗。

2.2 辨证论治

根据前期文献整理的结果，糖尿病肾病的中医治疗方法主要是中药内服，其次还有中药注射液、灌肠、针灸等，但因中药注射液的安全性问题，未被纳入指南范畴。因此本指南推荐的治疗方法以中药内服为主，兼有外治法。本病基本特点为本虚标实，本虚为气（脾气虚、肾气虚）阴（肝肾阴虚）两虚，标实为湿热浊瘀。所及脏腑以肾、肝、脾为主，病程较长，兼证、变证蜂起。本病发病初期，阴虚为本，涉及肝肾；消渴日久，阴损耗气，以致肾气虚损；后期阴损及阳，伤及心脾，脾肾阳虚，水湿潴留；病至晚期，肾阳衰败，浊毒内停，水湿泛滥。

2.2.1 主证

2.2.1.1 气阴两虚证

症状：尿浊，神疲乏力，气短懒言，咽干口燥，头晕多梦，或尿频尿多，手足心热，心悸不宁，舌体瘦薄，质红或淡红，苔少而干，脉沉细无力。

治法：益气养阴。

方药：参芪地黄汤（《沈氏尊生书》）加减[2-4]。党参、黄芪、茯苓、熟地、山药、山萸肉、丹皮、泽泻。（Ⅰb 强推荐）

加减：心悸不宁加酸枣仁、柏子仁、龙骨、牡蛎；纳少腹胀，大便溏薄加山药、薏苡仁、扁豆。

2.2.1.2 肝肾阴虚证

症状：尿浊，眩晕耳鸣，五心烦热，腰膝酸痛，两目干涩，小便短少，舌红少苔，脉细数。

治法：滋补肝肾。

方药：杞菊地黄丸（《医级》）或六味地黄丸（《小儿药证直诀》）加减[5]。枸杞、菊花、熟地、山萸肉、山药、茯苓、泽泻、丹皮。（Ⅱb 弱推荐）

加减：五心烦热甚加知母、黄柏、地骨皮；口干两目干涩，视物不清加女贞子、决明子。

2.2.1.3 气血两虚证

症状：尿浊，神疲乏力，气短懒言，面色㿠白或萎黄，头晕目眩，唇甲色淡，心悸失眠，腰膝酸痛，舌淡脉弱。

治法：补气养血。

方药：当归补血汤（《兰室秘藏》）合济生肾气丸（《济生方》）加减[6]。黄芪、当归、附子、肉桂、熟地、山药、山萸肉、茯苓、丹皮、泽泻。（Ⅱb 弱推荐）

加减：乏力明显可重用黄芪；小便短少可加桂枝、泽泻。

2.2.1.4 脾肾阳虚证

症状：尿浊，神疲畏寒，腰膝酸冷，肢体浮肿，下肢尤甚，面色苍白，小便清长，夜尿增多，或五更泄泻，舌淡体胖有齿痕，脉沉迟无力。

治法：温肾健脾。

方药：附子理中丸（《太平惠民和剂局方》）合真武汤（《伤寒论》）或大黄附子汤（《金匮要略》）加减[7,8]。附子、干姜、党参、白术、茯苓、白芍、甘草。（Ⅱb 弱推荐）

加减：五更泻可加用四神丸（《证治准绳》补骨脂、肉豆蔻、吴茱萸、五味子）。

在主要证型中，出现阳事不举加巴戟天、淫羊藿；大便干结加火麻仁、肉苁蓉；五更泻加肉豆蔻、补骨脂。

2.2.2 兼证

2.2.2.1 湿热证

症状：兼见胸满烦闷，纳呆泛恶，小便灼热涩痛，口苦口黏，头沉重，大便黏腻，舌苔黄腻，脉滑数。

治法：清热利湿。

方药：薏苡附子败酱散合四妙丸（《成方便读》）或龙胆泻肝汤（《医方集解》）加减[9]。薏苡仁、附子、败酱草、黄柏、苍术、牛膝、黄芩、车前子、柴胡、滑石、大黄、栀子、泽泻、生地。（Ⅱb 弱推荐）

加减：小便热痛甚可用八正散（《太平惠民和剂局方》木通、车前子、萹蓄、大黄、栀子、滑石、灯心草、瞿麦）加减。

2.2.2.2 血瘀证

症状：兼见舌色紫暗，舌下静脉迂曲，瘀点瘀斑，脉沉弦涩。

治法：活血化瘀。

方药：桃红四物汤（《玉机微义》）或抵当汤（《伤寒论》）加减[10]。桃仁、红花、大黄、水蛭、柴胡、当归、生地黄、赤芍、枳壳、连翘、葛根。（Ⅱb 弱推荐）

加减：刺痛、瘀血甚加莪术、三七等。

2.2.2.3 阴虚阳亢证

症状：兼见头晕头痛，口苦目眩，脉弦有力。

治法：镇肝息风。

方药：镇肝息风汤（《医学衷中参西录》）或天麻钩藤饮（《杂病证治新义》）加减[11]。怀牛膝、代赭石、生龙骨、生牡蛎、生龟板、天麻、钩藤、芍药、玄参、天冬、川楝子、生麦芽、茵陈、甘草。（Ⅱb 弱推荐）

加减：头晕、口苦甚可加川芎、柴胡等。

2.2.3 变证

2.2.3.1 浊毒犯胃证

症状：恶心呕吐频发，头晕目眩，周身水肿，或小便不行，舌质淡暗，苔白腻，脉沉弦或沉滑。

治法：降逆化浊。

方药：旋覆代赭汤（《伤寒论》）合小半夏加茯苓汤（《金匮要略》）或黄连温胆汤（《六因条辨》）加减[12,13]。旋覆花、代赭石、甘草、党参、半夏、生姜、大枣、猪苓、茯苓、泽泻、白术、桂枝。（Ⅱb 弱推荐）

加减：呕恶甚加吴茱萸、黄连。

2.2.3.2　溺毒入脑证

症状：神志恍惚，目光呆滞，甚则昏迷，或突发抽搐，鼻衄齿衄，舌质淡紫有齿痕，苔白厚腐腻，脉沉弦滑数。

治法：开窍醒神，镇惊息风。

方药：石菖蒲郁金汤（《温病全书》）送服安宫牛黄丸（《温病条辨》）加减[14]。石菖蒲、郁金、栀子、连翘、竹叶、竹沥、灯心草、菊花、丹皮。（Ⅱa 弱推荐）

加减：四肢抽搐加全蝎、蜈蚣；浊毒伤血致鼻衄、齿衄、肌衄等，加生地、犀角（可用水牛角代替）。

2.2.3.3　水气凌心证

症状：气喘不能平卧，心悸怔忡，肢体浮肿，下肢尤甚，咳吐稀白痰，舌淡胖，苔白滑，脉细小短促无根或结代。

治法：温阳利水，泻肺平喘。

方药：葶苈大枣泻肺汤（《金匮要略》）合五苓散（《伤寒论》）或生脉散（《医方考》）加减[15,16]。葶苈子、大枣、茯苓、桂枝、泽泻、白术、桂枝、甘草、附子、干姜、黄芪、麦冬、五味子。（Ⅱb 弱推荐）

加减：浮肿甚可加用五皮饮（《华氏中藏经》）；四肢厥冷，大汗淋漓重用淡附片，加人参。

2.3　中成药

（1）芪药消渴胶囊[17]：用于 DKD 气阴不足证，口服，6 粒/次，3 次/天。（Ⅰb 强推荐）

（2）三黄益肾颗粒[18]：用于 DKD 气阴两虚、血瘀湿浊证，冲服，1 袋/次，2 次/天。（Ⅰb 强推荐）

（3）步长脑心通胶囊[19]：用于 DKD 血瘀证，口服，3 粒/次，3 次/天。（Ⅱa 弱推荐）

（4）金水宝胶囊[20]：用于 DKD Ⅲ、Ⅳ期慢性肾功能不全，口服，每次 3 粒，3 次/天。（Ⅱa 弱推荐）

（5）芪蛭降糖胶囊[21]：用于 DKD 脾肾气血两虚、血瘀气滞证（降 Scr），口服，5 粒/次，3 次/天。（Ⅱa 弱推荐）

（6）黄葵胶囊[22]：用于慢性肾炎湿热证（降 Scr），口服，5 粒/次，3 次/天。（Ⅱa 弱推荐）

（7）肾炎康复片[23]：用于 DKD 气阴两虚、脾肾不足证（降 Scr），口服，5 片/次，3 次/日。（Ⅱa 弱推荐）

（8）百令胶囊[24]：用于 DKD 慢性肾功能不全（降 Scr），口服，每次 1~2.5g，3 次/天。（Ⅱa 弱推荐）

2.4　综合治疗

糖尿病肾病的中医治疗除中药内服外，尚涵盖药保留灌肠、直肠滴注、穴位贴敷等。

中药灌肠方一[25]：白花蛇舌草、生牡蛎、蒲公英、生大黄。100ml 保留灌肠，灌肠后保留 2h 以上，每日 1 次。2 周为 1 个疗程，治疗 4 个疗程。（Ⅱa 弱推荐）

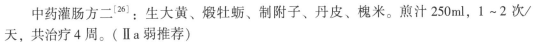

中药灌肠方二[26]：生大黄、煅牡蛎、制附子、丹皮、槐米。煎汁250ml，1～2次/天，共治疗4周。（Ⅱa弱推荐）

自拟蠲白汤直肠滴注[27]：适用于气阴两虚、湿瘀内阻证。方药组成：大黄、黄芪、丹参、红花、薏苡仁、茯苓、泽泻、枳壳、生地黄，兼见面有瘀斑、肢体刺痛、痛处固定不移等偏瘀血者，加用泽兰、当归；兼见头身困重、肢体浮肿、尿多浊沫等偏湿浊者，加用萆薢、土茯苓。每剂中药浓煎取汁300 ml，过滤，装瓶备用。每晚9∶00令患者取左侧卧位，将150 ml药液加热至36～40℃，连接一次性输液器及16～18号导尿管，将导尿管插入肛门20～30cm，调节输液瓶液面距肛门距离为30～40 cm，以40～50滴/分滴注。滴注完毕后，令患者平卧，臀部抬高5～10cm，保留药液1 h以上，28天为1个疗程。（Ⅱa弱推荐）

3　指南推荐要点

（1）糖尿病肾病的中医治疗当采取辨证论治，临床可分为主证、兼证及变证。不同中医证候的演变规律为：主证以本虚为主，标实不明显；兼证则以本虚标实为特点，变证则湿浊毒邪更为显著。

（2）主证证候以气阴两虚为主，此期病情尚且轻浅，本虚不甚，邪气较弱，治疗当以益气养阴为法，兼以补血活血。治疗方法以中药汤剂辨证口服为主，同时可配合中成药口服。由于早期的临床改变以微量白蛋白尿为主，肾功能尚未受损，治疗多以降蛋白为目的。

（3）兼证的证候是在主证气阴两虚的基础上发展而来的，可见肝、脾、肾等脏腑亏虚明显，同时邪实更甚，可伴有血瘀、湿热、阴虚阳亢等。治疗在顾护正气的同时，须配合使用大量祛邪药。治疗方法更强调方剂的随症加减，加减的原则主要根据体内邪气的种类而定。兼证治疗方法除中药口服外，可广泛应用中药灌肠、穴位贴敷等疗法。兼证在主证的基础上临床改变以大量蛋白尿、肾功能轻度受损为特征，临床治疗在降低尿蛋白的同时，应注意对肾功能的保护。

（4）变证即随着病情的进一步发展，逐渐形成正虚邪实之势，脏腑亏虚更加显著，邪实占据了主要地位。由于此时肾功能严重受损，治疗上以保护肾功能、防止疾病进展为原则，中医治疗多参照慢性肾衰竭的治疗方法，目前特异性针对糖尿病肾病变证的治疗报道尚不多见。

<h1>附　件</h1>

<h2>1　中药煎服方法</h2>

内容同"糖尿病前期"中药煎服方法。

<h2>2　治疗方药及对照药物（中药内服）</h2>

证型	治则	方药	效果	对照药物	证据等级	推荐等级	评论
气阴两虚证	益气养阴	参芪地黄汤加减	>	基础治疗	Ⅱb	弱推荐	病例对照，105 例患者随机分为研究组 53 例和对照组 52 例，治疗 12 周后，治疗后研究组有效率为 88.68%，对照组为 70.08%，研究组优于对照组；治疗后研究组 24h 尿蛋白定量、尿微量白蛋白/肌酐和 HbAlc 水平低于对照组；研究组治疗后 CRP、TNFα、IL-6 水平低于对照组
		糖肾方	>	安慰剂	Ⅰb	强推荐	随机双盲多中心临床试验，180 例患者随机分为 122 例治疗组与 58 例对照组，24 周治疗后，治疗组降低尿蛋白、提高肾小球滤过率估计值（eGFR）较对照组明显。
肝肾阴虚证	滋补肝肾	六味地黄丸	>	基础治疗	Ⅱb	弱推荐	病例对照，66 例患者随机分为治疗组与对照组各 33 例，治疗 8 周后，两组治疗后 24h 尿蛋白、UAER 均显著改善（$P<0.05$），且治疗组改善优于对照组（$P<0.05$）。治疗组总有效率高于对照组
气血两虚证	补气养血	当归补血汤	>	基础治疗	Ⅱb	弱推荐	病例对照，80 例糖尿病肾病患者随机分为治疗组与对照组，每组 40 例，治疗 3 个月后，治疗组患者在改善 24h 尿蛋白定量、Scr，降低血脂水平及体内同型半胱氨酸水平等方面优于对照组

续表

证型	治则	方药	效果	对照药物	证据等级	推荐等级	评论
脾肾阳虚证	温肾健脾	加味真武汤	>	常规西药	Ⅱb	弱推荐	病例对照，将符合脾肾阳虚的糖尿病肾病患者随机分成治疗组和对照组各 31 例，对照组给予氯沙坦治疗，治疗组在对照组治疗的基础上加用加味真武汤治疗，1 个月后观察疗效。两组治疗后临床症状改善、证候积分、Scr 及 24 h 尿蛋白定量较治疗前有所改善（$P<0.05$）；治疗组在临床症状改善、证候积分、Scr 及 24 h 尿蛋白定量等方面与对照组比较有显著差异（$P<0.05$）
		大黄附子汤	>	治疗前	Ⅲa	弱推荐	自身病例对照，53 例患者服药时间最短 1 个月，最长 3 个月，总有效率为 79.25%
湿热证	清热利湿	加味四妙丸	>	常规西药	Ⅱb	弱推荐	病例对照，70 例慢性尿酸性肾病患者，随机分为两组。两组疗程均为 3 个月。与对照组比较，加味四妙方组总有效率提高，组间差异显著（$P<0.05$）。在改善血 Scr、UA、BUN、CRP、T、E_2，以及降低 UMA、Uβ_2-MG 和尿沉渣红细胞计数方面，加味四妙方组均优于对照组（$P<0.05$ 或 $P<0.01$）
血瘀证	活血化瘀	抵当汤	>	常规西药	Ⅱb	弱推荐	病例对照，随机分为治疗组 31 例和对照组 20 例。治疗指标为监测 HbA$_1$c 及尿微量蛋白，治疗组总有效率为 83.87%。对照组总有效率为 45.00%。两组总有效率比较，$P<0.01$
阴虚阳亢证	镇肝息风	镇肝息风汤	>	常规西药	Ⅱb	弱推荐	病例对照，70 例阴虚阳亢高血压患者随机分为观察组与对照组各 35 例，2 个月后，观察组治疗总有效率为 91.43%，明显高于对照组的 65.71%
浊毒犯胃证	降逆化浊	旋覆代赭汤	>	常规西药	Ⅱa	弱推荐	随机平行对照，50 例住院患者随机分为治疗组、对照组各 25 例，连续治疗 10d，治疗组总有效率为 92.00%，对照组总有效率为 62%，两组差异明显

证型	治则	方药	效果	对照药物	证据等级	推荐等级	评论
浊毒犯胃证	降逆化浊	黄连温胆汤	>	肾衰宁胶囊	IIb	弱推荐	病例对照，将 60 例患者随机分为两组，每组 30 例，对照组给予常规治疗加用肾衰宁胶囊，治疗组常规治疗加用黄连温胆汤。结果：治疗组治疗效果总有效率为 96.67%，对照组总有效率为 73.33%，两组比较，差异有统计学意义（$P<0.05$）
溺毒入脑证	开窍醒神，镇惊息风	安宫牛黄丸	>	镇静药物	IIb	弱推荐	病例对照，治疗组和对照组各 20 例，连续用药至病情稳定、临床症状明显好转，治疗组总有效率为 98%。对照组总有效率为 85%。血液透析患者出现精神异常给予安宫牛黄丸治疗效果远远优于镇静药物治疗
水气凌心证	温阳利水，泻肺平喘	葶苈大枣泻肺汤	>	基础治疗（西药四联药物）	IIb	弱推荐	病例对照，80 例患者随机分为两组。对照组 40 例，治疗组 40 例，2 周 1 个疗程治疗后，治疗组较对照组心功能改善，治疗组总有效率为 95%；对照组总有效率为 80%
		五苓散	>	治疗前	IIIb	弱推荐	自身病例对照，30 例住院患者连续治疗 14d，治疗总有效率为 90.00%，患者临床症状、24h 尿量、水肿情况均改善

3 治疗方药及对照药物（中成药）

中成药名称	治则	效果	对照药物	证据等级	评论
芪药消渴胶囊	益气养阴，健脾益肾	>	常规治疗	Ib	随机对照多中心临床研究，共有 146 例早期糖尿病肾病患者完成观察，其中试验组 101 例，对照组 45 例，两组在接受常规治疗的基础上，试验组加用芪药消渴胶囊，共治疗 12 周。试验组中医证候疗效总有效率为 87.13%，对照组为 73.33%，两组疗效比较差异有统计学意义（$P<0.05$）；治疗后较治疗前，中医单症状消失率及血糖、血脂、肾功能、24h 尿白蛋白排泄率、24h 尿蛋白定量等指标的改善情况，试验组均优于对照组

中成药名称	治则	效果	对照药物	证据等级	评论
三黄益肾颗粒	益气活血，化瘀泄浊	>	厄贝沙坦+安慰剂	Ⅰb	随机对照多中心临床研究，纳入病例56例，治疗组27例，对照组29例。两组均可改善中医证候总积分（$P<0.01$），治疗组优于对照组；治疗组可显著改善24h尿蛋白定量（$P < 0.05$），综合疗效评定有效率为92.6%，优于对照组（$P<0.01$）
脑心通胶囊	活血化瘀	>	常规治疗	Ⅱa	病例对照研究，选择100例糖尿病肾病2期患者，在常规使用ACEI或ARB类药物治疗的基础上，其中60例加用步长脑心通治疗。8周后比较治疗前后临床指标的变化。结果：联合使用步长脑心通治疗糖尿病肾病有效率为95%，尿蛋白量明显减少
金水宝胶囊	补益肺肾、秘精益气	>	常规治疗或安慰剂对照	Ⅲa	系统评价，共纳入29篇随机对照研究，DKD分期为Ⅲ期或Ⅳ期，文献方法学质量均不高。金水宝治疗组与对照组相比，在降低尿白蛋白排泄率及24h尿蛋白定量、改善肾功能、降低血胆固醇及三酰甘油方面有显著性差异；在改善空腹血糖、HbA1c和血压方面无显著性差异
芪蛭降糖胶囊	活血化瘀	>	常规治疗	Ⅱa	病例对照研究，65例早期DN患者随机分为治疗组34例，对照组31例，两组治疗后收缩压（SBP）、舒张压（DBP）、FBG、2hPG、Scr、BUN均显著下降（$P<0.05$）；两组血压、血糖改善程度差异无显著性（$P > 0.05$）。治疗组治疗后UAER、β2-MG、TC、TG显著下降（$P<0.05$）
黄葵胶囊	清利湿热，解毒消肿	>	常规治疗	Ⅲa	系统评价，纳入文献为随机对照研究或半随机对照试验，不限制DKD分期。联合用药能明显降低UAER、Scr、BUN、TC、TG，效果优于对照组
肾炎康复片	益气养阴，补肾健脾，清解余毒	>	基础治疗	Ⅱa	病例对照研究，治疗24周后，两组UAER、Scr均较治疗前下降，治疗组优于对照组
百令胶囊	补肺肾，益精气	>	基础治疗	Ⅲa	系统评价，百令胶囊治疗后UAER、Scr、BUN、CRP均低于对照组，空腹血糖较对照组稍有降低，但差异无统计学意义。部分随机对照研究显示百令胶囊还可降低TC、TG、血黏度

4 综合调护

第一作者	中医综合治疗	效果	对照药物	证据等级	推荐等级	评论
王文英	中药灌肠方一：白花蛇舌草、生牡蛎、蒲公英、生大黄	>	基础治疗	Ⅱa	弱推荐	病例对照研究，76 例糖尿病肾病慢性肾衰竭患者随机分成治疗组及对照组各 38 例。治疗 4 周后，两组均能降低 Scr、BUN、24h 尿蛋白，治疗组优于对照组。治疗组总有效率为 81.6%，对照组总有效率为 50%。两组的 TG 均较治疗前下降，两组间无明显差异。两组治疗前后 A1C 及 TC 无明显变化
季聚良	中药灌肠方二：生大黄、煅牡蛎、制附子、丹皮、槐米	>	尿毒清颗粒	Ⅱa	弱推荐	病例对照研究，将入选患者随机分为治疗组和对照组各 20 例，治疗 4 周后，两组均能降低 Scr、BUN、24h 尿蛋白及血压水平，治疗组优于对照组。两组的血糖水平 FBG、2hPG 及 A1C 均较治疗前下降，两组间无明显差异
李薇	自拟蠲白汤直肠滴注：大黄、黄芪、丹参、红花、薏苡仁、茯苓、泽泻、枳壳、生地黄，兼见面有瘀斑、肢体刺痛、痛处固定不移等偏瘀血者，加用泽兰、当归；兼见头身困重、肢体浮肿、尿多浊沫等偏湿浊者，加用萆薢、土茯苓	>	基础治疗	Ⅱa	弱推荐	病例对照研究，82 例 DN 患者，随机分为两组。治疗组 41 例，对照组 41 例，1 个疗程后，治疗组总有效率显著高于对照组，治疗组可显著降低 2hPG、尿微量白蛋白水平

5 当代名老中医及专家治疗糖尿病肾病的经验

陈以平教授[28]认为糖尿病肾病的病机主要是阴津亏耗，肾阴不足，日久气阴两伤，阴损及阳，阴阳两虚，脾肾两亏，加之痰浊、瘀血阻滞而成，为虚实夹杂之证。陈以平教授将糖尿病肾病分为三个主要证型：①气阴两虚证，症见口干咽燥、多饮多食、消瘦、尿频清长、腰酸乏力、舌质暗红、苔干、脉细数。治疗以益气为主，重用黄芪；常用沙参麦冬汤合六味地黄丸加减。②脾肾亏虚，气虚血瘀证，症见泡沫尿明显、蛋白尿伴浮肿、腰酸腿软、面色苍白或萎黄、神疲乏力、夜尿增多、舌淡胖、脉沉细。以健脾补肾，益气活血为治则，药用黄芪、川芎、葛根、山茱萸、灵芝、黄精、当归等。③瘀浊内蕴，水湿泛溢证，症见大量蛋白尿、高度浮肿、肾功能明显减退、尿少、夜尿增多、动则气喘、畏寒肢冷、舌淡白胖嫩、苔薄白、脉沉。以温肾利水，化瘀泄浊为治法，方用金匮肾气丸加减。陈教授同时注意辨病论治，认为糖尿病肾病最突出的病理特征有二：其一，高凝状态贯穿始终，治疗的过程中应重视活血化瘀；其二，大量蛋白尿持续存在，强调在活血化瘀的基础上重用生黄芪。

吕仁和教授[29]主张分期、分型、分候论治糖尿病肾病。吕教授根据疾病的进展程度，将糖尿病肾病分为早、中、晚三期，每期又可分三度，称为糖尿病肾病三期九候。将糖尿病肾病中医证候演变规律总结概括为：早期阴虚热结为主，日久则伤阴耗气，而致气阴两虚、肾气不固，气阴不足，经脉失养，由虚致瘀，成血脉不通、络脉瘀阻。并以此为据提出了糖尿病肾病的"微型癥瘕"学说[30]。在辨证分型上，吕教授强调把握脏腑邪正虚实，根据各期正邪的特点，以正虚辨证型，以邪实定证候，进行分型分候。早期分为四型六候，中期分为五型九候，晚期分为五型十一候。治疗则根据证型进行辨证选方。

南征教授[31]对于糖尿病肾病论治方面，首次以消渴肾病命名，并提出"毒损肾络"病机学说，认为毒邪从气衔处侵入肾络，久而损伤肾间动气发为消渴肾病。痰、瘀、湿、热胶阻络脉，是毒邪产生的病理基础；元阴元阳受损，五脏六腑失其温煦、滋养，脏腑失衡，脏腑气机失畅，是毒邪形成的关键。糖尿病肾病的发生是因为消渴日久，缠绵不愈，毒邪（糖毒、脂毒等）内生，或由机体衰老，毒自内生，或由禀赋不足，胎毒为患，循络而行，伤阴耗气，阴损及阳，致阴阳气血失调，脏腑亏损，病变波及三焦，脏腑经络，尤以毒损肾络为病机核心。故补肾通络解毒是治疗糖尿病肾病的主要途径。南师依据毒邪多变的致病特点，以解毒（伏其所主、先其所因之法）、通络（畅通气血、既病防变之道）、保肾（扶正固本之基）为法，达到标本兼治，促进病情康复。

聂莉芳教授[32]辨治糖尿病肾病，主张进行分期论治，将其分为早、中、晚三期。早期：患者以蛋白尿为主，水肿不明显，肾功能正常，因此治疗以减少尿蛋白为主，兼顾利水消肿。可分为肝肾阴虚型和气阴两虚型，前者以滋养肝肾、平肝潜阳为主，方用天麻、杜仲、川牛膝、怀牛膝、泽泻、芡实各15g，杭菊花、丹皮、制大黄各12g，白芍、生地、山药、茯苓各20g，山萸肉10g，黄连6g，丹参、生石膏各30g。后者以补气养阴为主，方用参芪地黄汤加味：太子参、生黄芪、生地、山药、泽泻、玄参、川牛膝、怀牛膝各15g，山萸肉10g，丹皮、竹茹、苍术各12g，丹参、冬瓜皮各30g，芡实、茯苓、菟丝子各20g，黄连5g。中期：患者蛋白尿与水肿并见，但水肿表现较为明显，因此治疗时以利水消肿为主，兼顾减少尿蛋白。辨证为血瘀水停，采用加味当归芍药散：当归尾、生白术各12g，赤芍、白芍、泽兰叶、川牛膝、怀牛膝各15g，川芎10g，茯苓、丹参各30g。晚期：患者出现肾衰竭，进展至关格期以恶心呕吐为主要症状，治疗主要调理脾胃以止其呕恶，兼顾利尿消肿。证候以湿热中阻居多，治疗采用《六因条辨》的黄连温胆汤合《内外伤辨惑论》的生脉饮加减：黄连、姜半夏、陈皮、麦冬各10g，竹茹12g，茯苓20g，枳实、太子参各15g，五味子6g，生甘草3g，生姜5片。另加鸡内金12g，制大黄15g，冬葵子20g。

王耀献教授[33]在"微型癥瘕"的基础上进一步提出，热邪为糖尿病肾病贯穿于始终的病机要素。强调阳明经腑为热邪的首发地和热源地，逐渐影响及太阴肺、厥阴肝、少阴肾。并且制定出分期论治热邪的方案，早期伏热、中期郁热、晚期浊热，治疗上强调早期清热、中期透热，晚期化热。①早期：患者多以阴虚燥热为基本病机，病位以阳明胃肠为主，伏热伤阴，穷必及肾。临证常用葛根芩连汤治以清阳明胃热，早期强调剂量宜大，以起到正本清源、釜底抽薪的功效。②中期：因火热耗灼，阴虚津亏而生痰生瘀，导致痰瘀凝结为病机特点，郁热伤络，肾络癥瘕。治疗上借用外科"透热散结"之法，常用的清热药多具有凉而不滞、透而不守、散而不凝的特性，方用《疡医大全》消瘰丸和仙方活命饮加减。③晚期：邪实已极，正气式微，治疗已很难见功，故本期的治疗重点在缓解症状，提高生活质量。王氏根据晚期患者可见恶心呕吐、肌肉痉挛抽搐等湿热内蕴、浊毒上犯的病机表现，临证多用《霍乱论》蚕矢汤加减。

仝小林教授[34]根据多年的临床经验，将糖尿病肾病的治疗总结为：辨型审因、分期论治、症证病参、把握三关、随证施量、守法守方。①辨型审因：肥胖 2 型糖尿病属"脾瘅"，1 型糖尿病及消瘦 2 型糖尿病属"消瘅"。在 DKD 的各临床分期中，须明辨脾瘅肾病、消瘅肾病及其发展规律。②分期论治：DKD3 期以络瘀为主，络脉损伤而致少量精微渗漏，气虚证或不明显，属于 DKD 早期，治疗以活血通络、修复络脉为治则；DKD4 期气虚和络损进一步加重，以气虚精微渗漏为主，当益气固涩为重点；DKD5 期以脾肾阳虚、浊毒内蕴为主，当温阳泄浊；至后期发生浊毒犯病，犯胃以治疗呕吐为主，凌心温阳利水强心为主等。③症证病参：包括辨症论治、辨证论治及辨病论治，其中辨症治疗主要是针对主症论治，针对性强，易于操作。④把握三关：三关是指胃关、前关、后关。胃关指胃腑的收纳，胃气的调畅功能。调理胃气适用于 DKD 治疗的整个阶段。前关是指膀胱气化，小便的排出及其伴随的浊毒的排泄通道。治疗当温补肾阳、健脾利湿，以增加膀胱气化功能。后关指大便排出，同时伴有浊毒的排出。运用通便法既可通腑，又能排泄浊毒，当出现呕吐时还可以促进胃气的降逆。⑤随症施量：根据病情的轻重缓急选择用药的剂量，尤其是针对 DKD 专病的专药，如水蛭粉、大黄、制附片、茯苓、黄芪、半夏、黄连。⑥守法守方：DKD 的治疗目标是稳定患者病情，提高其生活质量，需要长期而持久的治疗。

李平教授[35]认为，糖尿病肾病是由于糖脂代谢紊乱导致的血管内皮损伤。"久病入络"、"久病必虚"气虚血瘀是糖尿病肾病的核心病机。因此，益气活血是糖尿病肾病治疗的关键。肾主纳气，为气之根，脾主生气，为气之源。肝脏调畅三焦气机，为气之枢。因此，糖尿病肾病的治疗涉及肝脾肾三脏。糖脂毒性蓄积日久，导致血管络脉损伤，气为血之帅，气虚血行不畅，因虚致瘀，虚实夹杂而致。糖尿病肾病的治疗要注重肝脾肾三脏同治，其中从肝论治糖尿病肾病是关键，因此李平教授强调使用疏肝药物，柴胡配黄芩。李平教授还认为益气疏肝不可或缺，在糖尿病肾病的治疗中，她强调大剂量使用黄芪。她带领研究团队研发了柴黄益肾颗粒，用于糖尿病肾病早期微量白蛋白尿有一定疗效。实验研究发现，柴黄益肾颗粒具有抗炎、抗氧化损伤的作用。李平教授注意到糖尿病肾病由微量白蛋白尿进展到临床显性蛋白尿，此时要善用益气柔肝，活血通络法治疗。多中心临床研究发现，益气柔肝、活血通络法不仅可以减少糖尿病肾病临床显性蛋白尿，改善肾功能，还可以调节脂代谢，减轻脂肪肝。常用的药味有黄芪、生地、山萸肉、大黄炭、黄连、枳壳、水蛭、当归、卫茅、三七粉等。

赵进喜教授[36]治疗糖尿病肾病的特色可归纳为辨体质因素论治、分期辨证论治两个方面。①辨体质因素论治：赵进喜教授在《伤寒论》三阴三阳辨证的指导下，把人群划分为三阴三阳六类体质，而糖尿病肾病患者多为少阴或厥阴体质者。临床治疗须结合辨体质因素论治，对于少阴体质者应注重尽早滋肾填精，而厥阴体质者则治以疏肝理气。②分期辨证论治：与吕仁和教授的期、分型、分候论治糖尿病肾病观点相类似，赵进喜教授也主张分期辨治。按糖尿病肾病的进程，将疾病分为早、中、晚三期，各期证候又可分为本虚证、标实证两类。早期本虚证包括阴虚证、阳虚证、阴阳俱虚证；标实包括血脉瘀结型、气机郁滞型、痰湿阻滞型、胃热肠热结型、脾胃湿热型、肝经郁热型。中期本虚证与早期相同，标实证分类在早期六型基础上加入湿泛溢型和饮邪内停型。晚期本虚证同早期，标实证分类在中期八型基础上加入湿浊停滞型、浊毒伤血型、虚风内动型、浊毒伤神型。再根据各证型进行辨证选方治疗。

高彦彬教授[37]参照国际上糖尿病肾病分期标准，结合中医诊治糖尿病肾病的用药规律，把糖尿病肾病分为三期七级进行辨治，这不仅有助于把握疾病的动态演变规律，指导临床用药，而且便于观察治疗效果和判断预后。辨证论治：①气阴两虚，肾络瘀滞，此证多见于早期糖尿病肾病。治宜滋补肝肾，益气养阴，活血化瘀。药用枸杞10g，山萸肉10g，生黄芪30g，生地15g，赤芍10g，丹参30g，倒叩草30g，熟大黄10g等。②脾肾两虚，肾络瘀阻，此证多见于临床糖尿病肾病。治宜温肾健脾，活血通络。药用仙茅10g，淫羊藿12g，芡实15g，金樱子15g，生黄芪30g，白术15g，当归10g，川芎10g，鬼箭羽30g，猪苓30g，泽泻15g，泽兰15g等。③气血阴阳俱虚，肾络瘀结，此证多见于糖尿病肾病晚期。治宜调补阴阳，益气活血。药用生黄芪30g，当归15g，附片6g，枸杞子10g，山萸肉10g，山药12g，陈皮10g，半夏10g，泽泻10g，茯苓12g，车前子10g，牛膝12g，丹参30g等。兼夹证候：兼有肺胃燥热者可加生石膏、知母、天花粉等；兼有肝郁气滞者可加柴胡、白芍、枳实、佛手、香橼等；兼有胃肠热结、腑实便秘者可加大黄、厚朴、枳实、瓜蒌等；兼有外感者可加服银翘散或感冒清热冲剂；兼有湿浊中阻，胃失和降者可加服黄连温胆汤或二陈汤；兼有下焦膀胱湿热者可加石韦、土茯苓、萆薢、车前草等；兼有浊毒水邪凌心射肺者加服葶苈大枣泻肺汤合五苓散；兼有肝阳上亢者可加天麻、钩藤、牛膝等；兼有肝血亏虚，视物模糊者可加枸杞子、菊花、谷精草等；兼有肝血亏虚，筋脉失养者可加木瓜、白芍、甘草等；兼有浊毒伤血致各种出血者可加三七粉、白及粉、大黄粉；浊毒损伤脑络，蒙闭清窍致神昏者可静脉滴注清开灵或鼻饲安宫牛黄丸。

刘宝厚教授[38]认为，糖尿病肾病应根据发病不同阶段的特点，采用辨病与辨证相结合的方法，分期论治。早期：相当于Mogensen分期的Ⅰ、Ⅱ期，即糖尿病初期和隐匿期，此时以肝肾阴虚表现为多见。治宜滋养肝肾，清热明目。药用生地30g，玄参20g，麦冬15g，山茱萸12g，山药15g，枸杞子15g，野菊花15g，决明子10g。燥热者加知母、生石膏；阳亢者加生石决明、钩藤、磁石。临床出现持续的微量白蛋白尿时，相当于Mogensen分期的Ⅲ期，即早期肾病期，证型由阴虚发展到气阴两虚。治宜益气养阴。药用黄芪30g，太子参30g，生地30g，山茱萸12g，麦冬15g，山药20g，葛根15g，五味子10g。热盛者加知母、黄柏、黄连；血瘀者加丹参、当归、桃仁、红花；湿浊较甚者加茯苓、泽泻、车前子、大黄。当出现浮肿、蛋白尿、肾功能减退时，相当于Mogensen分期的Ⅳ期，即临床肾病期，脾肾气（阳）虚证时，治需培补脾肾，益气活血。药用黄芪30g，党参20g，黄精15g，生地20g，山茱萸12g，葛根15g，当归15g，广木香10g，桂枝10g，车前子15g。有阳虚表现者，加制肉苁蓉、菟丝子；腹胀者加炒白术、茯苓、大腹皮。若病已阴损及阳，而成阴阳两虚证。治当阴阳双补，温肾利水。药用制附子10g，肉桂5g，熟地黄15g，山茱萸12g，山药15g，茯苓30g，泽泻15g，仙灵脾15g，巴戟天15g，当归12g，车前子15g。水肿重者加水蛭粉；恶心呕吐者加苏梗、黄连、半夏、煅瓦楞。

邹燕勤教授[39]擅长用对药治疗糖尿病肾病。邹教授认为，糖尿病的基本病机是肺、胃、肾三脏热邪伤阴，阴虚是其主要病理特点。滋养胃阴是其治本之法，临证多用天花粉、石斛。糖尿病病程较长，久病入络，瘀血也是糖尿病肾病的病机之一，它贯穿于本病始终。活血化瘀法也是治疗糖尿病肾病的基本方法，临证常用丹参、川芎。糖尿病肾病患者常伴有血糖、血脂及尿酸等代谢异常。邹教授临床工作中擅长使用鬼箭羽、地骨皮降血糖，且每每用量较大，一般为20～30g。治疗糖尿病肾病血脂异常，邹教授常用荷叶、决明子。针对糖尿病肾病的高尿酸，则重用化湿、利湿排泄之品，如玉米须、丝瓜络。

张佩青教授[40]治疗糖尿病肾病根据临床表现辨证论治，以补肾为主，兼有化瘀、祛湿，且方药量大，治疗时间长。①以微量蛋白尿表现者：辨证当属脾肾两虚，湿热内蕴，治疗宜健脾补肾，清热利湿。方以自拟肾炎消白方加减。药用黄芪40g，党参20g，土茯苓50g，山药20g，女贞子15g，菟丝子15g，熟地黄20g，枸杞子15g，白茅根30g，益母草15g，芡实20g。②以水肿为重表现者：肺脾肾三脏寒热交错，虚实夹杂为病机之症结。治以寒温并用，消补兼施，健脾温肾，清热化湿，散瘀利水。方以决水汤加减，辨证论治。由茯苓30g，车前子30g，王不留行30g，肉桂10g，赤小豆20g组成。③以食欲不振、恶心、呕吐为重表现者：脾肾两虚是其病机关键。蛋白尿是人体的精微，脾主固摄，肾主封藏。治以益气健脾为主。方以升阳益胃汤加减。药用黄芪30g，党参20g，独活15g，防风15g，白芍15g，陈皮15g，茯苓20g，柴胡15g，泽泻15g，白术15g，羌活15g。④以肾功能不全为表现者：气阴两虚贯穿始终，病程日久则"穷必及肾"，致使肾阴亏耗，以益气补肾为主，活血化瘀为辅的治疗大法，且治疗时间要长。方以参芪地黄汤加活血之品，辨证论治。药用黄芪40g，党参20g，熟地20g，山芋20g，山药20g，丹皮15g，泽泻15g，茯苓20g，土茯苓50g，薏苡仁20g，桑椹子20g，菟丝子20g，金樱子20g，白花蛇舌草30g，丹参20g，当归20g，川芎15g，赤芍15g，葛根15g。

6 利益冲突的宣言及费用支持

糖尿病肾病中医药临床循证实践指南的制定是由国家由医药管理局中医药临床研究基地全国中医糖尿病临床研究联盟委托中日友好医院李平教授制定的，经费由中日友好医院资助提供。指南制定小组所有成员均声明，完全独立进行指南的编制工作，未与任何利益团体发生联系。

7 糖尿病肾病常用的疗效判定标准

1. 疾病疗效判定标准

参照糖尿病肾病诊断、辨证分型及疗效评定标准（试行方案）制定[40]。

（1）显效：临床症状消失；尿白蛋白排泄率降至正常或下降1/2以上，血糖、HbA1c下降1/3或恢复正常，24h尿蛋白定量下降1/2以上；肾功能正常。

（2）有效：临床症状较治疗前好转；尿白蛋白排泄率、血糖、HbA1c 有所下降，但不足显效标准，24h 尿蛋白定量较治疗前下降不到 1/2；肾功能指标正常。

（3）无效：临床症状未改善或恶化；实验室指标无变化或升高。

$$有效率 = (显效 + 有效)/n \times 100\%$$

2. 中医证候疗效判定标准

（1）临床痊愈：中医临床症状、体征消失或基本消失，证候积分减少 ≥90%。

（2）显效：中医临床症状、体征明显改善，证候积分减少 ≥70%。

（3）有效：中医临床症状、体征均有好转，证候积分减少 ≥30%。

（4）无效：中医临床症状、体征均无明显改善，甚或加重，证候积分减少不足 30%。

注：计算公式（尼莫地平法）为：[（治疗前积分−治疗后积分）÷治疗前积分]×100%

8 词汇表

辨证论治：中医临床诊断治疗疾病的思维方法和过程。通过四诊收集患者的病史、症状等临床资料，根据中医理论进行综合分析，分辨出证候，并拟定治疗方法。也包括中医理论贯穿在预防与养生实践中的过程。

血瘀证：指血行不畅，甚至停滞凝聚，或离经之血积于体内，影响气血运行所产生的证候。

湿热证：是指湿热之邪侵入人体后而出现午后潮热、日久不愈、关节红肿、黄疸、小便频数短涩、尿赤、口干不欲饮、胸脘满闷、苔黄腻、舌质红、脉滑数等症状。

内治法：通过给患者服用药物来进行治疗的各类治法的统称。

中药灌肠：是指通过肛门引中药药液或掺入散剂灌洗直肠的操作以治疗疾病。

中药直肠滴注：主要是利用输液管点滴中药于直肠内，通过黏膜吸收，达到治疗疾病的目的，是中医内病外治法之一。

参 考 文 献

[1] National Kidney Foundation. KDOQI Clinical Practice Guideline for Diabetes and CKD：2012 Update [J]. Am J Kidney Dis, 2012, 60 (5)：850-886.

[2] 李明，王小强，张华军. 参芪地黄汤治疗早期糖尿病肾病临床研究 [J]. 中医学报，2015, 30 (8)：1116-1118.

[3] Li P, Chen Y, Liu J, et al. Efficacy and Safety of Tangshen Formula on Patients with Type 2 Diabetic Kidney Disease：A Multicenter Double- Blinded Randomized Placebo- Controlled Trial [J]. PLoS One, 2015, 10 (5)：e0126027.

[4] 莫世安，康宁，王家艳，等. 糖肾方对糖尿病肾病 III 和 IV 期患者血脂的影响 [J]. 中国热带医学，2014, (3)：302-304.

[5] 崔冰，马继伟. 六味地黄丸治疗早期糖尿病肾病 33 例 [J]. 中国中医急症，2011, 20 (5)：804.

[6] 刘丽楠，李敬华，王素莉，等. 当归活血汤治疗糖尿病肾病临床研究 [J]. 中医学报，2015, 30 (10)：1414-1416.

[7] 申弘道. 加味真武汤治疗脾肾阳虚型糖尿病肾病 31 例 [J]. 河南中医，2011, 31 (9)：970-971.

[8] 张增建. 加味大黄附子汤治疗慢性肾功能不全 53 例 [J]. 中国中医急症，2011, 20 (6)：988.

[9] 高秋静，李梦可，沈萍．加味四妙方治疗湿热浊瘀型慢性尿酸性肾病的临床观察［J］．世界临床药物，2015，36（9）：613-617.

[10] 吴谋军，彭隆．加味抵当汤治疗糖尿病肾病31例［J］．湖南中医杂志，2011，27（6）：57-58.

[11] 唐希军．镇肝息风汤治疗肝肾阴虚肝阳上亢型高血压疗效观察［J］．中国民间疗法，2016，24（4）：65-66.

[12] 蔡志敏．旋覆代赭汤联合西药治疗呃逆随机平行对照研究［J］．实用中医内科杂志，2013，27（10）：61-63.

[13] 刘峻宏，焦安钦．黄连温胆汤加减治疗慢性肾衰竭30例临床观察［J］．大家健康，2015，9（3）：37-38.

[14] 李晓峰，李丽，赵志锋．安宫牛黄丸治疗血液透析精神异常患者的临床观察与研究［J］．中国民康医学，2011，23（10）：1241-1242.

[15] 李晓艳．葶苈大枣泻肺汤加味配合西药治疗慢性肾功能衰竭并发慢性充血性心力衰竭临床观察［J］．中国中医药信息杂志，2008，15（7）：75.

[16] 谭正玉，刘文武，马小兵．五苓散治疗肾性水肿30例临床观察［J］．实用中医内科杂志，2014，28（7）：34-36.

[17] 贾冕，赵进喜，董超．三黄益肾颗粒干预糖尿病肾病 Ⅳ 期的临床研究［J］．2015，10（6）：845-848.

[18] 倪青，姜山，肖月星．芪药消渴胶囊治疗早期糖尿病肾病多中心、随机、双盲、安慰剂对照临床观察［J］．中华中医药杂志，2013，28（8）：2479-2482.

[19] 余伟军．步长脑心通治疗糖尿病肾病的疗效观察［J］．医学信息，2011，24（9）：5792.

[20] 张煜敏，杨丽萍，沈波．金水宝胶囊治疗糖尿病肾病的系统评价［J］．现代中西医结合杂志，2012，21（23）：2509-2512.

[21] 饶祖华，余颖，李小青．芪蛭降糖胶囊治疗早期糖尿病肾病34例临床观察［J］．浙江临床医学，2008，10（7）：909-910.

[22] 刘红，孙伟，顾刘宝，等．黄葵胶囊联合 ACEI 或 ARB 类药物治疗糖尿病肾病的 Meta 分析［J］．中华中医药杂志，2015，30（5）：1712-1718.

[23] 李俊红，徐进，梁丽，等．清热养阴活血组方治疗早期糖尿病肾病临床研究［J］．河北中医，2015，37（3）：374-375.

[24] 季欣星，徐军建，唐晓．系统评价百令胶囊对糖尿病肾病患者肾功能水平的影响［J］．湖北中医杂志，2014，36（12）：3-5.

[25] 王文英，胡柳萍．中药灌肠治疗糖尿病肾病慢性肾衰的疗效观察［J］．江西中医药，2006，37（8）：24-25.

[26] 季聚良，陈大舜，武西芳．中药灌肠治疗糖尿病肾病氮质血症的临床观察［J］．湖南中医药大学学报，2007，27（5）：69-70.

[27] 李薇．蠲白汤直肠滴注治疗早期糖尿病肾病疗效观察［J］．中国中医药信息杂志，2013，20（1）：76-77.

[28] 张先闻．陈以平辨治糖尿病肾病经验撷要［J］．上海中医药杂志，2008，42（6）：6-7.

[29] 李俊美．吕仁和教授治疗糖尿病肾病的经验［J］．四川中医，2009（5）：1-3.

[30] 王耀献，刘尚建，付天昊，等．肾络微型症瘕探微［J］．中医杂志，2006，47（4）：247-249.

[31] 朴春丽．南征教授治疗消渴肾病经验［J］．长春中医药大学学报，2011，27（6）：947-948.

[32] 张燕，徐建龙，孙红颖，等．聂莉芳教授中医辨治糖尿病肾病的经验［J］．中国中西医结合肾病杂志，2014，（9）：757-759.

[33] 王珍，王梦迪，刘笑慈，等．王耀献教授从热邪论治糖尿病肾病经验［J］．中国中西医结合肾病杂

志, 2014, (5): 379-380.

[34] 仝小林, 周强. 临证糖尿病肾病的辨治要点 [J]. 第五届国际中医糖尿病大会暨国家中医药糖尿病临床研究联盟成立大会论文集, 2011.

[35] 郑柳涛, 李平. 李平治疗糖尿病肾病的思路与方法 [J]. 中华中医药杂志, 2009, 24 (6): 746-748.

[36] 牟新, 姜淼, 宋美铃, 等. 赵进喜教授治疗糖尿病肾病经验介绍 [J]. 新中医, 2005, 37 (11): 15-16.

[37] 周晖, 高彦彬. 高彦彬诊治糖尿病肾病的临床经验 [J]. 辽宁中医杂志, 2009, 36 (7): 1078-1079.

[38] 薛国忠, 戴恩来. 刘宝厚教授治疗糖尿病肾病经验 [J]. 中国中西医结合肾病杂志, 2007, 8 (6): 314-315.

[39] 任建素. 邹燕勤治疗糖尿病肾病对药应用经验拾萃 [J]. 上海中医药杂志, 2008, 42 (6): 8-9.

[40] 马世伟, 张佩青. 张佩青教授治疗糖尿病肾病经验 [J]. 世界中西医结合杂志, 2011, 6 (5): 377-378.

[41] 霓芝, 刘旭生. 糖尿病肾病诊断、辨证分型及疗效评定标准 (试行方案) [J]. 上海中医药杂志, 2007, (7): 7-8.

代谢综合征中医药临床循证实践指南

代谢综合征（metabolic syndrome，MS）是一组以肥胖、高血糖（糖尿病或糖调节受损）、血脂异常［高 TG 血症和（或）低 HDL-C 血症］及高血压等聚集发病、严重影响机体健康的临床综合征，是一组在代谢上相互关联的危险因素的组合[1]。已有的研究揭示，MS 人群心血管疾病患病风险增高了 3 倍，糖尿病风险增高了 5 倍（在还未发生糖尿病的人群中），心血管疾病死亡风险增高了 2 倍，总死亡风险升高了 1.5 倍[2]。中华医学会糖尿病分会（CDS）2007～2008 年组织的一项大规模抽样调查结果显示，中国大、中城市和乡镇 20 岁以上人群 MS 患病率为 14%。随着社会经济和生活方式的改变，MS 在全球范围的患病率逐年上升，已经成为严重威胁人类健康的主要公共卫生问题[3-5]。因此，对代谢综合征进行早期预防和治疗，将会有效降低心脑血管疾病和糖尿病发生的风险，改善公共卫生状况。

中医没有代谢综合征这一名称，根据其临床表现，分别将它们归属为"肥胖"、"腹满"、"脾瘅"、"眩晕"等范畴[6]。《素问·通评虚实论》中指出"凡治消瘅、仆击、偏枯、痿厥、气满发逆、肥贵人，则膏粱之疾也"。消瘅属糖尿病范畴，仆击、偏枯、痿厥与心脑血管疾病相关，气满发逆和肥贵人则属肥胖，这些疾病均属"膏粱之疾"，相互影响、关系密切，说明中医对 MS 早有认识。过食肥甘、久坐少动、情志失调等是 MS 发病的主要原因。由于 MS 早期的临床表现隐匿，典型症状各异，导致医家对其病机、证候的认识尚不统一。虽然如此，中医药因其自身整体性、综合性、治未病的特点展现了防治 MS 的优势与潜力，在中国中医药被广泛地应用于 MS 的治疗实践中。

目前已发布的《ZYYXH/T3.13-2007-糖尿病中医防治指南——代谢综合征》是国家中医药管理局政策法规与监督司立项的标准化项目之一，由中华中医药学会糖尿病分会负责编写，是指导和规范中医防治代谢综合征的纲领性文本。自颁布施行以来，对代谢综合征中医治疗发挥了较好的指导作用。但新近循证医学研究不断涌现，且既往指南限于条件，多采用专家共识的形式，研究方法亦有待改进。

本指南以成年代谢综合征患者的中医药治疗为主要内容，在既往代谢综合征的诊疗指南基础上，对研究质量相对较高的中医药治疗代谢综合征的系统综述和随机对照试验（RCT）进行严格的质量评价，从现有文献中筛选证据级别较高，临床疗效可靠、安全方便，便于推广的治疗方法，推荐于临床，以提高中医药治疗代谢综合征的临床疗效。

1 疾病诊断依据及辨证分型标准

1.1 疾病诊断标准

参照《2013 年中国 2 型糖尿病防治指南——代谢综合征》[1]和《2007 糖尿病中医防

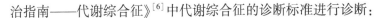

治指南——代谢综合征》[6]中代谢综合征的诊断标准进行诊断：

1.1.1 症状

部分患者可无临床症状，或见体胖腹满、食多、气短、容易疲劳，或胸胁闷胀、头晕目眩、头痛、烦躁易怒、口渴喜饮等。

1.1.2 体征

多见中心性肥胖、体重超重、血压偏高等。

1.1.3 理化指标

参照国际糖尿病联盟（IDF）[7]和《国际糖尿病联盟代谢综合征全球共识定义》[8]进行诊断：

必备指标：

中心性肥胖（不同种族腰围有各自的参考值，推荐中国人腰围切点：男性腰围≥90cm，女性腰围≥80cm）

其他指标：

(1) 三酰甘油（TG）水平升高：>150mg/dl（1.7mmol/L），或已接受针对此脂质异常的特殊治疗

(2) 高密度脂蛋白胆固醇（HDL-C）水平降低：男性<40mg/dl（1.03mmol/L），女性<50mg/dl（1.29mmol/L）或已接受针对此脂质异常的特殊治疗

(3) 血压升高：收缩压≥130mmHg或舒张压≥85mmHg，或此前已被诊断为高血压而接受治疗

(4) 空腹血糖升高：空腹血糖≥100mg/dl（5.6mmol/L），或已被诊断为2型糖尿病。如果空腹血糖≥100mg/dl（5.6mmol/L），则强烈推荐行口服葡萄糖耐量试验（OGTT）；但是OGTT在诊断代谢综合征时并非必需

注：具备以上必备指标，且至少具备其他指标中任意两项可诊断。

1.2 辨证分型标准

本辨证分型参考《中药新药临床研究指导原则》、《中医病证诊断疗效标准》和《糖尿病中医防治指南——代谢综合征》，并参考前期的文献整理及临床流行病学调查结果制定[9-16]。

1.2.1 肝胃郁热证

主症：脘腹痞满，胸胁胀闷，面色红赤，形体偏胖，腹部胀大，心烦易怒，口干口苦，大便干，小便色黄，舌质红，苔黄，脉弦数。

1.2.2 肝胆湿热证

主症：胁肋满闷，口苦纳呆，呕恶腹胀，大便不调，小便短赤，舌红苔黄腻，脉弦滑数。

1.2.3 脾虚痰浊证

主症：腹胀痞满，肢体乏力，食少便溏，呕逆，舌苔腻或脉滑。

1.2.4 气滞湿阻证

主症：胸胁脘腹胀闷，肢体困重，形体肥胖、多食、易疲劳，或患者无明显不适，舌苔厚腻，脉象弦或略滑。

1.2.5 痰瘀互结证

主症：局部肿块刺痛，胸脘腹胀，头身困重，或四肢倦怠，舌质暗，有瘀斑，脉弦或

沉涩。

1.2.6 气阴两（亏）虚证

主症：神疲乏力，气短，咽干口燥，多饮，自汗，大便干结，舌质淡红，少苔，脉沉细无力或细数。

1.2.7 脾肾气虚证

主症：神疲气短，乏力，腰酸，夜尿频多，或下肢水肿，尿浊如脂，阳痿，头昏耳鸣，大便溏泄，小便清长，舌淡胖，苔薄白或嫩，脉沉细或细弱无力。

2 中医药治疗方案

2.1 治疗原则

代谢综合征防治的主要目的是预防临床心血管疾病及2型糖尿病的发生，对已有心血管疾病者则要预防心血管事件再发生。积极且持久的生活方式是达到上述目标的重要措施，原则上应先启动生活方式干预，再针对性辨证论治给予中药治疗。

2.2 治疗方法

根据前期文献整理的结果，代谢综合征的中医治疗方法主要是中药内服。经文献检索发现，有较明确证据支持的中药治疗代谢综合征的方法是中药辨证内服。

2.2.1 辨证论治

辨证论治是中医认识疾病和治疗疾病的核心原则，本指南的辨证论治是指对代谢综合征通过四诊收集患者的病史、症状体征等临床资料，根据中医理论进行综合分析，辨出证候，并根据证候拟定治疗方法。辨证准确，治法对症，选方对法，方可取得较好的疗效。

2.2.1.1 肝胃郁热证

症状：脘腹痞满，胸胁胀闷，面色红赤，形体偏胖，腹部胀大，心烦易怒，口干口苦，大便干，小便色黄，舌质红，苔黄，脉弦数。

治法：开郁清热。

方药：

推荐方剂一：大柴胡汤[17]。柴胡、黄芩、半夏、枳实、白芍、大黄、生姜。痰湿者加化橘红、陈皮、茯苓；膏脂秽浊蓄积者加五谷虫、红曲、生山楂；瘀血内阻者加水蛭粉、桃仁。（Ⅱa弱推荐）

推荐方剂二：大黄黄连泻心汤[18]。大黄、黄连。（Ⅴ弱推荐）

2.2.1.2 肝胆湿热证

症状：胁肋满闷，口苦纳呆，呕恶腹胀，大便不调，小便短赤，舌红苔黄腻，脉弦滑数。

治法：清肝利湿。

方药：

推荐方药一：龙胆泻肝汤[6]。龙胆草、黄芩、栀子、泽泻、通草、车前子、当归、生

地、柴胡、生甘草。肝胆实火较盛，去通草、车前子，加黄连；湿盛热轻，去黄芩、生地，加滑石、薏苡仁。（Ⅴ弱推荐）

推荐方药二：黄连温胆汤[19]。黄连、半夏、竹茹、枳实、陈皮、茯苓、甘草。气虚明显者加黄芪、党参；瘀血明显加丹参；气滞者加柴胡、香附、佛手；下肢浮肿者加泽泻、冬瓜皮。（Ⅱa弱推荐）

推荐方药三：二陈汤合大柴胡汤[20]。半夏、陈皮、柴胡、枳实、茯苓、黄芩、芍药、大黄、生姜、大枣。（Ⅱa弱推荐）

2.2.1.3 脾虚痰浊证

症状：腹胀痞满，肢体乏力，食少便溏，呕逆，舌苔腻或脉滑。

治法：健（运）脾化湿。

方药：

推荐方药一：六君子汤[6]。人参、白术、茯苓、陈皮、半夏、炙甘草。呕吐、不思饮食加生姜、砂仁、木香；胸腹胀满加苍术、厚朴。（Ⅴ弱推荐）

推荐方药二：四君子汤合四逆散[21]。党参、白术、茯苓、甘草、柴胡、赤芍、枳壳。胃脘灼痛加生石膏、黄连；两胁灼热、胀痛加决明子、夏枯草；便秘加生大黄；兼有瘀血加丹参、郁金。（Ⅱa弱推荐）

推荐方药三：参苓白术散[22]。人参、茯苓、白术、山药、莲子、薏苡仁、砂仁、白扁豆、桔梗、甘草。（Ⅱb弱推荐）

推荐方药四：二陈汤加味[23]。陈皮、泽泻、制半夏、茯苓、甘草、生山楂、绞股蓝、决明子。（Ⅱa弱推荐）

2.2.1.4 气滞湿阻证

症状：胸胁脘腹胀闷，肢体困重，形体肥胖、多食、易疲劳，舌苔厚腻，脉象弦或略滑；或患者无明显不适。

治法：行气化湿。

方药：

推荐方药一：四逆散合平胃散[6]。柴胡、陈皮、赤芍、半夏、茯苓、厚朴、枳实、苍术、泽泻、荷叶、神曲。胃脘灼痛加生石膏、黄连；两胁灼热、胀痛加决明子、夏枯草；便秘加生大黄；兼有瘀血加丹参、郁金。（Ⅴ弱推荐）

推荐方药二：葛根芩连汤合平胃散加味[24]。葛根、黄芩、黄连、苍术、厚朴、陈皮、白术、泽泻、藿香、丹参、黄芪、甘草。（Ⅱa弱推荐）

2.2.1.5 痰瘀互结证

症状：局部肿块刺痛，胸脘腹胀，头身困重，或四肢倦怠，舌质暗、有瘀斑，脉弦或沉涩。

治法：祛痰化瘀。

方药：

推荐方药一：二陈汤合桃红四物汤[6]。陈皮、半夏、茯苓、桃仁、红花、川芎、当归、赤芍、生地。眩晕加天麻、白术；胸闷加瓜蒌；大便黏滞加槟榔；胸中烦热、痞满胀痛，加黄连、半夏、瓜蒌。（Ⅴ弱推荐）

推荐方药二：半夏白术天麻汤加味[25]。半夏、天麻、白术、陈皮、泽泻、葛根、山

楂、丹参、茯苓、草决明。（Ⅱa 弱推荐）

2.2.1.6 气阴两（亏）虚证

症状：神疲乏力，气短，咽干口燥，多饮，自汗，大便干结，舌质淡红，少苔，脉沉细无力或细数。

治法：益气养阴。

方药：生脉散合防己黄芪汤[6]。太子参、麦冬、五味子、黄精、山萸肉、黄芪、汉防己、白术、茯苓。纳差加陈皮、焦山楂、炒神曲；胃脘胀闷加苍术、厚朴；口干多饮加天花粉、知母。若见五心烦热，腰膝酸软，头晕耳鸣，口干口渴，大便干结等者可用知柏地黄汤。（Ⅴ弱推荐）

2.2.1.7 脾肾气虚证

症状：神疲气短，乏力，腰酸，夜尿频多，或下肢水肿，尿浊如脂，阳痿，头昏耳鸣，大便溏泄，小便清长，舌淡胖，苔薄白或嫩，脉沉细或细弱无力。

治法：补脾益肾。

方药：

推荐方药一：四君子汤合右归丸[6]。党参、白术、茯苓、黄芪、山药、山萸肉、熟地、菟丝子、枸杞、肉桂。腰膝酸痛加炒杜仲、补骨脂；下肢水肿加茯苓皮、大腹皮；畏寒肢冷加桂枝、生姜。（Ⅴ弱推荐）

推荐方药二：金匮肾气丸[26]。地黄、茯苓、山药、山茱萸、牡丹皮、泽泻、桂枝、牛膝、车前子、附子。（Ⅱb 弱推荐）

2.2.2 中成药

推荐药物一：天芪降糖胶囊[27]。每粒 0.32g。成人剂量：一次 5 粒，一日 3 次，口服，8 周 1 个疗程。用于气阴两虚证。（Ⅰb 强推荐，详见附件3）

推荐药物二：丹蒌片[28]。每片 0.3g。成人剂量：一次 5 片，一日 3 次，口服，饭后服用。用于痰瘀互结证。（Ⅱa 弱推荐）

推荐药物三：津力达颗粒[29]。每袋 9g。成人剂量：一次 1 袋，一日 3 次，开水冲服。8 周为 1 疗程，或遵医嘱。用于气阴两虚证。（Ⅱa 弱推荐）

2.2.3 其他疗法

推荐疗法一：热敏灸[30]。取中脘、天枢、气海、脾俞、胃俞、肾俞、命门、足三里、丰隆、百会。在穴位区域点燃普通纯艾条 2 根，施以温和灸 5min 以进行热敏感穴探寻，如穴位出现热敏现象时即在该穴依次进行温和、回旋、雀啄灸，并在该穴局部进行往返施灸操作，20～30min 后热敏感现象消失，即停灸。（Ⅱa 弱推荐）

推荐疗法二：针刺配合穴位埋线[31]。①针刺方法：中脘、梁门（双）、天枢（双）、大横（双）、水道（双）、气海、上巨虚（双）。②埋线方法：主穴取中脘、天枢（双）、大横（双）、气海、上巨虚（双）。（Ⅱa 弱推荐）

推荐疗法三：针刺疗法[32]。脾俞、胃俞、肝俞、肾俞、中脘、天枢、足三里、三阴交、合谷。（Ⅱa 弱推荐）

2.2.4　综合调护

2.2.4.1　饮食治疗

应用低脂、低热量、高纤维、高维生素膳食，可有益于降低代谢综合征患者体脂量、血糖和血脂[33]。（Ⅱa 弱推荐）

2.2.4.2　运动治疗

中医传统健身方法中，八段锦可以减轻代谢综合征患者的体脂量，调整血压，改善糖脂代谢[34]。（Ⅰb 强推荐）。

易筋经功法锻炼可以降低患者的三酰甘油、总胆固醇和低密度脂蛋白水平，提高高密度脂蛋白水平，减少腹围和体质量，改善糖代谢[35]。（Ⅱa 弱推荐）

太极拳可以减轻患者的体质量，降低 BMI，改善糖脂代谢[36]。（Ⅱa 弱推荐）

附　　件

1　中药煎煮方法

内容同"糖尿病前期"中药煎服方法。

2　治疗方药及对照药物（中药辨证内服）

证型	治则	方药	效果	对照药物	证据等级	推荐等级	评论
肝胃郁热证	开郁清热	大柴胡汤加减[17]：柴胡、半夏、大黄、枳实、黄芩、芍药等	=	罗格列酮	Ⅱa	弱	随机对照试验，单中心。90例MS患者随机分为观察组和对照组，每组45例。观察组应用开郁清胃颗粒治疗，对照组应用马来酸罗格列酮治疗。疗程12周。两组患者各个时间点血糖及HbA1c均显著降低（$P<0.01$），空腹及糖负荷后胰岛素水平显著降（$P<0.01$）；患者经胰岛素抵抗调整后的早期胰岛素分泌指数明显升高，两组比较差异无统计学意义（$P>0.05$）
肝胃郁热证	开郁清热	清肝降糖片[37]：柴胡8g，炒山栀10g，黄连4g，黄芩8g，生地15g，百合20g，知母10g，花粉20g，天麻10g，石决明20g	=	二甲双胍	Ⅱa	弱	随机对照试验，单中心。60例MS患者分为二甲双胍组和清肝降糖片组，每组30例，清肝降糖片组口服清肝降糖片，每次3片，每日2次；二甲双胍组口服二甲双胍每次3片（含0.425g），每日2次。两组均以1个月为1个疗程，连续观察2个疗程。两组均能显著降低血糖；两组治疗后空腹及餐后胰岛素、C肽水平均较治疗前明显下降；IR降低；B细胞功能明显改善；两组比较差异无显著性。两组治疗前后血浆游离脂肪酸水平比较差异无显著性

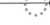

续表

证型	治则	方药	效果	对照药物	证据等级	推荐等级	评论
肝胃郁热证	开郁清热	降浊清肝方[38]	>	厄贝沙坦	Ⅰb	强	随机对照试验，多中心。100 例 MS 患者分成厄贝沙坦组及降浊清肝方组，每组 50 例，厄贝沙坦（安博维）组 1 次/日，150mg/次；降浊清肝方中药煎剂，2 次/日，170ml/次；连续观察 4 周。结果：降浊清肝方组平均降低血压 12.78/9.33mmHg，与厄贝沙坦组相当。其降低动脉压及舒张压负荷的幅度均大于对照组，降低 24h 动态血压的整体趋势与厄贝沙坦组相当。降浊清肝方组在缩小腰围、减轻体重、减少 BMI、改善中医证候方面，优于厄贝沙坦组
肝胆湿热证	清肝利湿	黄连温胆汤[19]：黄连 10g，半夏 11g，竹茹 15g，枳实 15g，陈皮 15g，茯苓 20g，甘草 10g	>	常规组	Ⅱa	弱	随机对照试验，单中心。76 例 MS 痰热蕴结患者随机分两组，对照组给予常规治疗，治疗组在常规治疗的基础上合用黄连温胆汤，治疗 4 周后观察，治疗组中医证候、BMI、空腹血糖、血脂、血压的改善作用均优于对照组
	清肝利湿	加味黄连温胆汤[39]：山楂 20g，茯苓、川芎各 15g，半夏 12g，陈皮 10g，黄连 9g，枳实、竹茹、甘草各 6g，大枣 6 枚	>	常规组	Ⅱa	弱	随机对照试验，单中心。60 例 MS 患者随机分为对照组，干预 3 个月，结果临床总有效率治疗组为 93.3%，对照组为 66.7%，两组比较差异有显著意义（$P<0.05$）
	清肝利湿	二陈汤合大柴胡汤[20]：半夏 15g，陈皮 15g，柴胡 15g，枳实 9g，茯苓 9g，黄芩 9g，芍药 9g，大黄 6g，生姜 6g，大枣 4 枚	>	二甲双胍	Ⅱa	弱	随机对照试验，随机方法不明确，无盲法，单中心。86 例 MS 患者为研究对象，随机均分为观察组和对照组，每组 43 例，观察 3 个月，观察组糖脂代谢、血压、体重与对照组相比较差异有统计学意义（$P<0.05$）

续表

证型	治则	方药	效果	对照药物	证据等级	推荐等级	评论
肝胆湿热证	清肝利湿	清热降浊方[40]：黄连、苦瓜、知母、酸枣仁、干姜	>	二甲双胍	I b	强	多中心，随机对照试验。病例 208 例。观察清热降浊方与二甲双胍对 2 型糖尿病合并代谢综合征患者糖脂代谢、体重和胰岛细胞功能的影响。结果：两组患者治疗后 HbA1c、FBG 和 2hPG 水平均较治疗前明显下降（$P<0.001$），组间差异无统计学意义；TC、TG、LDL-C 水平较治疗前均有所下降，但对 HDL-C 的作用不明显。治疗组体重、BMI 下降明显，优于对照（$P<0.05$）。两组 HOMA2-IR、HOMA2-S、HOMA2-B 的改善不明显
脾虚痰浊证	健脾化湿	四君子汤合四逆散加减[21]：党参 15g，茯苓、白术各 15g，炙甘草 6g，柴胡 6g，赤芍 12g，枳壳 6g，三七 6g，丹参 20g，怀山药 30g，玉米须 15g	>	西药组	II a	弱	随机对照试验，单中心。62 例 MS 患者随机分为治疗组和对照组，对照组 32 例，采用常规西药治疗；治疗组 30 例，在对照组治疗的基础上加用四君子汤合四逆散加味治疗。两组治疗后症状积分与治疗前比较，差异有统计学意义（$P<0.05$）。组间比较，治疗后两组的证候积分比较，临床总有效率治疗组为 86.7%，对照组为 59.4%，两组比较，差异有统计学意义（$P<0.05$）
	健脾化湿	参苓白术散合并针灸[22]：人参 15g，茯苓 15g，白术 15g，山药 15g，莲子 9g，薏苡仁 15g，砂仁 6g，白扁豆 12g，桔梗 6g，甘草 9g。每日 1 剂，水煎服。针刺方案：丰隆、阴陵泉、足三里、脾俞、三焦俞。针刺，平补平泻法，留针 20min，每日 1 次	>	2 型糖尿病，给予二甲双胍等降糖药物治疗；高血压患者给予 ACEI 类降压药物；血脂异常者给予辛伐他汀治疗	II a	弱	随机对照试验。60 例 MS 患者，对照组：2 型糖尿病，给予二甲双胍等降糖药物治疗；高血压患者给予 ACEI 类降压药物；血脂异常者给予辛伐他汀治疗。治疗组：在对照组的治疗方案基础上，加用参苓白术散合并针刺治疗。30 天为 1 个疗程，共治疗 2 个疗程。经过 2 个疗程治疗后，两组的 SBP 及 DBP 均有明显下降，得到良好控制，在体重控制方面，两组患者经相关治疗后，BMI 亦有明显改善，但治疗组效果明显优于对照组。在血脂调节方面，两组的 TG 有明显下降，组间对比无明显差异，但在 TC 及 HDL 的调节方面，对照组治疗前后对比无明显变化，而治疗组则取得明显效果，两组在控制血糖方面效果理想
	健脾化湿	二陈汤加味[23]：陈皮 10g，泽泻、制半夏各 12g，茯苓 20g，甘草 5g，生山楂、绞股蓝、决明子各 30g	>	西药组	II a	弱	随机对照研究，单中心。120 例 MS 患者随机分为治疗组和对照组。治疗组在对照组治疗的基础上加用二陈汤加味。6 周 1 个疗程。治疗组总有效率为 83.3%，高于对照组 56.7%，差异有统计学意义

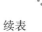

证型	治则	方药	效果	对照药物	证据等级	推荐等级	评论
脾虚痰浊证	健脾化湿	参苓健脾化湿汤[41]：党参15g，黄芪15g，茯苓15g，炒白术15g，山药15g，薏苡仁15g，砂仁6g，荷叶10g，泽泻15g，三七3g	>	西药组（二甲双胍、氯沙坦）	Ⅱa	弱	随机对照试验，单中心。80例患者随机分为治疗组和对照组，在生活方式干预的基础上治疗组口服参苓健脾化湿汤，对照组糖尿病患者予口服二甲双胍、高血压患者予氯沙坦。治疗后，两组中医证候疗效比较，治疗组总有效率为86.7%，对照组为66.7%；参苓健脾化湿汤降糖、降压作用与对照组无差异，调节血脂作用优于对照组，改善HOMA-IR作用优于对照组
气滞湿阻证	行气化湿	葛根芩连汤合平胃散加味[24]：葛根30g，黄芩15g，黄连10g，苍术20g，厚朴15g，陈皮15g，白术20g，泽泻20g，藿香15g，丹参20g，黄芪30g，甘草10g	>	西药组	Ⅱa	弱	随机对照试验，单中心。60例MS患者随机分为实验组和对照组，对照组服尼莫地平和二甲双胍。实验组在此基础上加服葛根芩连汤合平胃散加味方。疗程3个月。结果：实验组有效率明显高于对照组。实验组患者治疗后BMI、腰围、血压、血糖、HbA1c、血脂水平都有明显改善，尤其舒张压（DBP）水平和2hPG降低程度、HDL-C水平升高程度明显优于对照组
痰瘀互阻证	化瘀降浊	半夏白术天麻汤加味[25]：半夏9g，天麻6g，白术15g，首乌15g，山楂15g，葛根20g，陈皮10g，泽泻30g，丹参25g，黄芪30g，草决明15g，茯苓15g	>	二甲双胍	Ⅱa	弱	随机对照试验。单中心。60例MS患者分为实验组和对照组。治疗6周，加味半夏白术天麻汤组在治疗结束后，临床治疗疗效结果和治疗前后的患者证候积分显示加味半夏白术天麻汤组治疗有明显改善临床症状的作用
	化瘀降浊	益气化聚方[42]：茵陈7.5g，泽泻5g，黄连3g，蒲黄7.5g，黄芪12g	>	西药组	Ⅱa	弱	随机对照试验，单中心。22例中药组：降压药+益气化聚方；21例对照组：降压药+安慰剂；治疗12周。中药组与对照组相比，可显著改善（$P<0.01$）人体测量参数、FBG、HOMA-IR、血压
	化瘀降浊	荷叶降脂汤[43]：荷叶、水蛭、黄精、首乌、蒲黄、泽泻、地肤子	>	西药	Ⅱa	弱	随机对照试验，单中心。91例MS患者随机分为两组。疗程2个月。两组治疗后BMI、FBG、UA、TC、TG、FINS、HOMA-IR均较治疗前明显改善；且治疗组UA、TC、TG、FINS、HOMAIR改善程度明显优于对照组（$P<0.01$）

续表

证型	治则	方药	效果	对照药物	证据等级	推荐等级	评论
脾肾气虚证	补脾益肾	金匮肾气丸合并西药组[26]:	>	西药组	Ⅱa	弱	随机对照试验。按 1∶1 的比例随机分成对照组和治疗组各 60 例；对照组：赖浦胰岛素早中晚餐前 0.5h 各皮下注射 8U，或服用阿卡波糖 50mg，一日 3 次（餐后），或服那格列奈 30mg，一日 3 次（餐前）。同时服用贝那普利 10mg，一日 2 次或（和）硝苯地平缓释片 30mg，一日 1 次；治疗组：加服金匮肾气丸 20 粒，每日 2 次。连续观察 12 周

3　治疗方药及对照药物（中成药）

证型	治则	中成药	效果	对照药物	证据等级	推荐级别	评论
气阴两虚证	益气养阴	天芪降糖胶囊[27]	>	安慰剂	Ib	强	采用多中心、随机、双盲、安慰剂平行对照临床研究。420 例 IGT 气阴两虚兼热证患者，随机分为中药联合一般生活方式干预组及安慰剂联合一般生活方式干预组，观察 12 个月。对其 PPs 中符合 MS 诊断标准的患者进行分析。结果：纳入统计 122 例，治疗组 63 例，对照组 59 例，两组基线时各项资料无明显统计学差异。结果显示，中医综合干预可降低 IGT 合并 MS（气阴两虚兼热证）患者发生糖尿病的相对风险 32.1%，同时可控制血糖等代谢综合征组分及心血管危险因子，还可改善中医症状
痰瘀互结证	化痰散结，活血化瘀	丹蒌片[28]加常规治疗	>	常规治疗	Ⅱa	弱	采用随机、对照临床研究。60 例患者随机分为治疗组和对照组各 30 例，两组均采用常规治疗，治疗组加用丹蒌片口服，持续观察 12 周。治疗组患者治疗后平均腰围、TG 和 FBG 均较治疗前下降；对照组较治疗前有下降趋势。两组患者的 FMD 都较治疗前增加，且治疗组明显优于对照组；治疗后两组的 CRP、NO、ET、Vwf 水平均得到改善，但治疗组差异有统计学意义

证型	治则	中成药	效果	对照药物	证据等级	推荐级别	评论
气阴两虚证	益气养阴，健脾运津	津力达颗粒[29]	>	常规治疗	Ⅱa	弱	单中心、双盲、随机对照临床试验。门诊病例中 86 例 MS 患者。随机分为治疗组 44 例和对照组 42 例。对照组用常规治疗方法，治疗组采用在常规方法的基础上加用津力达颗粒。12 周为 1 个治疗周期。结果：两组治疗前后比较，治疗后各项指标均较治疗前明显下降（$P<0.01$）具有显著统计学意义；治疗组和对照组比较在血压控制上无明显差别，但在血糖及体质量控制上治疗组明显好于对照组，对于血脂的控制，治疗组也较好于对照组

4 综合调护

第一作者	调护方法	效果	对照方法	证据等级	推荐等级	评论
曾士林[30]	热敏灸	>	取相同穴位常规针刺	Ⅱa	弱	单中心、随机对照临床试验。将 94 例 MS 患者随机分为治疗组 58 例和对照组 36 例。治疗组采用热敏灸治疗，对照组采用电针配合耳穴贴压治疗。结果：治疗组疗后腰臀围比与对照组较，差异具有统计学意义（$P<0.01$）。两组治疗后血脂、血糖及血压与同组治疗前比较，差异均具有统计学意义（$P<0.01$）
王少锦[31]	针刺结合穴位埋线	>	同治疗组的针刺取穴、配及操作方法	Ⅱa	弱	随机对照临床试验。60 例 MS 患者随机分为治疗组（针刺结合穴位埋线组）与对照组（针刺组），每组 30 例。结果：治疗组治疗 MS 的总有效率明显高于对照组（$P<0.05$）。两组治疗后 TG 均下降，但治疗组效果高于对照组（$P<0.05$）；治疗组 SDP 治疗后较治疗前下降，有显著性差异，对照组治疗前后无显著性差异

第一作者	调护方法	效果	对照方法	证据等级	推荐等级	评论
马忠[32]	针刺疗法	>	常规降压、控糖、调脂药物治疗	Ⅱa	弱	随机对照临床试验。纳入76例MS患者，并将其随机分为对照组39例和治疗组37例，对照组采取常规药物治疗，治疗组在常规药物治疗的基础上加用针刺疗法。治疗40天。结果：治疗组治疗前后BMI、血脂比较差异均有统计学意义；两组治疗后BMI、血脂变化差异有统计学意义（$P<0.01$）
廖色青[34]	八段锦	>	步行40min	Ⅱa	弱	随机对照试验。将140例MS患者随机分为试验组和对照组，分别于干预前及干预后6个月检查患者BMI、腰围、血压、血糖、血脂及HbA1c、胰岛素水平。结果：试验组在干预后BMI、腰围、血压、血糖、血脂及HbA1c、胰岛素水平较干预前明显改善（P均<0.05）；与治疗前比较也有显著性差异（P均<0.05）；两组治疗后比较BMI、腰围、血压、血糖、血脂及HbA1c、胰岛素水平有显著性差异（P均<0.05）；对照组干预前后腰围、血脂、胰岛素水平无明显改变，体质量、血压、血糖、HbA1c水平比较无显著性差异（$P>0.05$）
邹忠[35]	易筋经	>	空白对照	Ⅱa	弱	随机对照试验。200例MS患者随机分为治疗组与对照组，各100例，两组均根据体质辨识的不同进行社区中医健康宣教，治疗组加"易筋经"功法锻炼共6个月。观测体质量、腹围、BMI、血糖、血脂、生活质量量表sF-36。结果：治疗组能有效降低三酰甘油、总胆固醇和低密度脂蛋白浓度，提升高密度脂蛋白浓度，纠正脂代谢功能紊乱；减少腹围，降低体质量指数，改善肥胖；并能控制血糖。与对照组比较差异有统计学意义
贾巧[36]	太极拳	>	空白对照	Ⅱa	弱	随机对照试验。154名MS患者被随机分为两组，对照组（76例）和干预组（78例）。干预组进行16周48式太极拳练习。干预后：干预组WC、BMI、TC、FBG及2hPG治疗后较治疗前明显下降，且较对照组治疗后亦显著下降（$P<0.05$）；两组之间血压均无显著改善

5 当代名老中医及专家治疗糖尿病周围神经病变的经验

颜乾麟教授[44]认为，代谢综合征与气机失调有关。①高血压从阳气上扰论治，用小柴胡汤或柴胡桂枝龙骨牡蛎汤以调畅肝气，疏肝达郁，清泄肝火。若病情缠绵日久，肝火暗伤阴液，肝肾阴虚，阴虚阳亢，上实下虚，则每以张锡纯镇肝息风汤之义，重用怀牛膝引火归源，并佐以肉桂平息肝阳。②糖尿病从气虚湿热论治，倡导"脾胰同源"，指出糖尿病与脾密切相关。糖尿病治疗之关键在于扶正益气，祛除湿热，恢复脾胃运化功能，扶正当重用黄芪健脾，大补元气，清热燥湿则用黄连、黄芩、黄柏。"二阳结谓之消"，以苍术、白术运脾健脾，且可防"三黄"苦寒败胃，有事半功倍之效。③高脂血症从清阳之气不升论治，血脂升高是由于中焦气机失于斡旋，运化不及，以致清阳不升，浊阴不降，临床喜用清震汤升清降浊，临床可见病患血脂得到很好的控制。④高尿酸血症从湿热蕴阻气机论治，认为高尿酸血症源于湿聚热蕴，气机受阻，湿热聚于关节，经络闭阻，不通则痛。治疗上以清利湿热，畅通气机为宜，常以四妙丸为基础方。

仝小林[45]教授根据多年的临床经验，依据《黄帝内经》的经典论述，提出了膏浊病的理论，为代谢综合征的治疗提供了中医理论指导。由于饮食不节，嗜食肥甘厚味，使脾胃壅滞，阻碍其正常运化，导致水谷精微不归正化，痰湿脂浊内生，精微堆积，则滋生病理之膏浊。因此，嗜食膏粱厚味是膏浊病发生的始动因素，胃肠为膏浊病发生的病理中心，其发展经历由脾滞到脾虚的过程。膏脂聚集过多则形成肥胖；堆积肝区，则形成脂肪肝；脂浊壅塞于血脉，清浊不分，则形成血脂异常、血流变异常，最终发展为高脂血症、高黏血症、高凝血症等；如以糖浊、尿酸浊为主，则可发展为糖尿病及高尿酸血症；土壅木郁，热及肝胆，则可发展为代谢性高血压。若膏浊病进一步发展，则可使脏络受损，发展为胸痹及中风等病。膏脂充溢，浊邪内生是膏浊病形成的病理基础，因此消膏降浊为治疗膏浊病的基本大法，包括减脂、通腑泻浊、清热降浊及芳香化浊等方法。减脂，是通过消食导滞等方法使体脂减少；通腑泄浊，是通过通泻的方法促进浊邪排出体外；芳香化浊，是指促进浊邪转化，加速膏浊的分解代谢，以减少浊邪在体内的积聚。

王琦教授[46]认为，痰湿体质是由于素体脾运失健，形成湿浊内停而成痰湿凝聚，以黏滞重浊为主要特征的体征状态，痰湿体制易患胸痹、脑卒中、消渴、眩晕等，因痰湿阻滞，气机不畅，最易夹瘀，以体形肥胖为主要表现。调整痰湿体质对于防治代谢综合征具有重要意义。针对调整痰湿体质常用方为化痰祛湿方（王琦经验方）、参苓白术散、泽泻白术散等。其中，化痰祛湿方由白术、苍术、黄芪、防己、泽泻、荷叶、橘红、生蒲黄、生大黄、鸡内金组成。其功效是健脾益气消脂，化痰除湿祛瘀。亦可用于痰湿阻滞所致的胸痹、肥胖、眩晕等病证。临证应用，若过食膏粱厚味，时有腹胀纳呆，食滞不化，或血脂高、伴脂肪肝者，可酌加山楂、莱菔子、麦芽以消食导滞化浊；兼尿少、浮肿、腹胀而体质尚壮实者，可加生姜皮、大腹皮、桑白皮以导水下行；痰多而黏者加竹茹、胆南星、枇杷叶，以清热化痰；恶心者加橘皮、生姜等。

刘喜明教授[47]认为，代谢综合征病名为肥满。刘喜明教授从中焦脾胃论治，虚实定性，寒热定向，将各致病因素与病机紧密结合，大致分为三种类型，具体如下：①痰湿中阻型。表现形体肥胖，肚腹硕大，腹部按之中硬，肢体困倦，胸膈痞满，痰涎壅盛，头晕目眩，口干不欲饮，嗜食肥甘，神疲嗜卧，苔白腻或白滑。以燥湿化痰，理气和中为法。方药选用二陈汤加减。②痰热互结型。表现体型肥胖，肚腹硕大，腹壁较紧，按之较硬，食欲旺盛，头晕，多梦，胸闷，语声重浊，腹胀，面色油光，怕热，汗出，四肢困重，口干口苦，便秘，舌红苔黄，脉滑数。以清热化痰散结为法。此型常见于中年男性，方药选用小陷胸汤为基础酌加僵蚕、蒲公英等清化痰热。③脾虚湿盛型。表现形体肥胖，腹壁按之柔软，肢体困倦，少气乏力，呕吐痞闷，不思饮食，脘腹胀痛，消瘦倦怠，或气虚肿满。苔薄滑边有齿痕，脉濡缓。此型常见于女性，表现以脾虚不运为主，故治疗以健脾化湿为法，方药选用香砂六君子汤加减。

金涛教授[48]认为，先天禀赋不足、脾肾两虚是本病内因，饮食不节、运动过少是本病外因。痰瘀既是病理产物也是重要的致病因素，其产生主要责之肝、脾。基于痰瘀在MS发病中的重要性，金涛从化痰祛瘀、益气养阴的视角调治MS，自拟荷叶降脂汤，药用荷叶、制黄精、制何首乌、泽泻、蒲黄、水蛭等。本病本虚标实，调补宜循序渐进，如党参宜从少量开始，多用反致补滞。本病早期以气郁痰阻为主，治以行气解郁兼以化痰祛瘀，方以越鞠丸合温胆汤加减；中期以痰瘀互结为主，治疗以化痰祛瘀兼以健脾益肾，方以荷叶降脂汤加减；后期以虚证为主，多表现为气阴两虚、脾肾两虚，治以健脾益肾、益气养阴兼以化痰祛瘀，方以四君子汤合金匮肾气丸加减。①以高血糖、IR为主者，可酌情选取桑叶、天冬、麦冬、丹参、黄芪、葛根、黄芩、西洋参、翻白草等。②以血脂调节紊乱为主者，可酌情选取苦丁茶、决明子、绞股蓝、黄连、女贞子、石菖蒲等；兼有脂肪肝伴肝功能异常者，酌情选取金钱草、郁金、虎杖、五味子等。③以高血压为主者，多表现为阴虚阳亢，可合用镇肝息风汤，酌情选取天麻、钩藤、夏枯草、石决明、代赭石、龙骨、龟板等。④兼见高尿酸者酌情选取萆薢、土茯苓、威灵仙、山楂、车前子、车前草、秦皮等。⑤若已有明显的心血管病变，如有胸闷、心绞痛者，加强活血化瘀，药用桃仁、红花、川芎；痰浊重者加瓜蒌、半夏、白芥子、胆南星等。

王文健教授[49]认为，此类病证从脏腑而言主要是由于脾气虚弱，加上多食肥甘、惰怠少动，引起全身气化障碍所致。多食肥甘伤及中焦气机，使中焦之气壅滞，脾主四肢肌肉，活动减少、肌肉怠惰也会影响脾之运化。MS患者多食肥甘，肥者令人内热，热郁而化火；甘者令人中满，使中焦之气壅滞，枢机不得斡旋。加之怠惰少动，终致气化功能不足，胃强脾弱，升降之枢纽失常。因气机不畅，出现腹胀满，脘胁之间时或不适；因运化障碍，脾气不能散精，物不化正，出现脂肪在腹部堆积，糖分、脂质在血液中积滞，因正气虚弱、精微化生不足，故出现乏力、气短、自汗等一系列症状。在气化障碍的基础上，邪热、湿浊、瘀血乘虚而入，糖代谢、脂代谢紊乱进一步加剧，发展形成糖尿病、脂肪肝、高血压及其他心脑血管疾病。病久伤及脉道，造成血运謇涩，瘀血内生，形成气虚为本，热郁、湿滞、血瘀为标之病。

6 代谢综合征的疗效判定标准

1. 2011年国家中医药管理局发布的《24个专业105个病种中医诊疗方案（试行）》[50]

（1）痊愈：治疗后症状积分较治疗前减少90%以上。

（2）显效：治疗后症状积分较治疗前减少70%以上。

（3）有效：治疗后症状积分较治疗前减少30%以上。

（4）无效：治疗后症状积分较治疗前不足30%。

2. 2013 年《中国 2 型糖尿病防治指南——代谢综合征》

针对各种危险因素如糖尿病或糖调节受损、高血压、血脂紊乱及肥胖等药物治疗，治疗目标如下：

（1）体重在一年内减轻7%～10%，争取达到正常 BMI 和腰围。

（2）血压：糖尿病患者<130/80mmHg，非糖尿病患者<140/90mmHg。

（3）LDL-C<2.6mmol/L，TG<1.7mmol/L，HDL-C>1.04mmol/L（男）或>1.3mmol/L（女）。

（4）空腹血糖<6.1mmol/L、负荷后 2hPG<7.8mmol/L 及 HbA1c<7.0%。

7　利益冲突的宣言及经费支持

MS 中医药临床循证实践指南的制定是由国家中医药管理局中医药临床研究基地全国中医糖尿病临床研究联盟委托北京中医药大学东方医院柳红芳教授制定，经费由中国中医科学院广安门医院资助提供。指南制定小组所有成员均声明，完全独立进行指南的编制工作，未与任何利益团体发生联系。

参 考 文 献

［1］中华医学会糖尿病学分会．中国糖尿病防治指南［M］．北京：北京医科大学出版社，2004：10-12.

［2］Eckle R H, Grundy S M, Zimmet P Z. The metabolism syndrome［J］. Lancet, 2005, 365：1415-1428.

［3］Dunkley A J, Charles K, Gray L J, et al. Effectiveness of interventions for reducing diabetes and cardiovascular disease risk in people with metabolic syndrome：systematic review and mixed treatment comparison meta-analysis［J］. Diabetes Obes Metab, 2012, 14（7）：616-625.

［4］Florez H, Temprosa M G, Orchard T J, et al. Metabolic syndrome components and their response to lifestyle and metformin interventions are associated with differences in diabetes risk in persons with impaired glucose tolerance［J］. Diabetes Obes Metab, 2014, 16（4）：326-333.

［5］Mottillo S, Filion K B, Genest J, et al. The metabolic syndrome and cardiovascular risk a systematic review and meta-analysis［J］. J Am Coll Cardiol, 2010, 56（14）：1113-1132.

［6］中华中医药学会糖尿病分会．糖尿病中医防治指南［M］．中国中医药出版社，2007：47-52.

［7］The IDF consensus worldwide definition of the metabolic syndrome. http：//www. idf. org/webdata/docs/IDF Metasyndromedefini-tion. pdf.

［8］宋秀霞（译），纪立农（校）．国际糖尿病联盟代谢综合征的全球共识定义．中华糖尿病杂志，2005, 13：175-177.

［9］郑筱萸．中药新药临床研究指导原则（试行）［M］．北京：中国医药科技出版社，2002：68-72.

［10］韩曼，周丽波，刘喜明，等．基于专家访谈的代谢综合征中医病名、基本证候、病因病机及用药规律研究［J］．中医杂志，2011, 52（22）：1918-1921.

［11］陈世波，倪青，魏子孝，等．基于个体化诊疗平台 2 型糖尿病合并代谢综合征证候规律研究［J］．中国中医药信息杂志，2007, 14（11）：18-21

［12］金磊，刘喜明．代谢综合征中医证候研究思路与方法［J］．陕西中医，2013, 34（5）：575-576.

[13] 赵展荣，闫小光，黄飞，等. 254例2型糖尿病患者代谢综合征的证候分析 [J]. 北京中医药大学学报，2006，29（12）：856-858.

[14] 高怀林，吴以岭，贾振华，等. 代谢综合征中医证候调查表的设计研究 [J]. 辽宁中医杂志，2007，34（1）：25-26.

[15] 王宝，李怡，李晔. 代谢综合征中医证候研究阐微 [J]. 中华中医药杂志，2013，28（3）：832-834.

[16] 仝小林，张志远. 中医对代谢综合征的认识和治疗 [J]. 中医杂志，2002，09：708-709.

[17] 陈良，仝小林，赵天宇，等. 开郁清胃颗粒对代谢综合征患者胰岛功能的影响 [J]，中国中医药信息杂志，2010，17（7）：7-9.

[18] 周强，赵锡艳，逄冰，等. 仝小林教授运用大黄黄连泻心汤验案解析 [J]. 天津中医药，2013，05：259-261.

[19] 隋艳波，刘莉. 黄连温胆汤治疗代谢综合征的临床疗效观察 [J]. 中西医结合心脑血管病杂志，2015，5（13）：581-582.

[20] 张晗，刘金苓. 痰湿瘀论治代谢综合征的临床研究 [J]. 中外医疗，2014，6：131-133.

[21] 周英. 四君子汤合四逆散加味治疗肝郁脾虚型代谢综合征的临床疗效 [J]. 中医药导报，2012，18（8）：29-31.

[22] 李新玥，温鸿源，蔡典. 参苓白术散结合针刺疗法治疗代谢综合征30例 [J]. 光明中医，2009，03：496-497.

[23] 洪小平. 二陈汤加味治疗代谢综合征60例疗效观察 [J]. 浙江中医杂志，2011，5（46）：343.

[24] 刘骏，吴露露，张青蓝. 葛根芩连汤合平胃散加味方配合西药治疗代谢综合征30例临床研究 [J]. 江苏中医药，2009，41（5）：28-29.

[25] 刘荣东，黄如萍，张玉辉. 加味半夏白术天麻汤对痰湿壅盛型代谢综合征的影响 [J]. 中华中医药学刊，2008，10（10）：2242-2245.

[26] 郑晓梅，代宏勋，黄宗文，等. 2011. 西药联合金匮肾气丸治疗代谢综合征肾损害临床观察 [J]. 实用中医药杂志，2011，03：174-175.

[27] 陈欣燕，连凤梅，朱妍，等. 中医综合干预治疗210例糖耐量减低合并代谢综合征患者 [J]. 中华中医药杂志，2012，4（27）：1155-1160.

[28] 吉金荣，高彩霞，孙金梅. 丹蒌片对代谢综合征患者血管内皮功能的影响 [J]. 中国实用医药，2012，25：172-174.

[29] 杨海峰，李丽敏，王楠楠，等. 津力达颗粒治疗代谢综合征44例临床观察 [J]. 中国医药指南，2013，21：683-684.

[30] 曾士林，金丽珍，杨宁，等. 热敏灸治疗代谢综合征临床观察 [J]. 上海针灸杂志，2014，01：40-43.

[31] 骆悠，黄桂宝，李宝，等. 针刺结合穴位埋线治疗代谢综合征的疗效 [J]. 中国老年学杂志，2012，03：453-454.

[32] 王少锦，李青，李梅，等. 针刺干预代谢综合征脂代谢功能紊乱的临床观察 [J]. 上海针灸杂志，2015，04：314-316.

[33] 潘文松，梁桂珍，赵天骄. 饮食治疗代谢综合征的效果观察 [J]，第四军医大学学报，2006，27（2）：160-162.

[34] 廖色青，梁云花，夏令琼，等. 中医传统健身法八段锦对代谢综合征患者的影响 [J]，现代中西医结合杂志，2013，22（23）：2560-2561.

[35] 邹忠，施晓芬，张宏. 易筋经干预代谢综合征100例临床研究 [J]. 长春中医药大学学报，2013，29（3）：398-399.

［36］贾巧，朱俐俐. 太极拳结合心理干预改善代谢综合征患者危险因素及脂联素的研究［J］：心血管康复医学杂志，2010，8（19）：337-345.

［37］汪艳娟，朱文锋，王行宽，等. 清肝降糖片改善多代谢综合征胰岛素抵抗的研究［J］. 中国中西医结合杂志，2005，25（5）：412-414.

［38］连凤梅，仝小林，徐立鹏，等. 降浊清肝方治疗高血压伴代谢综合征的临床研究［J］. 中国中医基础医学杂志，2011，06：649-652.

［39］宋桂叶，王利民. 加味黄连温胆汤治疗代谢综合征疗效观察［J］. 陕西中医，2011，32（8）：972-973.

［40］朱妍，连凤梅，仝小林. 清热降浊方对 2 型糖尿病合并代谢综合征患者胰岛 β 细胞功能的影响［J］. 中国中医药信息杂志，2010，8（17）：9-11.

［41］赵丹阳，赵丹云. 参苓健脾化湿汤治疗代谢综合征的临床研究［J］. 中医药学报，2015，6（43）：65-68.

［42］Yi Chen，De-yu Fu，Yu Chen，et al. Effects of Chinese herbal m edicine Yiqi Huaju Formula on hypertensive patients with：a random ized，placebo-controled trial［J］. J of Integ Med，2013 11（3）：184-194.

［43］金涛，王挺挺，于伟，等. 荷叶降脂汤对代谢综合征伴高尿酸血症患者 尿酸及胰岛素抵抗的影响［J］. 中国中西医结合急救杂志，2011，3（18）：89-91.

［44］李颖，孙春霞，韩天雄. 颜乾麟教授从气机失调论治代谢综合征的经验［J］. 中国中医急症，2013，4（22）：583-584.

［45］仝小林，刘文科. 论膏浊病［J］. 中医杂志，2011，10：816-818.

［46］王琦，李英帅. 中医对代谢综合征的认识及辨治探讨［J］. 浙江中医杂志，2006，11（41）：623-625.

［47］王春霞. 刘喜明教授辨治代谢综合征思路及经验［J］. 环球中医药，2014，6（7）：462-464.

［48］陈浪，金涛. 金涛教授从痰瘀论治代谢综合征经验［J］. 甘肃中医学院学报，2013，10（5）：9-11.

［49］刘毅. 王文健中西医结合防治代谢综合征的经验［J］. 上海中医药杂志，2008，42（8）：7-9.

［50］国家中医药管理局医政司. 24 个专业 105 个病种中医诊疗方案（试行）［M］. 国家中医药管理局医政司，2011.

糖尿病周围神经病变中医药临床循证实践指南

糖尿病周围神经病变（diabetic peripheral neuropathy，DPN）是糖尿病最常见的慢性并发症之一，发病率为30%～90%[1,2]。有文献认为有10%的糖尿病患者在诊断时即有神经病变，糖尿病病程超过5年者其发生率要超过50%[3]。该病由于损害神经部位不同，具有不同的临床表现，主要为感觉和运动神经功能障碍，突出表现是肢体的疼痛、麻木、蚁行感、发热、怕冷；也有的表现为下肢单侧或双侧活动受限；或肢体软弱无力，伴不同程度肌肉萎缩等[2]。发病机制目前尚不清楚，普遍认为其发生与血管病变、代谢紊乱、神经生长因子减少、遗传因素、自身免疫功能及血液流变学改变等多种因素相互作用有关[4,5]。糖尿病周围神经病变严重影响糖尿病患者的生活质量，是糖尿病患者致残的主要原因。

糖尿病周围神经病变归属于中医"消渴"、"血痹"、"麻木"、"脉痹"、"痿证"等范畴[6]。其病因多与禀赋不足、饮食失常、情志失调、劳欲过度等引起，多由于糖尿病日久，耗伤气阴，阴阳气血亏虚，血行瘀滞，脉络痹阻所致，属本虚标实证。病位在肌肤、筋肉、脉络，内及肝、肾、脾等脏腑，以气血阴阳亏虚为本，痰瘀阻络为标。糖尿病周围神经病变的治疗以补虚泻实为总原则，化瘀通络为关键[4,5]。近年来随着中医药治疗糖尿病周围神经病变的临床与实验研究的不断深入，运用中医药治疗糖尿病周围神经病变已积累了丰富经验，中医在本病的治疗上具有其独有的优势[7]。为了规范糖尿病周围神经病变的中医诊治，发挥中医药优势，国家中医药管理局中医药临床研究基地对现有文献进行整理、归纳、分析和严格临床评价，对已经发表的中药治疗糖尿病周围神经病变的随机对照试验、队列研究、病例对照研究、名家经验等进行了证据分级，以中华中医药学会2007年发布的《糖尿病中医防治指南·糖尿病周围神经病变》[9]为基础，参照了《糖尿病周围神经病变中医诊疗规范初稿》，推荐临床有效且安全、可行的中医药辨证分型标准和治疗方法，形成了本稿。并组织了多轮专家讨论，按照国际通行的推荐原则，提出了中药治疗本病的适当建议，形成了易于掌握、可行性好的临床指导意见。

目前虽中医药治疗糖尿病周围神经病变的文章较多，但高级别证据的文献尚不足，使得本指南的部分内容仍然由专家共识形成。我们由衷地期待广大中医内分泌科同仁在临床和科研工作中，关注和体现循证医学内涵，使中医药治疗糖尿病周围神经病变的临床疗效得到持续不断的提高！

目前已发布的《糖尿病中医防治指南》是国家中医药管理局政策法规与监督司立项的标准化项目之一，由中华中医药学会糖尿病分会负责编写，是指导和规范中医防治糖尿病的纲领性文本。自颁布施行以来，对糖尿病中医治疗发挥了较好的指导作用。但新近循证医学研究不断涌现，且既往指南限于条件，多采用专家共识的形式，研究方法亦有待改进。

本指南以糖尿病周围神经病变的中医药治疗为主要内容，在既往糖尿病的诊疗指南和专家共识的基础上，筛选中医药治疗糖尿病周围神经病变的系统综述、随机对照试验

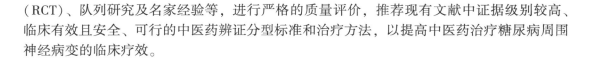

（RCT）、队列研究及名家经验等，进行严格的质量评价，推荐现有文献中证据级别较高、临床有效且安全、可行的中医药辨证分型标准和治疗方法，以提高中医药治疗糖尿病周围神经病变的临床疗效。

1 疾病诊断依据及辨证分型标准[4,9,10]

1.1 疾病诊断标准

糖尿病周围神经病变的诊断可根据病史、临床表现、结合体检和电生理学检查资料。其中，除病史和临床表现外，物理学检查、感觉定量试验（QST）和神经传导速度（NCS）中至少两项异常，才能确诊。

1.1.1 病史

有糖尿病病史或诊断糖尿病的证据。采用 1999 年 WHO 制订的糖尿病诊断标准：糖尿病症状（多尿、多饮及不能解释的体重下降），并且随机（餐后任何时间）血浆葡萄糖（PBG）≥11.1mmol/L（200mg/dl）；或空腹（禁热量摄入至少 8h）血浆葡萄糖（FPG）水平≥7.0mmol/L（126mg/dl）；或葡萄糖（75g 脱水葡萄糖）耐量试验（OGTT）中 2h 的血浆葡萄糖（2hPG）水平≥11.1mmol/L（200mg/dl）。

1.1.2 临床表现

（1）症状：临床主要表现为麻、凉、痛、痿等临床症状。有感觉神经和运动神经障碍的临床表现，通常为对称性，下肢较上肢严重。早期先出现感觉神经障碍的临床表现，首先出现肢端感觉异常，分布如袜子或手套状，伴麻木、针刺、灼热或如踏棉垫感，有时伴有痛觉过敏。随后有肢痛，呈隐痛、刺痛或烧灼样痛，夜间及寒冷季节加重。晚期则出现运动神经障碍的临床表现：肌张力减弱，肌力减弱以至肌萎缩和瘫痪。肌萎缩多见于手、足小肌肉和大腿肌。

（2）体征：有临床症状（疼痛、麻木、感觉异常等）者，5 项检查（踝反射、针刺痛觉、震动觉、压力觉、温度觉）中任 1 项异常；无临床症状者，5 项检查中任 2 项异常。

（3）理化检查：肌电图检测：在临床症状出现前，电生理检查可发现感觉神经传导速度（SCV）和运动神经传导速度（MCV）减慢。

1.1.3 排除标准

排除其他病因引起的神经病变，如颈腰椎病变（神经根压迫、椎管狭窄、颈腰椎退行性变）、脑梗死、格林-巴利综合征，排除严重动静脉血管性病变（静脉栓塞、淋巴管炎）等，尚需鉴别药物尤其是化疗药物引起的神经毒性作用及肾功能不全引起的代谢毒物对神经的损伤。

1.2 辨证分型标准

本辨证分型参考《糖尿病中医防治标准》[10]、《糖尿病中医防治指南》[9]、《中药新药临床研究指导原则》[11]的辨证标准，并根据前期的文献整理和临床流行病学调查结果，最后通过专家共识制定。

糖尿病周围神经病变以凉、麻、痛、痿为主要临床症状；其主要病机是以气虚、阴虚、阳虚为本，以瘀血、痰浊阻络为标，不同程度的血瘀贯穿于糖尿病周围神经病变整个病程的始终。在辨证时，首先应区分气、血、阴、阳及标本虚实，虚当辨气虚、阴虚、阳虚；实当辨瘀血与痰浊。由于病程较长往往以本虚标实为多见。

1.2.1 气虚血瘀证

手足麻木，如有蚁行，肢末时痛，多呈刺痛，下肢为主，入夜痛甚；气短乏力，神疲倦怠，自汗畏风，易于感冒，舌质淡暗，或有瘀点，苔薄白，脉细涩。

1.2.2 阳虚寒凝证

肢体麻木不仁，四末冷痛，得温痛减，遇寒痛增，下肢为著，入夜更甚；乏力懒言，神疲倦怠，畏寒怕冷，舌质暗淡或有瘀点，苔白滑，脉沉紧。

1.2.3 阴虚血瘀证

腿足挛急，肢体麻木，酸胀疼痛，或肢体灼热；五心烦热，失眠多梦，皮肤干燥，腰膝酸软，头晕耳鸣；口干少饮，多有便秘，舌质嫩红或暗红，苔花剥少津，脉细数或细涩。

1.2.4 痰瘀阻络证

麻木不仁，常有定处，足如踩棉，肢体困倦，头重如裹，昏蒙不清，体多肥胖，口黏乏味，胸闷纳呆，腹胀不适，大便黏滞。舌质紫暗，舌体胖大有齿痕，苔白厚腻，脉沉滑或沉涩。

1.2.5 肝肾亏虚证

肢体痿软无力，肌肉萎缩，甚者痿废不用，腰膝酸软，骨松齿摇，头晕耳鸣，舌质淡，少苔或无苔，脉沉细无力。

2 中医药治疗方案

2.1 治疗原则

本病治疗应注重辨证，首先应辨虚实主次：本病属本虚标实之证，本虚以气阴两虚为主，渐至阴阳两虚，标实则责之瘀血、痰浊等病理产物，总以脉络不通为主。其次应辨脏腑病位：本病初起多关乎脾肾，以脾气虚伴肾阴虚为主证，后期可出现肝肾阴虚，甚至脾肾阳虚，应注意结合脏腑病位随证遣药。临床需知瘀血贯穿糖尿病周围神经病变病程的始终，酌情选加化瘀通络之品，取其"以通为补"、"以通为助"之义。

同时本病在治疗手段的选择上，除口服、注射等常规的方法外，当灵活选用熏、洗、灸、针刺、推拿、治疗仪等外治法，内外同治，以提高疗效，缩短疗程。

2.2 辨证论治

2.2.1 气虚血瘀证

治法：益气活血，化瘀通痹。

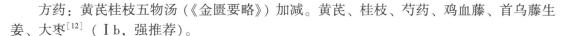

方药：黄芪桂枝五物汤（《金匮要略》）加减。黄芪、桂枝、芍药、鸡血藤、首乌藤生姜、大枣[12]（Ⅰb，强推荐）。

加减：病变以上肢为主加桑枝、桑叶、片姜黄、羌活。以下肢为主加川牛膝、木瓜。

2.2.2 阳虚寒凝证

治法：温经散寒，通络止痛。

方药：当归四逆汤（《伤寒论》）加减。附子、当归、赤芍、桂枝、细辛、通草、干姜、制乳香、制没药、甘草[13]（Ⅱa，弱推荐）。

加减：以下肢、尤以足疼痛为甚者，可配伍乌头汤或九分散，或酌加川乌、续断、牛膝、木瓜等活血祛瘀之品；内有久寒，见水饮呕逆者，加生姜、半夏、吴茱萸等。

2.2.3 阴虚血瘀证

治法：滋阴活血，柔筋缓急。

方药：芍药甘草汤（《伤寒论》）合四物汤（《太平惠民和剂局方》）加味。白芍、甘草、地黄、当归、川芎、木瓜、牛膝、炒枳壳、丹皮、桃仁、首乌、石斛[14]（Ⅱa，弱推荐）。

加减：腿足挛急，时发抽搐，加全熟地蝎、蜈蚣；五心烦热加知母、黄柏、地骨皮、黄连。

2.2.4 痰瘀阻络证

治法：化痰活血，宣痹通络。

方药：二陈汤（《太平惠民和剂局方》）合桃红四物汤（《医宗金鉴》）或活络效灵丹（《医学衷中参西录》）加减。陈皮、半夏、茯苓、甘草、桃仁、红花、熟地黄、当归、川芎、芍药、丹参、乳香、没药[15]（Ⅱa，弱推荐）。

加减：胸闷呕恶，口黏加苍术、黄柏、藿香、佩兰；肢体麻木如蚁行较重者加独活、防风、僵蚕、全蝎；疼痛部位固定不移加川乌、白附子、白芥子、延胡索等。

2.2.5 肝肾亏虚证

治法：滋补肝肾，填精益髓。

方药：六味地黄丸（《小儿药证直诀》）加减。熟地黄、山茱萸、丹皮、山药、茯苓、泽泻[16]（Ⅱa，弱推荐）。

加减：肾精不足，腰膝酸软明显加牛骨髓、龟板、菟丝子；阴虚明显五心烦热，加枸杞、女贞子。

2.3 中成药

中成药的选用必须适合该品种的中医证型，切忌盲目使用。建议选用无糖颗粒型、胶囊剂、浓缩丸或片剂。

复方丹参滴丸：用于糖尿病周围神经病变瘀血阻络证。一次10粒，一日3次[17]（Ⅰb，强推荐）。

脑心通胶囊：用于糖尿病周围神经病变瘀血阻络证。一次3粒，一日3次[18]（Ⅰb，强推荐）。

木丹颗粒：用于糖尿病周围神经病变气虚血瘀证。一次7g，一日3次[19]（Ⅱa，弱推荐）。

参芪降糖颗粒：用于糖尿病周围神经病变气虚血瘀证。一次 3g，一日 3 次[20]（Ⅱa，弱推荐）。

通心络胶囊：用于糖尿病周围神经病变气虚血瘀证。一次 3 粒，一日 3 次[21]（Ⅱa，弱推荐）。

筋脉通胶囊：用于糖尿病周围神经病变阴虚血瘀证。一次 5 粒，一日 3 次[22]（Ⅱa，弱推荐）。

2.4 熏洗疗法

中药糖痛方：用于糖尿病周围神经病变气虚血瘀证。一剂药煎取 1000 ml，加温水至 3000 ml，控制水温在 40℃，泡洗时间为 30 min，外洗患肢一日 2 次[23]（Ⅱa，弱推荐）。

温经通络熏洗方：用于糖尿病周围神经病变阳虚寒凝证。一剂药煎取 5000ml，控制水温在 35℃，泡洗时间为 40~60min，外洗患肢一日 2 次[24]（Ⅱa，弱推荐）。

四藤一仙汤：用于糖尿病周围神经病变阴虚血瘀证。一剂药煎取 500ml，控制水温在 40℃，泡洗时间为 30min，外洗患肢一日 2 次[25]（Ⅱb，弱推荐）。

透骨散：用于糖尿病周围神经病变瘀血阻络证。一剂药煎取 2000~3000ml，控制水温在 35~50℃，泡洗时间为 30min，外洗患肢一日 1 次[26]（Ⅱa，弱推荐）。

2.5 针灸推拿疗法

糖尿病周围神经病变中医治疗除中药治疗外，尚涵盖针刺、灸法、推拿及中药贴敷等。现有证据表明，体针治疗糖尿病周围神经病变具有较好的临床疗效（Ⅰb，强推荐）[27,28]。腕踝针对糖尿病周围神经病变肢体末端疼痛、麻木症状有一定的疗效（Ⅰb，强推荐）[29]。另有研究显示，电针治疗改善糖尿病周围神经病变临床疗效较好（Ⅰb，强推荐）[30]。中医艾灸对糖尿病周围神经病变阳虚寒凝证治疗效果较好（Ⅰb，强推荐）[31]。推拿穴位对糖尿病周围神经病变瘀血阻络证具有一定疗效（Ⅱa，弱推荐）[32]。需要注意的是，糖尿病周围神经病变患者需要在血糖控制较好，且无皮肤过敏、溃疡、水肿等的情况下使用针灸理疗，谨防针灸后感染。

2.6 中药注射液

葛根素注射液：每次 500mg 加入 0.9% 氯化钠溶液 250ml，静脉滴注，一日 1 次[33,34]（Ⅰb，强推荐）。

丹红注射液：每次 20ml，加入 0.9% 氯化钠注射液 250ml，静脉滴注，一日 1 次[35]（Ⅱa，弱推荐）。

川芎嗪注射液：每次 120mg 加生理盐水 250ml，静脉滴注，一日 1 次[36]（Ⅱa，弱推荐）。

银杏叶注射液：每次 50mg 加生理盐水 250ml，静脉滴注，一日 1 次[37]（Ⅱa，弱推荐）。

灯盏花素注射液：每次 50mg 加生理盐水 250ml，静脉滴注，一日 1 次[38]（Ⅱa，弱推荐）。

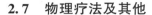

2.7 物理疗法及其他

空气波压力治疗仪：POWER Q-3000 型空气波压力治疗仪。治疗时将套袖套于肢体，系好拉链。压力设定为 $0.2kgf/cm^2$，以后根据患者情况增加至 $0.3 \sim 0.5kgf/cm^2$。对肢体从手足末端至躯干中心进行波浪式充气、膨胀、放气，顺序循环治疗。每次治疗 30min，一日 1 次[39]（Ⅱa，弱推荐）。

高压氧：采用空气加压舱治疗，压力 0.25MPa，面罩吸氧 30min，中间休息 10min，再吸 30min，一日 1 次[40]（Ⅱa，弱推荐）。

安诺血管神经治疗仪：在患肢垫一透明保鲜袋，将治疗垫轻轻放置于患肢皮肤表面，打开开关，每次治疗 20 ~ 40min，一日 1 次[41]（Ⅱa，弱推荐）。

糖尿病治疗仪：应用 WLTY-200 型电脑糖尿病治疗仪超低频电脉冲刺激曲池、脾俞、关元、足三里等穴位，每次 30min，一日 1 次[42]（Ⅱa，弱推荐）。

3 指南推荐要点

中药内治法包括辨证论治和中成药是糖尿病周围神经病变中医治疗的基本方法。另外，中药熏洗法、针灸推拿法中药注射液及物理疗法均可为糖尿病周围神经病变提供治疗选择。

糖尿病周围神经病变其主要病机是以气虚、阴虚、阳虚失充为本，以瘀血、痰浊阻络为标，血瘀贯穿于 DPN 的始终。临床当首辨其虚实，虚当辨气虚、阴虚、阳虚之所在；实当辨瘀与痰之所别，但总以虚中夹实最为多见。治疗当在辨证论治、遣方择药前提下，酌情选加化瘀通络之品，取其"以通为补"、"以通为助"之义。

依据现有的随机对照试验和专家共识：推荐辨病与辨证相结合的中药复方辨证加减、部分中成药、熏洗疗法及针灸疗法治疗糖尿病周围神经病变。

附　　件

1　中药煎煮方法

内容同"糖尿病前期"中药煎服方法。

2　治疗方药及对照药物（中药复方）

证型	治则	方药	效果	对照药物	证据等级	推荐等级	评论
气虚血瘀证[12]	益气活血，化瘀通痹	黄芪桂枝五物汤	>	甲钴胺	Ⅰb	强	Radomized controlled trial. 50 patients（treatment group）compared to mecobalamin on 22 patients（control group）. After 8 weeks of treatment, the marked effective rate and total effective rate in the treatment group were 28.0% and 62.0%, which were superior to those in the control group（22.7% and 54.5%）respectively（$P<0.05$）
阳虚寒凝证[13]	温经散寒，通络止痛	当归四逆汤		维生素 B_1+维生素 B_{12}	Ⅱa	弱	随机对照研究。60 例患者随机分为治疗组与对照组各 30 例，临床疗效总有效率治疗组为 96.7%，对照组总有效率为 73.3%，2 组比较，差异有显著性意义（$P<0.05$）。治疗 MCV、SCV 均较治疗前明显提高，差异有显著性意义（$P<0.05$）。治疗组治疗后腓总神经 MCV、胫神经 SCV、腓总神经 SCV 较对照组明显提高，差异有显著性意义（$P<0.05$）
阴虚血瘀证[14]	滋阴活血，柔筋缓急	芍药甘草汤合四物汤	>	硫辛酸注射液	Ⅱa	弱	随机对照研究。纳入 86 例 DPN 患者，对照组和治疗组均 43 例。治疗 4 周后治疗组中医临床症状各项目评分均显著低于对照组（$P<0.01$）；治疗组有效率为 90.70%，优于对照组的 69.77%，两组比较，差异有统计学意义（$P<0.05$）；治疗组治疗后患者正中神经 SNCV 和 MNCV 传导速度显著高于对照组（$P<0.01$）

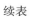

证型	治则	方药	效果	对照药物	证据等级	推荐等级	评论
痰瘀阻络证[15]	化痰活血，宣痹通络	二陈汤合桃红四物汤或补阳还五汤		甲钴胺+维生素 B_1	Ⅱa	弱	随机对照研究。将 100 例糖尿病周围神经病变患者随机分为治疗组和对照组，每组各 50 例，治疗 6 周后，治疗组的临床总有效率为 86%，较对照组的 66%，具有显著性差异（$P<0.05$），且治疗组可有效改善神经传导速度
肝肾亏虚证[16]	滋补肝肾，填精益髓	六味地黄丸	>	甲钴胺	Ⅱa	弱	随机对照研究。纳入 80 例糖尿病周围神经病变患者随机分成两组，对照组 40 例，治疗组 40 例。4 周后对照组治疗总有效率为 77.5%，治疗组总有效率为 92.5%，两组具有显著统计学差异（$P<0.05$）

3 治疗方药及对照药物（中成药）

药物	效果	对照药物	证据等级	推荐等级	评论
复方丹参滴丸（药物组成：三七、冰片、丹参等）[17]	>	维生素 B_1+维生素 B_{12}	Ⅰb	强	随机对照研究。纳入 70 例接受复方丹参滴丸治疗糖尿病周围神经病变的患者，随机分成观察组和对照组。观察组患者的总有效率为 85.7%，对照组患者的总有效率为 57.1%，两组差异显著（$P<0.05$），具有统计学意义
脑心通胶囊（药物组成：丹参、黄芪、红花、全蝎、川芎、乳香、没药、地龙、水蛭等）[18]	>>	甲钴胺片	Ⅰb	弱强	随机对照研究。纳入 180 例 DPN 患者，分为脑心通组 62 例、弥可保组 62 例及脑心通联合弥可保组 56 例。3 个疗程（12 周）后脑心通组总有效率达 87.5%，显效率 43.8%；但脑心通对阳虚血瘀型（60%）和肝肾亏虚型（50%）的疗效较差；甲钴胺对肝肾亏虚型的疗效最好，显效率达 50%，有效率达 100%；对气虚血瘀型（56.3%）的效果较差；联合组对气虚血瘀型、肝肾亏虚型较单独使用较好，以气虚血瘀型的效果最好（$P<0.05$）。脑心通与甲钴胺对各中医证型的运动和感觉传导有改善作用（$P<0.05$）；甲钴胺对皮肤交感反射改善作用明显（$P<0.05$）；联合组对各证型神经电生理指标均有改善作用（$P<0.05$），对胫前动脉内径也有改善（$P<0.05$）

药物	效果	对照药物	证据等级	推荐等级	评论
木丹颗粒（药物组成：黄芪、延胡索、苏木、鸡血藤、红花、没药、丹参、赤芍、三七、川芎等）[19]	>>	甲钴胺片	IIa	弱	随机对照研究。纳入 DPN 患者 54 例，随机分为观察组和对照组。观察组临床显效 16 例，总有效率达 85.7%，而对照组患者显效 8 例，总效率为 65.4%，两组比较差异有统计学意义（$P<0.05$）。同时治疗 4 周后两组患者的神经传导速度与治疗前比较均明显增加，且观察组与对照组比较，治疗后神经传导速度有显著差异（$P<0.05$）
参芪降糖颗粒（药物组成：人参茎叶皂苷、五味子、黄芪、山药、茯苓、麦冬、天花粉、覆盆子、地黄、枸杞子等）[20]	>	甲钴胺片	IIa	弱	随机对照研究。将 140 例气阴两虚型 DPN 患者按随机数字表随机分为 4 组：研究组、中药组、西药组各 40 例，对照组 20 例。3 个月后研究组总有效率（94.44%）明显高于中药组（55.88%）、西药组（54.55%）和对照组（13.33%，$P<0.01$），中药组和西药组之间差异无显著性，但均明显高于对照组（$P<0.01$）。研究组、中药组和西药组治疗后症候积分均显著降低（$P<0.01$）。研究组治疗后积分值低于其他 3 组（$P<0.01$）。中药组和西药组之间治疗后积分值比较差异无显著性，但均明显低于对照组（$P<0.01$）。治疗后研究组、中药组和西药组的 MNCV、SNCV 和 TCSS 评分均较对照组升高，且研究组最高（$P<0.01$），研究组差值明显高于其他组
通心络胶囊（药物组成：人参、水蛭、全蝎、土鳖虫、蜈蚣、蝉蜕、赤芍、冰片等）[21]	=	甲钴胺片	IIa	弱	随机对照研究。纳入 65 例 DPN 患者，随机分成治疗组 33 例，对照组 32 例。治疗 8 周后治疗组和对照组中医证候总积分治疗前后自身对照其差异均有统计学意义（$P<0.05$），但两组间比较无明显统计学差异（$P>0.05$）；治疗组与对照组治疗前后体征均有一定程度的改善，但两组间触觉、跟腱反射的疗效比较未见明显统计学差异（$P>0.05$）；治疗组体征总积分治疗前、后自身对照，存在明显统计学差异（$P<0.05$），而与对照组相比，未见明显统计学差异（$P>0.05$）；两组治疗前后积分差值比较存在明显统计学差异（$P<0.05$）；治疗组及对照组双侧腓肠神经 SNCV、右侧正中神经 SNCV 治疗前后自身、组间比较均无明显统计学差异（$P>0.05$）

药物	效果	对照药物	证据等级	推荐等级	评论
筋脉通胶囊（药物组成：菟丝子、女贞子、水蛭、延胡索、桂枝、细辛、荔枝核等）[22]	>>	甲钴胺片	Ⅱa	弱	随机对照研究。将54例2型DPN患者随机分为筋脉通组和弥可保组。治疗组的中医症状总分与神经功能评分明显下降（$P<0.01$或$P<0.05$）；神经系统症状减轻，神经体征总体改善率为50.0%；交感神经皮肤反应（SSR）异常的改善率为36.0%，SSR上肢波幅明显增高（$P<0.05$）；神经传导速度（NCV）的改善率为MCV 15.8%、SCV 25.0%，尺神经运动波幅较治疗前明显增高（$P<0.05$）

4 治疗方药及对照药物（熏洗疗法）

证型	治则	方药	效果	对照药物	证据等级	推荐等级	评论
气虚血瘀证	益气活血化瘀	糖痛方（药物组成：生黄芪、川芎、川牛膝、片姜黄、桂枝等）[23]	>>	维生素B_1+维生素B_{16}	Ⅱa	弱	随机对照研究。纳入70例患者，分为治疗组、对照组各35例。治疗组的临床综合疗效有效率为45.2%，对照组为10%。治疗组优于对照组（$P<0.05$）。治疗组中医证候疗效有效率为61.3%，对照组为3.3%。治疗组明显优于对照组（$P<0.001$）。中医证候积分上治疗组与本组治疗前及与对照组治疗后相比具有非常显著性差异（$P<0.001$）。治疗组胫运动神经和感觉神经传导速度改善优于治疗前（$P<0.05$），对照组的胫运动神经传导速度改善治疗后优于治疗前（$P<0.05$）。治疗后在胫运动神经传导速度上治疗组改善优于对照组（$P<0.05$）
阳虚血瘀证	温阳活血化瘀	温经通络熏洗方（药物组成：当归、桃仁、红花、川牛膝、威灵仙、桂枝各20g，鸡血30g，花椒5g）[24]	>>	甲钴胺片	Ⅱa	弱	随机对照研究。纳入DPN患者80例，随机分为两组，每组40例。治疗组总有效率为92.5%，与对照组比较有显著性差异（$P<0.05$）。治疗组临床证候治疗前后及与对照组比较有显著性差异（$P<0.05$）

续表

证型	治则	方药	效果	对照药物	证据等级	推荐等级	评论
阴虚血瘀证	滋阴活血化瘀	四藤一仙汤（药物组成：海风藤、鸡血藤、忍冬藤、钩藤各30 g，当归、威灵仙、玄参各15g，黄芪、丹参各20g）[25]	>	甲钴胺	Ⅱb	弱	病例对照研究。纳入50例糖尿病周围神经病变患者。治疗15天后50例患者治疗总有效率达99%（显效40.27%，有效56.73%，无效3%）
血脉瘀阻证	活血化瘀通络	透骨散熏洗方（药物组成：由透骨草、伸筋草、桑枝、刘寄奴、桂枝、赤芍、艾叶等各10g）[26]	>	甲钴胺配合温水泡足	Ⅱa	弱	随机对照研究。将55例入选病例随机分为治疗组28例和对照组27例。在10g尼龙丝检查的改善方面比较，治疗组优于对照组（$P<0.05$）；两组治疗前后糖尿病周围神经病变症状均有改善，在肢体无力、局部发凉等症状改善方面，治疗组优于对照组（$P<0.05$）

5 治疗方药及对照药物（针灸推拿疗法）

疗法	效果	对照药物	证据等级	推荐等级	评论
体针（穴位组成：太冲、太溪、三阴交、血海、足三里）[27]	>	伪体针治疗	Ⅰb	强	Ramdomized controlled trial. 45 patients. Over the 10-week treatment period, small improvements were seen in VAS −15 (−26 to −3.5), MYMOP −0.89 (−1.4 to −0.3), SPS −2.5 (−4.2 to −0.82) and resting diastolic BP −5.2 (−10.4 to −0.14) in the true acupuncture group. In contrast, there was little change in those receiving sham acupuncture. A moderate treatment effect in favour of active acupuncture was detected in MYMOP scores −0.66 (−0.96 to −0.35) but non-significant effect sizes in LANSS Pain Scale −0.37 (−2.2 to 1.4), resting diastolic BP −0.50 (−3.0 to 1.99) and the SPS −0.51 (−2.2 to 1.16)

疗法	效果	对照药物	证据等级	推荐等级	评论
体针（穴位组成：主穴：肝俞、脾俞、肾俞、胰俞、肺俞、足三里、三阴交、太白、足通谷、气海、关元、丰隆、阳陵泉。配穴：肩髃、曲池、手三里、合谷、髀关、扶突、梁丘、陷谷、内庭）[28]	>	肌醇	I b	强	Ramdomized controlled trial. 65 patients were randomly divided into treatment group of 32 cases and control group of 33 cases. On the basis of conventional treatment of diabetes, acupuncture was used in the treatment group, and inositol was orally administered in the control group. The course of treatment was three monthes. Results：In the treatment group, 16 cases were markedly relieved, 12 cases improved, and 4 cases failed, with a total effective rate of 87.5%. In the control group, 7 cases were markedly relieved, 14 cases improved and 12 cases failed, with a total effective rate of 63.6%. There was a significant difference in the total effective rate between the 2 groups（$P<0.05$）. Acupuncture may show good effects for diabetic peripheral neuropathy
腕踝针（穴位组成：双侧上2、下2加随证取穴。上肢区域加上1、上4、上5；头部区域加上6；下肢中部区域加下1、下2；膝部区域加下3；下肢侧边区域加下4、下5、下6）[29]	>	维生素 B_1 + 维生素 B_{12}	I b	强	Ramdomized controlled trial. 90 cases of diabetic peripheral neuritis were randomly divided into 3 groups, and treated respectively with wrist-ankle acupuncture, body-acupuncture, and the western routine medical treatment, with 30 cases in each of the groups. Results：The therapeutic effects of the wrist-ankle acupuncture group and body-acupuncture group were significantly superior to those of the control group, with no significant differences between the former two groups
电针（穴位组成：足三里、悬钟、阴陵泉、三阴交、太冲、足临泣）[30]	>	伪电针治疗	I b	强	Ramdomized controlled trial. 45 participants with a ≥ six month history of DPN and a mean weekly pain score of ≥4 on the 11-point Pain Intensity Numerical Rating Scale（PI-NRS）will be assigned to the electroacupuncture group（$n=15$）, sham group（$n=15$）or usual care group（$n=15$）. The PI-NRS score assessed at the ninth week will be the primary outcome. The Short-Form McGill Pain Questionnaire（SF-MPQ）, a sleep disturbance score（11-point Likert scale）, the Short-Form 36v2 Health Survey（SF-36）, the Beck Depression Inventory（BDI）and the Patient Global Impression of Change（PGIC）will be used as outcome variables to evaluate the effectiveness of the acupuncture. Safety will be assessed at every visit

疗法	效果	对照药物	证据等级	推荐等级	评论
艾灸（穴位组成：太溪、三阴交、足三里、合谷、曲池）[31]	>	甲钴胺片	Ⅰb	强	Ramdomized controlled trial. 150 patients with diabetic perineuropathy were randomized into a moxibuson group, a mecobalamin group and a therapeutic alliance group by using random digit stable. Moxibustion was carried out on Taixi（KI3）, Sanyinjiao（SP6）, Zusanli（ST36）, Hegu（LI4）and Quchi（LI11）for the patients in the moxibustion group. Results：The total effective rate in the moxibuson group was 74.0%, 82.0% in the mecobalamin group, 94.0% in the therapeutic alliance group, and the total effective rate in the therapeutic alliance group was significantly better than the other two groups（$P<0.01$）
推拿（穴位组成：脾俞、胃俞、足三里、血海、阳陵泉、地机、三阴交、悬钟、太溪、解、八风）[32]	>	甲钴胺片	Ⅱa	弱	随机对照研究。将76例患者随机分为推拿治疗组（46例）和西医对照组（30例）。以肌电图神经传导速度及自觉症状为疗效判定标准。结果：治疗组46例，显效18例，有效22例，无效6例，总有效率86.96%；对照组30例，显效8例，有效7例，无效15例，总有效率50.00%。说明推拿疗法对治疗糖尿病周围神经病变有效

6　治疗方药及对照药物（中药注射液）

药物	效果	对照药物	证据等级	推荐等级	评论
葛根素注射液[33]	>	常规西药治疗	Ⅰb	强	Randomized controlled trials investigating the efficacy of puerarin injection on DPN were searched two reviewers independently retrieved and extracted the information. The included studies were assessed by the Cochrane risk of bias and analyzed by Review Manager 5.2 software. Results：22 studies involving 1664 participants were included. The quality of the studies was found to be relatively low. Meta-analysis showed that puerarin injection combined with western medication was more effective than conventional therapy for DPN in terms of total effective rate, nerve conduction velocity（NCV）, and hemorheology index. Six adverse drug reactions（ADRs）from puerarin injection were reported in two studies

药物	效果	对照药物	证据 等级	推荐 等级	评论
灯葛根素注射液（葛根素 500mg 加入 0.9% 氯化钠溶液 250ml）[34]	>>	甲钴胺片	Ⅱa	弱	机对照研究。采用葛根素注射液治疗 DPN 66 例，同时与甲钴胺片治疗的 22 例作对照，观察葛根素注射液对 DPN 患者肌电图、FBG、HbAlc、血液流变学及红细胞山梨醇的影响。结果：治疗组显效率为 51.51%，对照组为 22.72%（$P<0.01$）。治疗组总有效率为 89.39%，对照组为 58.10%（$P<0.05$），治疗组在治疗后，FBG 略有下降（$P>0.05$），HbAlc 有显著下降（$P<0.01$），血流变学有明显改善。红细胞山梨醇有明显下降（$P<0.01$）。结论：葛根素治疗 DPN 有较好疗效
在丹红注射液（丹参+红花 20ml，加入 0.9% 氯化钠注射液 250ml）[35]	>>	甲钴胺注射液	Ⅱa	弱	随机对照研究。将 100 例 DPN 患者随机分为观察组和对照组各 50 例。结果：观察组总有效率为 90.0%，对照组为 70.0%，观察组优于对照组，差异有显著性意义（$P<0.05$）。两组治疗后神经症状、神经反射、感觉功能评分及总分均较治疗前下降（$P<0.05$），治疗后观察组 TCSS 各维度评分及总分均低于对照组，差异有显著性意义（$P<0.05$）。2 组治疗后腓总神经以及正中神经 MNCV、SNCV 较治疗前均有升高（$P<0.05$），观察组腓总神经以及正中神经 MNCV、SNCV 升高较对照组明显（$P<0.05$）。说明丹红注射液联合甲钴胺注射液治疗 DPN 能改善临床症状，提高神经传导速度
芎嗪注射液（川芎嗪 120mg 加生理盐水 250ml）[36]	>>	甲钴胺注射液	Ⅱa	弱	随机对照研究。将 128 例患者随机分为 2 组。治疗组 63 例，对照组 65 例，在观察 2 组治疗前后临床症状、体征及周围神经功能的改善情况。结果：治疗组肢体麻木、静息痛的有效率有优于对照组的趋势。两组治疗后运动神经传导速度、感觉神经传导速度均有明显的改善，与治疗前比较，差异有显著性意义（$P<0.05$）。说明川芎嗪治疗 2 型糖尿病周围神经病变疗效较好

药物	效果	对照药物	证据等级	推荐等级	评论
银杏叶注射液（银杏叶 50mg 加生理盐水 250ml）[37]	>>	甲钴胺片＋B 族维生素	Ⅱa	弱	随机对照研究。将 65 例患者随机分为 2 组。对照组 32 例，口服甲钴胺，肌内注射 B 族维生素等常规治疗；治疗组在对照组治疗基础上加用银杏叶注射液治疗。30 天为 1 个疗程。结果：总有效率治疗组为 81.81%，对照组为 43.75%，两组比较，差异有非常显著性意义（$P < 0.01$）。治疗组治疗后血细胞比容、纤维蛋白原均有所下降，与治疗前比较，差异有显著性意义（$P < 0.05$）。说明银杏叶注射液辅助治疗糖尿病周围神经病变能明显提高疗效
灯盏花素注射液（灯盏花素 50mg 加生理盐水 250ml）[38]	>>	维生素 B_1 ＋维生素 B_{12}	Ⅱa	弱	探随机对照研究。将 120 例 DPN 患者随机分为治疗组和对照组，治疗组加用灯盏花素 50mg 加生理盐水 250ml 静脉滴注，1 次/d，对照组用 B 族维生素治疗，4 周为 1 个疗程。结果治疗组总有效率 91.7%，对照组总有效率 58.3%，两组比较，差异有显著性意义（$P < 0.01$）。说明灯盏花素能明显缓解 DPN 患者临床症状，提高神经传导速度，治疗 DPN 疗效显著

7 治疗方药及对照药物（物理疗法及其他）

疗法	效果	对照药物	证据等级	推荐等级	评论
空气波压力治疗仪：POWER Q-3000 型空气波压力治疗仪（韩国产，压力 0 ~ 0.6kgf/cm²）[39]	>>	糖尿病专科药物	Ⅱa	弱	随机对照研究。将 60 例糖尿病周围神经病下肢型患者分随机分为治疗组 30 例和对照组 30 例，两组均接受相同的糖尿病专科药物治疗，治疗组在此基础上增加空气波压力结合中药封包治疗，比较两组治疗的有效率及治疗前后腓神经传导速度。以降糖型药包治疗患肢及脐部，每日治疗 1 次，每次 60min，20 次为 1 个疗程。再用 POWER Q-3000 型空气波压力治疗仪，治疗时将套袖套于肢体，系好拉链，压力设定为 0.2kgf/cm²，以后根据患者情况增加至 0.3 ~ 0.5kgf/cm²。采用多腔体充气气囊依次对肢体从手足末端至躯干中心反复进行波浪式充气、膨胀、放气，循环治疗。每次治疗 30min，每日一次，20 次为 1 个疗程。结果：总有效率：治疗组 93.3%，对照组 53.3%，两组比较差异有统计学意义（$P < 0.05$）。治疗组经治疗后腓神经传导速度（45.6±1.8）m/s，显著优于对照组的（39.6±1.6）m/s，两组比较差异有统计学意义（$P < 0.01$）

续表

疗法	效果	对照药物	证据等级	推荐等级	评论
高压氧（空气加压舱）[40]	>>	甲钴胺 1mg 加入 0.9% 氯化钠注射溶液 100ml，丹参注射液 20ml 加入 0.9% 氯化钠注射溶液 250ml 静脉滴注	Ⅱa	弱	随机对照研究。纳入 60 例 DPN 患者，随机分为治疗组 30 例和对照组 30 例。两组均经糖尿病教育、饮食管理、适量运动及降糖药物治疗，对照组甲钴胺 1mg 加入 0.9% 氯化钠注射溶液 100ml，丹参注射液 20ml 加入 0.9% 氯化钠注射溶液 250ml 中静脉滴注，治疗组在此基础上高压氧治疗。采用空气加压舱治疗，压力 0.25MPa，面罩吸氧 30min，中间休息 10min，再吸 30min，每天 1 次，共 4 周，4 周后观察两组疗效。治疗组总有效率 90% 高于对照组的 60%，差异有统计学意义（$P<0.05$）。高压氧对糖尿病周围神经病变有辅助治疗效果
安诺血管神经治疗仪[41]	>>	甲钴胺注射液 0.5mg 加入生理盐水 1ml	Ⅱa	弱	随机对照研究。将 120 例糖尿病周围神经病变患者随机分为两组，对照组以常规综合治疗加甲钴胺 0.5mg 加入生理盐水 1ml 肌内注射，治疗组在对照组基础上联合安诺血管神经治疗仪，每次治疗 20~40min，同一部位治疗时间不超过 45min。两组均以 14 天为一个疗程。比较两组临床症状、体征改善和感觉神经传导速度的变化。结果：治疗组有效率为 88.3%，高于对照组有效率为 76.7%
WLTY-200 型电脑糖尿病治疗仪[42]	>	复方三七片 + 甲钴胺片	Ⅱa	弱	随机对照研究。将 76 例患者随机分为治疗组与对照组，各 38 例。4 周治疗结束时，治疗组主观神经症状完全恢复者 9 例，较前改善 17 例，无效 12 例，总有效率 68.4%；对照组分别为 1 例、9 例、28 例，有效率为 26.3%。膝反射、跟腱反射治疗组 58.3%（14/24）不同程度改善，对照组改善率仅为 11%（4/34）。两者比较均有显著差异 $P<0.001$）

8 当代名老中医及专家治疗糖尿病周围神经病变的经验

（1）祝谌予教授认为糖尿病周围神经病变系由气阴两虚、血脉瘀阻之体，复感寒湿而成，故治疗应以益气养阴、活血通络、散寒除湿为主。祝教授自拟四藤一仙汤（鸡血藤、海风藤、络石藤、钩藤、威灵仙），以养血祛风，散寒除湿，通络止痛。尤其重用藤类药物，取象比类而通络化瘀。此外，若寒湿重者可加羌活、独活、钻地风、细辛、桂枝、伸筋草等药；若寒湿郁而化热者可加忍冬藤、丹皮、黄柏等药[43]。

（2）吕仁和教授结合现代研究中糖尿病患者存在高血黏、高凝、高聚状态和微循环障碍，提出了糖尿病的"微型癥瘕"理论，且因络脉遍布周身，内络脏腑外连肢节，故"微型癥瘕"所致的络脉郁滞可病发糖尿病周围神经病变。吕教授治疗本病常用"药串"——狗脊、木瓜、杜仲、续断上加配植物类活血药如川芎、丹参、鬼箭羽等。同时，吕教授认为仅用草木之品疗效欠佳，还需加用虫蚁搜剔通络之法治之，如土鳖虫、水蛭、蜈蚣等[44]。

（3）林兰教授将糖尿病周围神经病变常分为四型辨证治疗：①气血两虚，气虚血瘀型。症见肢体麻木不仁，肢凉刺痛，以下肢为甚，得温痛减，遇寒或入夜加重，面色㿠白，神疲倦怠，舌淡苔白，脉细无力。治以黄芪桂枝五物汤加减。②肝肾两虚，血不荣经型。症见手足麻木，四肢挛急疼痛，伴头晕目眩，腰酸耳鸣，五心烦热，舌红少苔，脉弦细或细数。治以虎潜丸合芍药甘草汤加减。③脾胃虚弱，痰浊阻络型。症见胸闷纳呆，肢体沉重，麻木不仁，或如蚁行，伴疲乏无力，头晕目眩，头重如裹，腹胀便溏，舌质淡胖苔白腻，脉濡滑。治以指迷茯苓丸合补中益气汤加减。④气滞血瘀，脉络瘀阻型。周身关节刺痛，痛有定处，面色黧黑，肌肤干燥，渴不欲饮，舌暗有瘀斑，脉细涩。治以桃红四物汤加减[45,46]。

（4）仝小林教授认为糖尿病周围神经病变的基本病机为"脏腑热，经络寒"。现代糖尿病多由嗜食肥甘而起，"肥者令人内热"，此为"脏腑热"；周围神经病变所致感觉障碍主要表现为疼、麻、木、凉。仝教授认为其基本病机为气血亏虚，络脉瘀阻，为"经络寒"所致。《素问·痿论》云："脾气热，则胃干而渴，肌肉不仁"，《灵枢·五色》言："寒甚为皮不仁"。故治疗糖尿病周围神经病变渴而不仁者，需寒热并用，以黄连清脏腑热，以黄芪桂枝五物汤温经络寒。由于寒凝经络，血行瘀滞，经络失于温养，糖尿病周围神经病变患者常出现肢体疼痛、周身发凉、手足麻木等症，川乌为临床常用之药，剂量应由患者病情与体质具体分析而定。临床上从15~60g甚至120g用量不等，是消除患者不适症状、临床取效的关键所在，常通过配伍炙甘草、蜂蜜等药物及先煎2h以上等方法制约川乌之毒性。仝教授自拟糖尿病周围神经病变——发汗活络汤，生麻黄、川桂枝、透骨草、生艾叶、川芎各用30g，外加葱白两根。借助热气、热水及发汗之药发汗解肌，疏通局部瘀滞。配合内服剂，多用于寒凝经络、冷痛剧烈者，可促进局部循环，缓解疼痛[47,48]。

（5）于世家教授提出"祛瘀生新，活血通络"理论用以治疗瘀血阻滞型糖尿病周围神经病变。此型多见于糖尿病周围神经病变病程较长者。依据该理论，于教授自拟方剂"糖末宁"，方中以延胡索、川芎、郁金理气活血止痛，苏木、丹参、没药、赤芍、红花活血定痛，当归、鸡血藤、三七养血活血、祛瘀生新。该可解除或明显缓解患者麻木及疼痛症状，并可显著改善神经传导速度，尤以运动神经传导速度改善最为明显。此外，若气虚明显者，需重用黄芪配合当归以益气养血[49]。

9 糖尿病周围神经病变常用的疗效判定标准

（1）新药《中药临床研究技术指导原则》[11]：

1）显效：治疗后症状基本消失、空腹血糖<7.2 mmol/L（130mg/dl），餐后2h血糖<8.3mmol/L（150mg/dl），24h尿糖定量<10.0g或血糖、24h尿糖定量较治疗前下降10%

以上。

2）有效：治疗后症状明显改善，空腹血糖<8.3mmol/L（150mg/dl）。餐后2h血糖<10.0mmol/L（180mg/dl），24h尿糖定量<25.0g或血糖、24h尿糖定量较前下降10%以上。

3）无效：治疗后症状无明显改善，血糖、尿糖下降未达上述标准者为无效。

（2）中国中医药学会消渴病专业委员会1992年制定：

1）显效：症状基本消失，血糖：空腹<6.1mmol/L；餐后2h<7.2mmol/L。尿糖定性：阴性。血脂浓度：TC<5.16mmol/L；TG<1.24mmol/L；HDL-C>1.1mmol/L。

2）有效：症状好转，血糖：空腹7.2mmol/L；餐后2h<8.3mmol/L。尿糖定性：阴性。血脂浓度：TC<5.93mmol/L；TG<1.47mmol/L；HDL-C 1.1-0.9mmol/L。

3）无效：症状无变化，未达到有效标准为无效。

（3）中医症状、体征疗效评定标准：

1）显效：治疗后症状体征总积分值下降≥2/3。

2）有效：治疗后症状体征总积分值下降在1/3~2/3。

3）无效：治疗后症状体征总积分值下降不到1/3。

（4）1990年卫生部关于新药治疗糖尿病标准：

1）显效：治疗后症状基本消失，空腹血糖<7.2mmol/L，或血糖较治疗的下降≥30%。

2）有效：治疗后症状明显改善，空腹血糖<8.3mmol/L，或血糖较治疗前下降≥20%。

3）无效：已经3个疗程治疗，症状减轻或不变或加重，血糖较治疗前下降<20%。

10　利益冲突的宣言及经费支持

糖尿病周围神经病变中医药临床循证实践指南的制定是国家中医药管理局中医药临床研究基地全国中医糖尿病临床研究联盟委托辽宁中医药大学附属医院于世家教授制定，经费由中国中医科学院广安门医院资助提供。指南制定小组所有成员均声明，完全独立进行指南的编制工作，未与任何利益团体发生联系。

参 考 文 献

[1] 中华中医药协会．糖尿病周围神经病变中医防治指南［J］．中国中医药现代远程教育，2011，9（22）：119-121.

[2] Lewelyn JG. The diabetic neuropathies：types，diagnosis and management［J］．J Neurol Neurosurg Psychiatry. 2003，74 Suppl 2（6）：ii15-ii19.

[3] Boulton AJ1，Vinik AI，Arezzo JC, et al. Diabetic neuropathies：a statement by the American Diabetes Association［J］．Diabetes Care，2005，28（4）：956-962.

[4] 庞国明，闫镛，朱璞，等．糖尿病周围神经病变中医诊疗规范初稿［J］．中华中医药杂志，2010，25（2）：260-264.

[5] 吕仁和，赵进喜．糖尿病及其并发症中西医诊治学［M］．第2版．北京：人民卫生出版社，2009：640.

［6］边秀娟．加味黄芪桂枝五物汤治疗糖尿病周围神经病变的理论、临床和实验研究［D］．南京：南京中医药大学，2010.

［7］阿依江，居马洪，胡晓灵．糖尿病周围神经病变的历代中医相关文献研究［J］．新疆中医药，2015，33（1）：59-61.

［8］孙朦朦，陈慧，倪青．糖尿病周围神经病变病证结合研究现状及思路探讨［J］．长春中医药大学学报，2013，29（2）：240-241.

［9］中华中医药学会．糖尿病中医防治指南［M］．北京：中国中医药出版社，2007：27-29.

［10］仝小林．糖尿病中医防治标准（草案）［M］．北京：科学出版社，2016：33-38.

［11］郑筱萸．中药新药临床研究指导原则（试行）［M］．北京：中国医药科技出版社，2002：240-241.

［12］Tong Y, Hou H. Effects of Huangqi Guizhi Wuwu Tang on diabetic peripheral neuropathy［J］. J Altern Complement Med, 2006, 12（6）: 506-509.

［13］房显辉，周鹏，朱冬梅．当归四逆汤治疗糖尿病周围神经病变疗效观察［J］．新中医，2010，42（3）：37-38.

［14］苏爱芳．中西医结合对糖尿病周围神经病变患者血清 Hcy 和 Cys-C 水平的影响［J］．中医学报，2015，30（208）：1264-1266.

［15］程秀兰，程秀梅．二陈汤合补阳还五汤加减治疗糖尿病周围神经病［J］．光明中医，2012，27（2）：290-291.

［16］谢涛．六味地黄丸联合甲钴胺治疗糖尿病周围神经病变临床疗效观察［J］．亚太传统医药，2014，10（1）：118-119.

［17］何立明，何立华，栾玉杰，等．复方丹参滴丸治疗糖尿病周围神经病变70例临床分析［J］．北华大学学报（自然科学版），2014，15（4）：507-510.

［18］黄培基，毛小红，王燕萍，等．脑心通及弥可保干预对不同中医证型糖尿病周围神经病变电生理的影响［J］．中国中西医结合杂志，2011，31（8）：1051-1056.

［19］董明，闻梓钧，宋艳琴．木丹颗粒治疗糖尿病周围神经病变的疗效观察［J］．辽宁中医杂志，2015，42（7）：1278-1279.

［20］郑彬丽，倪青，李素那，等．参芪降糖颗粒联合甲钴胺片治疗气阴两虚型糖尿病周围神经病变的临床研究［J］．感染、炎症、修复，2013，14（4）：195-200.

［21］葛近峰，林育红，汪莹，等．通心络胶囊治疗糖尿病周围神经病变临床疗效评价［J］．中国中医基础医学杂志，2011，17（10）：1121-1123.

［22］吴群励，梁晓春，姜楠，等．中药筋脉通胶囊治疗糖尿病周围神经病变的临床疗效观察［J］．世界中西医结合杂志，2012，7（10）：860-865.

［23］李鸣镝，林兰，孙书臣，等．中药糖痛方外洗治疗糖尿病周围神经病变的临床观察［J］．中国康复理论与实践，2009，15（6）：553-555.

［24］李金花，李惠林，赵恒侠．温经通络熏洗方治疗 DPN 疗效观察及机理探讨［J］．世界中西医结合杂志，2010，5（1）：51-53.

［25］糟玉琴，刘美．四藤一仙汤外洗法治疗糖尿病下肢周围神经病变临床研究［J］．新疆中医药，2013，30（3）：25-26.

［26］官艳华，吴学苏．透骨散熏洗治疗糖尿病周围神经病变28例总结［J］．湖南中医杂志，2013，29（2）：9-12.

［27］Garrow AP, Xing M, Vere J, et al. Role of acupuncture in the management of diabetic painful neuropathy（DPN）: a pilot RCT［J］. Acupunct Med, 2014, 32（3）: 242-249.

［28］Zhang C, Ma YX, Yan Y. Clinical effects of acupuncture for diabetic peripheral neuropathy［J］. J Tradit Chin Med, 2010, 30（1）: 13-14.

[29] Jiang H, Shi K, Li X, et al. Clinical study on the wrist-ankle acupuncture treatment for 30 cases of diabetic peripheral neuritis [J]. J Tradit Chin Med, 2006, 26 (1): 8-12.

[30] Lee S, Kim JH, Shin KM, et al. Electroacupuncture to treat painful diabetic neuropathy: study protocol for a three-armed, randomized, controlled pilot trial [J]. Trials, 2013, 14 (1): 225.

[31] Xiong ZF, Hu L. Observation on clinical therapeutic effficacy of moxibustion combined with mecobalamin on diabetic perineuropathy and effects on patients' blood homocysteine [J]. World Journal of Acupuncture-Moxibustion, 2014, 24 (1): 15-18.

[32] 温灵. 推拿治疗糖尿病周围神经病变 76 例 [J]. 中西医结合心脑血管杂志, 2006, 4 (4): 366.

[33] Wu J, Zhang X, Zhang B. Efficacy and safety of puerarin injection in treatment of diabetic peripheral neuropathy: a systematic review and Meta-analysis of randomized controlled trials [J]. J Tradit Chin Med, 2014, 34 (4): 401-410.

[34] 林甲宜, 戴伦, 徐结桂. 葛根素注射液治疗糖尿病周围神经病变的疗效观察 [J]. 中国糖尿病杂志, 2000, 8 (5): 269-271.

[35] 隋文乐, 李爱萍. 丹红注射液联合甲钴胺注射液治疗糖尿病周围神经病变临床观察 [J]. 新中医, 2014, 46 (8): 132-134.

[36] 梁家利, 周静, 王士伟, 等. 川芎嗪治疗 2 型糖尿病周围神经病变 63 例临床观察 [J]. 新中医, 2008, 40 (3): 24-25.

[37] 潘启明, 朱怀珍, 何东亮, 等. 银杏叶注射液配合西药治疗糖尿病周围神经病变 33 例疗效观察 [J]. 新中医, 40 (1): 43-44.

[38] 刘福来, 阎英杰, 王淑珍, 等. 灯盏花素治疗糖尿病周围神经病变 60 例疗效观察 [J]. 时珍国医国药, 2006, 17 (11): 2286-2287.

[39] 伍国维. 空气波压力结合中药封包治疗糖尿病周围神经病的疗效观察 [J]. 临床医学工程, 2012, 19 (12): 2105-2106.

[40] 杨静, 张巍, 武赟堂. 高压氧辅助治疗糖尿病周围神经病变临床观察 [J]. 中国临床保健杂志, 2013, 16, (1): 50-51.

[41] 杨灵红, 蒙雯雯, 莫建勋, 等. 安诺血管神经治疗仪联合甲钴胺治疗周围神经病变的临床观察 [J]. 实用糖尿病杂志, 2013, 9 (3): 30-31.

[42] 李红, 彭建. 中药配合糖尿病治疗仪治疗周围神经病变临床观察 [J]. 中国中医药信息杂志, 2006, 13 (5): 63-64.

[43] 朱世增. 近代名老中医经验集祝谌予论糖尿病 [M]. 上海: 上海中医药大学出版社, 2009: 160-161.

[44] 赵进喜, 肖永华. 吕仁和临床经验集. 第一辑 [M]. 北京: 人民军医出版社, 2009: 122-123.

[45] 倪青. 著名中医学家林兰教授学术经验之十二: 起病隐匿 易漏诊误诊 辨证施治 宜标本兼顾——治疗糖尿病周围神经病变经验 [J]. 辽宁中医杂志, 2001, 2 (8): 451-452.

[46] 郑亚琳, 冯磊. 基于数据挖掘的林兰教授辨治糖尿病周围神经病变的经验研究 [J]. 世界中西医结合杂志, 2015, 10 (9): 1199-1202.

[47] 赵锡艳, 余秋平, 刘阳, 等. 仝小林辨治糖尿病周围神经病变经验 [J]. 中医杂志, 2013, 54 (10): 882-883.

[48] Feng L, Liu WK, Deng L, et al. Clinical efficacy of aconitum-containing traditional Chinese medicine for diabetic peripheral neuropathic pain [J]. Am J Chin Med, 2014, 42 (1): 109-117.

[49] 霍晶晶. 于世家教授治疗糖尿病周围神经病变经验介绍 [J]. 新中医, 2008, 40 (3): 13-14.

糖尿病合并心脏病中医药临床循证实践指南

　　糖尿病合并心脏病是指糖尿病并发或伴发的心脏血管系统的病变，涉及心脏的大、中、小、微血管损害，包括非特异性冠状动脉粥样硬化性心脏病（冠心病），微血管病变性心肌病和心脏自主神经功能失调所致的心律失常和心功能不全，是糖尿病重要的长期并发症和主要死因之一，70%～80% 的糖尿病患者死于心血管并发症或伴随症，病程进展快，预后差。其发病机制非常复杂，严重影响患者的生活质量，给患者和社会带来了巨大的负担[1,2]。

　　糖尿病合并心脏病属于中医 "消渴"、"胸痹心痛"、"真心痛"、"心悸"、"水肿" 等范畴。中医对本病的认识已经有上千年的历史，如《灵枢·邪气脏腑病形》云："心脉微小为消瘅"。糖尿病合并心脏病为糖尿病迁延日久，累及心脏，因心气阴虚或心脾两虚，致痰浊、瘀血内阻心络，或素体心阴阳亏虚，或久病而致心肾阳虚。其病位在心，涉及肺、脾、肝、肾。病性为本虚标实，虚实夹杂，以气血阴阳亏虚为本，以痰浊、血瘀为标。治则应补其不足，泻其有余。近年来随着中医药治疗糖尿病合并心脏病的临床与实验研究的不断深入，运用中医药辨证论治糖尿病合并心脏病已积累了丰富经验，2007 年颁布的《糖尿病中医防治指南》对于中医药治疗糖尿病合并心脏病起到了较好的指导作用，鉴于近年来新认识、新观点及新的临床证据不断出现，我们编写本指南，希望以现有的中医药治疗糖尿病合并心脏病的循证医学研究成果为参考，对中医药治疗糖尿病合并心脏病提出适当的建议。

　　目前已发布的《糖尿病中医防治指南》是国家中医药管理局政策法规与监督司立项的标准化项目之一，由中华中医药学会糖尿病分会负责编写，是指导和规范中医防治糖尿病的纲领性文本。自颁布施行以来，对糖尿病中医治疗发挥了较好的指导作用。但新近循证医学研究不断涌现，且既往指南限于条件，多采用专家共识的形式，研究方法亦有待改进。

　　本指南以成年糖尿病合并心脏病患者的中医药治疗为主要内容，在既往糖尿病合并心脏病的诊疗指南基础上，采用质量相对较高的中医药治疗糖尿病合并心脏病系统综述和随机对照试验（RCT）进行严格的质量评价，以现有文献中筛选证据级别较高、临床疗效可靠、安全、方便、便于推广的治疗方法，以提高中医药治疗糖尿病的临床疗效。

1　疾病诊断和分型标准

1.1　诊断标准

　　本病的诊断参照中华中医药学会制定的《糖尿病中医防治指南》[1]、《糖尿病合并心脏病中医诊疗标准》[3]中糖尿病合并心脏病的诊断标准进行诊断。糖尿病合并心脏病的诊断应根据糖尿病病史、临床表现、理化检查及心脏功能等全面综合才能作出诊断。

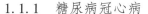

1.1.1　糖尿病冠心病

（1）糖尿病史，年龄大于 40 岁。

（2）有心绞痛表现，常不典型。

（3）有明显诱因，如劳累、情绪变化。

（4）心电图有典型或不典型心肌缺血，休息时心电图心肌缺血的意义大于非糖尿病患者。糖尿病心肌梗死大多有不典型心电图，可表现为 ST 段抬高或者非 ST 抬高和有 Q 波或无 Q 波心肌梗死。

（5）心肌梗死可检测到心脏标志物（肌钙蛋白 T 或肌钙蛋白 I，血清酶改变）。

（6）具有两条以上冠心病危险因子，如高血压、高脂血症、尿微量白蛋白、高胰岛素血症、吸烟、家族史。

1.1.2　糖尿病心肌病

（1）症状：糖尿病伴心悸、胸闷、气短、乏力、呼吸困难、紫绀、浮肿。

（2）心电图改变：房室传导阻滞及室内传导阻滞，室性早搏（期前收缩），心房颤动，左心室扩大，有的只有 ST 改变。

（3）胸部 X 线摄片：心脏扩大，肺淤血。

（4）超声心动图：左心室扩大，室壁运动减弱、消失或僵硬，心功能下降。

（5）心功能检查：收缩前期（PEP）延长，左心室射血时间（LVET）及 PEP/LVET 比值增加。

（6）除外其他器质性心肌病者。

1.2　辨证分型

本辨证分型参考《糖尿病中医防治指南》[1]、《糖尿病中医防治标准》（草案）[4]、《中药新药临床研究指导原则》[5]、《中华人民共和国中医药行业标准——中医病证诊断疗效标准》[6]、《中医内科学》[7]、国家证候术语标准，并根据前期的文献整理和临床流行病学调查结果制定。

糖尿病合并心脏病的辨证论治规律多以中医八纲、脏腑辨证理论为指导，总结其具有 6 大常见证候，且证候之间可相互兼夹。治疗时供组合选取，以求达到最佳治疗效果，将糖尿病合并心脏病患者主要分为气阴两虚证、痰浊阻滞证、心脉瘀阻证、阴阳两虚证、心肾阳虚证、水气凌心证。具体如下。

1.2.1　气阴两虚证

胸闷隐痛，时作时止，心悸气短，神疲乏力，气短懒言，自汗，盗汗，口干欲饮，舌偏红或舌淡暗，少苔，脉虚数或细弱无力或结代。

1.2.2　痰浊阻滞证

胸闷痛如窒，痛引肩背，心下痞满，倦怠乏力，肢体重着，形体肥胖，痰多，舌体胖大或边有齿痕，舌质淡或暗淡，苔厚腻或黄腻，脉滑。

1.2.3　心脉瘀阻证

心痛如刺，痛引肩背、内臂，胸闷心悸，舌质紫暗，脉细涩或结代。

1.2.4 阴阳两虚证

眩晕耳鸣，心悸气短，大汗出，畏寒肢冷，甚则晕厥，舌淡，苔薄白或如常，脉弱或结代。

1.2.5 心肾阳虚证

猝然心痛，宛若刀绞，胸痛彻背，胸闷气短，畏寒肢冷，心悸怔忡，自汗出，四肢厥逆，面色㿠白，舌质淡或紫暗，苔白，脉沉细或沉迟。

1.2.6 水气凌心证

气喘，咳嗽吐稀白痰，夜睡憋醒，或夜寐不能平卧，心悸，动辄加剧，畏寒，肢冷，腰酸，尿少，面色苍白或见青紫，全身水肿，舌淡胖，苔白滑，脉沉细或结代。

2 中医治疗

2.1 治疗原则

本病首先要辨别虚实，分清标本。本病以气血阴阳两虚为本，痰浊、血瘀为标。

针对本病的病机表现为本虚标实，虚实夹杂，发作期以标实为主，缓解期以本虚为主的特点，其治则应补其不足，泻其有余。虚证当以益气养阴为主，根据兼瘀、痰、水的不同，分别采用活血通络、健脾祛痰、宣痹通阳、温阳利水等标本同治的原则。病到后期，虚中有实，病情复杂，则宜标本兼顾，攻补兼施；一旦发生脱证之先兆，如疼痛剧烈、四肢厥冷或脉微欲绝等，必须尽早投用益气固脱之品，并予积极抢救[1]。

2.2 辨证论治

2.2.1 气阴两虚证

症状：胸闷隐痛，时作时止，心悸气短，神疲乏力，气短懒言，自汗，盗汗，口干欲饮，舌偏红或舌淡暗，少苔，脉虚数或细弱无力或结代。

治法：益气养阴，活血通络。

方药：生脉散（《内外伤辨惑论》）合丹参饮（《医宗金鉴》）加减[8]：太子参、麦冬、五味子、丹参、檀香、砂仁、三七（Ⅱb，弱推荐）。

加减：若口干甚，虚烦不得眠加天冬、酸枣仁；气短加黄芪、炙甘草；自汗、盗汗加山萸肉、生龙骨、生牡蛎；若胸闷胸痛，可加丹参、三七、益母草、郁金等；若脉结代，可合炙甘草汤；心悸重者，加炒枣仁、生牡蛎、生龙骨；心悸胆小易惊者，加柏子仁、朱砂。

2.2.2 痰浊阻滞证

症状：胸闷痛如窒，痛引肩背，心下痞满，倦怠乏力，肢体重着，形体肥胖，痰多，舌体胖大或边有齿痕，舌质淡或暗淡，苔厚腻或黄腻，脉滑。

治法：化痰宽胸，宣痹止痛。

方药：瓜蒌薤白半夏汤（《金匮要略》）合涤痰汤（《济生方》）加减[9]：瓜蒌、薤白、半夏、白酒、干姜、制南星、陈皮、枳实、茯苓、石菖蒲、竹茹、人参、甘草等

（Ⅱb，弱推荐）。

加减：若痰浊郁而化热者，用黄连温胆汤加郁金；若痰热口苦加黄连；大便干结者，加桃仁、大黄；若胸部刺痛，舌紫暗者，加郁金、川芎、丹参；若眩晕、肢体麻木者，加天麻、竹茹；若腹痛胀满、尿黄者，可加黄连、黄芩、白茅根；食后腹胀，胸闷加重者，加苍术、厚朴。

2.2.3 心脉瘀阻证

症状：心痛如刺，痛引肩背、内臂，胸闷心悸，舌质紫暗，脉细涩或结代。

治法：活血化瘀，通络止痛。

方药：血府逐瘀汤（《医林改错》）加减[10,11]：桃仁、当归、红花、赤芍、牛膝、川芎、柴胡、桔梗、枳壳、生地黄、甘草（Ⅱb，弱推荐）。

加减：若心痛甚加三七、延胡索、丹参；脉结代可加炙甘草、人参、桂枝；若气滞胁胀，喜叹息者，加香附、檀香；若瘀血甚，胸痛剧烈，加乳香、没药、延胡索、降香、丹参；疼痛伴怕冷、汗出者，可加肉桂、吴茱萸温中散寒；心悸怔忡加生龙骨、生牡蛎、炙甘草；失眠多梦者，加炒酸枣仁、远志。

2.2.4 阴阳两虚证

症状：眩晕耳鸣，心悸气短，大汗出，畏寒肢冷，甚则晕厥，舌淡，苔薄白或如常，脉弱或结代。

治法：滋阴补阳，化瘀通脉。

方药：炙甘草汤（《伤寒论》）合参附汤（《妇人良方》）加减[12,13]：炙甘草、生地黄、人参、桂枝、生姜、阿胶、麦冬、火麻仁、当归（Ⅱb，弱推荐）。

加减：若五心烦热加女贞子、旱莲草；畏寒肢冷甚加仙茅、淫羊藿；若夜寐不安、心悸不宁、出汗者，加枣仁、远志、牡蛎、龙骨；若肝阴不足，头晕目眩者，加枸杞、菊花、山萸肉滋补肝肾；若四肢发冷，尿多，舌淡，阳虚甚者，加附片、干姜、肉桂；面部烘热阴虚阳亢者，加怀牛膝、钩藤、石决明；结代脉频发作者，加苦参、生龙骨、珍珠母。

2.2.5 心肾阳虚证

症状：猝然心痛，宛若刀绞，胸痛彻背，胸闷气短，畏寒肢冷，心悸怔忡，自汗出，四肢厥逆，面色㿠白，舌质淡或紫暗，苔白，脉沉细或沉迟。

治法：益气温阳，通络止痛。

方药：参附汤（《校注妇人良方》）合真武汤（《伤寒论》）加减[14]：人参、制附子、白术、茯苓、白芍（Ⅲb，弱推荐）。

加减：面色苍白、四肢厥逆重用人参、制附子；大汗淋漓加黄芪、煅龙骨、煅牡蛎；心痛较剧者，加蜀椒、细辛、赤石脂、乳香、没药；水肿，喘促心悸者，加茯苓、猪苓、泽泻、益母草；头晕失眠者，加五味子、炒枣仁；腰膝酸软，小便清长者，加淫羊藿、细辛、补骨脂。

2.2.6 水气凌心证

症状：气喘，咳嗽吐稀白痰，夜睡憋醒，或夜寐不能平卧，心悸，动辄加剧，畏寒，肢冷，腰酸，尿少，面色苍白或见青紫，全身水肿，舌淡胖，苔白滑，脉沉细或结代。

治法：温阳利水。

方药：葶苈大枣泻肺汤（《金匮要略》）合真武汤（《伤寒论》）[15]：葶苈子、制附子、茯苓、白术、人参、白芍、桂枝、五加皮（Ⅲb，弱推荐）。

加减：胸腹水加桑白皮、大腹皮；若水饮凌肺、咳嗽、吐血痰者，可加桑白皮、杏仁、前胡；若水湿蕴脾，食少腹胀、恶心呕吐者，可合用实脾饮。

2.3 中成药

中成药的选用必须适合该品种的证型，切忌盲目使用。建议选用无糖颗粒剂、胶囊剂、浓缩丸或片剂。

通心络胶囊[16~20]：用于冠心病心绞痛属心气虚乏，血瘀络阻证。症见胸部憋闷、刺痛、绞痛、固定不移等。一次4粒，一日3次（Ⅱa，弱推荐）。

参松养心胶囊[21~26]：用于冠心病心律失常属气阴两虚，心络瘀阻证。一次4粒，一日3次（Ⅰb，强推荐）。

复方丹参滴丸[27]：用于气滞血瘀所致的胸痹，症见胸闷、心前区刺痛等。一次10丸，一日3次，或遵医嘱（Ⅱb，弱推荐）。

芪苈强心胶囊[28,29]：用于轻、中度心力衰竭属阳气虚乏，络瘀水停证。一次4粒，一日3次（Ⅱa，弱推荐）。

麝香保心丸[30]：用于气滞血瘀所致的胸痹，症见心前区疼痛、固定不移。一次2粒，一日3次（Ⅱb，弱推荐）。

养心氏片[31]：用于气虚血瘀所致的胸痹，症见心悸气短、胸闷、心前区刺痛。一次3片，一日3次（Ⅱb，弱推荐）。

地奥心血康胶囊[32]：用于冠心病、心绞痛，以及瘀血内阻之胸痹、眩晕、气短、心悸等。一次1~2粒，一日3次（Ⅲb，弱推荐）。

2.4 综合治疗

糖尿病合并心脏病急症、重症居多，中医综合治疗该病未见报道。但有报道针灸治疗心律失常[33]有一定疗效（Ⅲb，弱推荐）。采用中医体质护理（包括：①给予糖尿病饮食等；②起居护理；③饮食护理；④运动护理；⑤穴位护理）治疗2型糖尿病并冠心病血瘀质患者，优于对照组[34]（Ⅱb，弱推荐）。中医药物配合饮食护理治疗糖尿病合并冠心病优于对照组[35]（Ⅱb，弱推荐）。需要注意的是，糖尿病合并心脏病患者需要在血糖控制较好，且无皮肤过敏、溃疡、水肿等的情况下使用针灸治疗，谨防针灸后感染。

3 指南推荐要点

中药内治法包括辨证论治和中成药是糖尿病合并心脏病的中医治疗的基本方法。

糖尿病合并心脏病的辨证规律是以八纲辨证为主，当首辨虚实。本病以气血阴阳两虚为本，痰浊、血瘀为标。在此基础上可运用气血津液辨证、脏腑辨证等辨证方法以形成主证。虚证多为气阴两虚证、阴阳两虚证、心肾阳虚证。实证多为痰浊阻滞证、心脉瘀阻证、水气凌心证等。

推荐辨病与辨证相结合的中药复方辨证加减、高度基于主要基本病机的中药复方及部分中成药治疗糖尿病合并心脏病变。

附　件

1　中药煎服方法

内容同"糖尿病前期"中药煎服方法。

2　治疗方药及对照药物（中药单方）

证型	治则	方药	效果	对照药物	证据等级	推荐等级	评论
气阴两虚证	益气养阴活血通络	生脉散合丹参饮[8]	>	基础治疗+西药	Ⅱb	弱推荐	随机对照试验。将 60 例糖尿病心脏病患者随机分为治疗组和对照组，每组各 30 例，治疗 2 个月，随访 6 个月。治疗组总有效率为 86.67%，对照组总有效率为 60%，治疗组疗效明显优于与对照组（$P<0.01$）
心脉瘀阻证	活血化瘀通络止痛	血府逐瘀汤[10,11]	>	西药组	Ⅱb	弱推荐	病例对照研究。将 128 例糖尿病心脏病患者随机分为治疗组和对照组，每组各 64 例，治疗 6 周后，治疗组总有效率为 96.88%，对照组总有效率为 81.25%，治疗组疗效优于与对照组（$P<0.05$）
			>	西药组	Ⅱb	弱推荐	病例对照研究。将 62 例糖尿病心脏病患者随机分为治疗组和对照组，每组各 31 例，治疗 4 周后，治疗组总有效率为 100%，对照组总有效率为 87.1%，治疗组疗效优于与对照组（$P<0.05$）
痰浊阻滞证	化痰宽胸，宣痹止痛	瓜蒌薤白半夏汤合涤痰汤[9]	>	硝苯地平控释片	Ⅱb	弱推荐	病例对照研究。将 60 例本病患者随机分为治疗组和对照组各 30 例。治疗 8 周后，治疗组总有效率（86.7%）高于对照组（53.3%）；治疗组在降低血糖、改善血液流变学指标和改善脂质代谢紊乱等方面均优于对照组（$P<0.01$）

续表

证型	治则	方药	效果	对照药物	证据等级	推荐等级	评论
阴阳两虚证	滋阴补阳,化瘀通脉	炙甘草汤合参附汤加减[12,13]	>	西药组	Ⅱb	弱推荐	病例对照研究。将60例糖尿病性心肌病患者随机分为治疗组与对照组,每组30例。治疗2周后,治疗组总有效率93.3%;对照组总有效率为83.3%,治疗组优于对照组($P<0.05$)
					Ⅲb	弱推荐	自身前后对照研究。42例糖尿病性心脏病心律失常患者应用炙甘草汤治疗15天后,总有效率为88.1%
心肾阳虚证	益气温阳,通络止痛	真武汤[14]			Ⅲb	弱推荐	自身前后对照研究。14例冠心病心绞痛患者,治疗4周后,总有效率为87.23%
水气凌心证	温阳利水	葶苈大枣泻肺汤合真武汤加减[15]			Ⅲb	弱推荐	自身前后对照研究。将42例患者应用葶苈大枣泻肺汤合真武汤治疗10天后,总有效率为85.71%

3　治疗方药及对照药物 (中成药)

中成药名称及组成	治则	效果	对照药物	证据等级	推荐等级	评论
通心络胶囊[16~20]	益气活血,通络止痛	>	常规西药	Ⅱa	弱推荐	半随机对照试验。将120例2型糖尿病合并冠心病患者随机分为2组,对照组和治疗组各60例,另选60例健康人作为正常组。治疗2个月后,治疗组和对照组治疗前空腹血糖(FPG)、餐后2h血糖(2hPG)、糖化血红蛋白(HbAlc)、三酯甘油(TG)、收缩压、舒张压及ET-1水平与正常组比较均明显升高($P<0.05$),NO、NOS水平及EDD、EID明显降低($P<0.05$)。治疗组和对照组治疗后FPG、2hPG、HbAlc、TG及ET-1水平与本组治疗前比较均明显降低($P<0.05$),NO、NOS水平及EDD、EID显著升高($P<0.05$)。治疗组治疗后收缩压及舒张压与本组治疗前明显降低($P<0.05$),且收缩压、舒张压、ET-1、NO、NOS、EDD及EID改善均优于对照组($P<0.05$)

中成药名称及组成	治则	效果	对照药物	证据等级	推荐等级	评论
通心络胶囊[16~20]	益气活血，通络止痛	>	安慰剂	IIa	强推荐	随机、双盲、多中心、安慰剂对照将219例急性心肌梗死PCI术后患者随机分为通心络组（n=108例）和对照组（n=111例），疗程6个月，与对照组比较，通心络组再灌注6h、12h、24h ST段恢复均有统计学意义（P<0.05，P<0.01）。再灌注24 h后心肌无复流发生率在两组之间也有显著性差异（P<0.01）。通心络组发生STEMI 7天和180天后静态SPECT检测的17段心肌灌流评分有显著的提高，通心络组与对照组比较有显著性差异（P<0.05）。但是，两组之间在严重不良事件的发生率没有显著性差异
参松养心胶囊[21~26]	益气养阴，活血通络，清心安神	>	普罗帕酮	Ib	强推荐	随机对照试验。将120例老年糖尿病心律失常患者随机分为2组，治疗组60例，用参松养心胶囊治疗，对照组60例，用普罗帕酮治疗，结果：2组各类心律失常临床疗效相似（P>0.05）；2组治疗前后FPG、2hPG及HbAlc与本组治疗前及与对照组治疗后比较差异均无统计学意义（P>0.05）
		>	常规西药	IIb	弱推荐	随机平行对照研究。将112例糖尿病心脏自主神经病变患者随机分为2组，治疗组和对照组各56例。治疗15天后，治疗组总有效率80.40%；对照组总有效率为33.25%，治疗组优于对照组（P<0.05）
		>	普罗帕酮	Ib	强推荐	随机、双盲、双模拟、平行对照、多中心。将349例多发性心房颤动患者按1:1:1分为：①参松养心组：服用参松养心胶囊4粒+普罗帕酮模拟剂150 mg，1日3次；②普罗帕组：服用普罗帕酮片150mg+参松养心胶囊模拟剂4粒，1日3次；③参松养心+普罗帕酮组：服用参松养心胶囊4粒+普罗帕酮片150mg，1日3次。疗程8周，经8周治疗，心房颤动发作频率（由平均6次/月降至2次/月，P<0.01）。心房颤动发作例数参松养心组从46例（43.8%）降至22例（20.8%），普罗帕酮组从43例（43.4%）降至25例（25.3%），参松养心+普罗帕酮组从40例（40.6%）降至31例（29.2%），P<0.01。心房颤动发作持续时间参松养心组、普罗帕酮组从4h降至0.5h，参松养心+普罗帕酮组从4.25h降至0.5h（P<0.01），均显著下降。房颤总体疗效参松养心组62.3%，普罗帕酮组58.6%，参松养心+普罗帕酮组58.5%。参松养心组发生不良反应2例（1.8%）

续表

中成药名称及组成	治则	效果	对照药物	证据等级	推荐等级	评论
参松养心胶囊[21~26]	益气养阴，活血通络，清心安神	>	美西律	Ⅰb	强推荐	随机、双盲、多中心、安慰剂对照。总共 671 名有室性早搏同时有器质性心脏病的患者被随机分在 OHD 室性早搏试验组，这些患者分别口服参松养心胶囊（每天 3 次，每次 4 粒）或口服美西律片（每天 3 次，每次 150mg）。参松养心胶囊显著减少了有器质性心脏病和无器质性心脏病患者的室性早搏次数并减轻了相关的症状。在非器质性室性早搏试验组，参松养心胶囊和安慰剂均减少了室性早搏次数，分别从（12 561.34 ± 9777.93）次/24h 降到（4806.87 ± 6507.17）次/24h 和从（12 605.69 ± 8736.34）次/24h 降到（10 364.94 ± 9903.41）次/24h。参松养心胶囊组和安慰剂组的总有效率分别为 74.2% 和 28.9%（$P < 0.001$）。在 OHD 室性早搏试验组，参松养心胶囊和美西律也分别减少了室性早搏，次数从（8641.01±8923.57）次/24h 减少到（3853.68±7096.42）次/24h 和从（8621.61 ± 8367.74）次/24h 降到（5648.29 ± 8667.38）次/24h。在参松养心胶囊组和美西律组，总有效率分别为 65.8% 和 50.7%（$P < 0.001$）。另外，参松养心胶囊显著减轻了室性早搏相关的症状，诸如心悸、胸部紧迫感、失眠、疲劳和盗汗
		>	安慰剂	Ⅰb	强推荐	随机、双盲、安慰剂对照。患有心动过缓的患者被随机分配到两组，分别接受为期 4 周的 SSYX 治疗（试验组，$n=115$）或安慰剂治疗（对照组，$n=104$）。在治疗前及治疗后分别对患者心电图（ECG）、24h 连续心电图记录、超声心动图、肝肾功能进行了检测。结果发现，在治疗结束时，试验组患者的平均心率、最快心率及最慢心率均显著高于对照组（P 值分别小于 0.05 或 0.01）。与治疗前相比，治疗后试验组患者的平均心率、最快心率、及最慢心率均显著上升（P 值分别小于 0.05 或 0.01）。另外，治疗后试验组的有效性及症状评分均显著优于对照组（P 值均小于 0.01），未发现严重不良反应

续表

中成药名称及组成	治则	效果	对照药物	证据等级	推荐等级	评论
复方丹参滴丸[27]	活血化瘀，理气止痛	>	常规西药	Ⅱb	弱推荐	病例对照研究。将 106 例糖尿病性合并无症状性心肌缺血患者随机分为两组，观察组和对照组各 53 例。治疗 8 周后，治疗后对照组总有效率为 88.7%；观察组总有效率 98.1%，高于对照组（P<0.05）
芪苈强心胶囊[28,29]	益气温阳，活血通络，利水消肿	>	常规西药	Ⅱa	弱推荐	病例对照研究。将 60 例糖尿病性心功能不全患者随机分为两组，治疗组和对照组各 30 例。治疗 4 周后，治疗组总有效率为 93.33%，高于对照组的 76.67%（P<0.05）
		>	安慰剂	Ⅱb	强推荐	多中心、随机、双盲、安慰剂平行对照。将 512 位慢性心力衰竭患者，随机分为安慰剂组和芪苈强心胶囊组各 256 例，最终安慰剂组 216 人完成研究，芪苈强心胶囊组 219 人完成研究。治疗 12 周后，两组受试者的血浆 NT-proBNP 水平均发生了明显的降低，但芪苈强心胶囊组相较于安慰剂组降幅更明显（P=0.002）；在芪苈强心胶囊治疗组，血浆内 NT-proBNP 水平降低 30% 的受试者比例为 47.95%，而安慰剂组的该比例为 31.98%（P<0.001）。此外芪苈强心胶囊治疗组在 NYHA 心功能分级、左心室射血分数、6 分钟步行距离以及生活质量等方面的改善均优于安慰剂组
麝香保心丸[30]	活血化瘀，理气止痛	>	常规西药	Ⅱb	弱推荐	病例对照研究。将 60 例糖尿病并冠心病心绞痛患者随机分为两组，治疗组和对照组各 30 例。治疗 8 周后，治疗组总有效率为 86.67%，对照组为 73.33%，治疗组优于对照组（P<0.05）
养心氏片[31]	扶正固本，益气活血，行脉止痛	>	常规西药	Ⅱb	弱推荐	病例对照研究。将 66 例糖尿病并冠心病心绞痛患者随机分为两组，治疗组 36 例，对照组各 30 例。治疗 2 个月后，治疗组总有效率为 91.67% 优于对照组的 76.67%（P<0.05）

中成药名称及组成	治则	效果	对照药物	证据等级	推荐等级	评论
地奥心血康[32]	活血化瘀，行气止痛	>	常规西药	Ⅲb	弱推荐	病例对照研究。将 58 例糖尿病合并冠心病心肌缺血患者随机分为治疗组 30 例，对照组 28 例。治疗 8 周。治疗前后两组 ST 段压低次数及压低持续时间均明显减少（$P<0.05$），但治疗组疗效更为显著。治疗组治疗后平均心率、收缩压、心肌耗氧量均较治疗前降低，与对照组相比有明显差异（$P<0.05$）

4　综合调护

第一作者	中医药综合治疗	效果	对照疗法	证据级别	推荐等级	评论
高镇五[33]	针灸治疗			Ⅲb	弱推荐	自身前后对照。选取 160 例心律失常患者，采用针灸治疗 10 次。疗效：在针灸治疗留针过程或出针后，患者自觉症状明显减轻或消失，脉搏、心脏听诊、心电图明显好转或趋于正者，占有效病例数的 20%。针灸治疗的当时，疗效常不明显，随着针灸次数的逐渐增加，病情也渐趋好转，直至正常者，占有效病例数的 80%
张青叶[34]	中医体质护理（包括：①给予糖尿病饮食等；②起居护理；③饮食护理；④运动护理；⑤穴位护理）	>	常规治疗	Ⅱb	弱推荐	病例对照研究。将 110 例糖尿病合并冠心病患者随机分为研究组 55 例，对照组 55 例。治疗 8 周。研究组 PT、APTT、TT 均较治疗前明显改善，改善程度优于对照组（$P<0.05$）
王辉[35]	中医药治疗＋饮食治疗	>	常规治疗	Ⅱb	弱推荐	病例对照研究。将 60 例糖尿病合并冠心病患者随机分为观察组 30 例，对照组 30 例。治疗 14 天。观察内皮素、心电图改善、总有效率，观察组优于对照组（$P<0.05$）

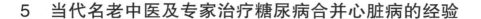

5 当代名老中医及专家治疗糖尿病合并心脏病的经验

祝谌予教授[36]认为消渴病心病以瘀血阻络、痰浊不化、水湿泛滥为标，气阴两伤、脾肾阳虚、心血亏损、阴阳两虚为本，属本虚标实之证。以益气养阴、活血通络为治则。糖尿病合并缺血性心脏病者[37~40]，症见心悸气短，胸闷胸痛，或心痛彻背者，治宜益气养阴、活血通脉为法，用降糖对药方加冠心Ⅱ方（川芎、赤芍、丹参、红花、羌活），或再加菖蒲、郁金理气宽胸，羌活、菊花通脉止痛。合并心律失常者，症见心慌气短，不耐劳累，脉律不齐，脉结代或数或迟者，治宜益气生津、养血复脉为法，用降糖生脉方化裁，或再加枣仁、柏子仁养肝补血、养心安神。合并高血压者，治宜益气养阴、平肝降逆为法，用降糖对药方或降糖生脉方化裁，若舒张压升高为主亦常用杞菊地黄汤化裁，常用对药包括牛膝、桑寄生调补肝肾、引血下行，枸杞子、菊花滋补肝、清热平肝，夏枯草、草决明、钩藤、黄芩清热泻火、平肝潜阳，遇有收缩压较高者，亦用灵磁石、珍珠母、生龙骨、生牡蛎重镇降逆。症见心痛频作或心痛彻背者，加冠心Ⅱ号方，或加菖蒲配郁金，羌活配菊花两组对药；心气不足，心血亏损而见心悸、怔忡、脉律不整、脉或结或代、或数或迟者，加生脉散。对于心血管合并症遇有夜间口干，舌如生刺者，常在葛根、丹参对药基础上伍用夏枯草、石斛、生山楂等。合并脂肪肝、高脂血症者常用茵陈、决明子、泽泻、何首乌、丹参清热、利湿、解毒、降脂。

熊曼琪在《内经》"二阳结，谓之消"理论的指导下[41]，发现临床上糖尿病心脏病在胸痹基础上兼见消渴病胃肠燥热的病机特点，其病变机理是消渴病胃肠燥热，易耗津灼液，血运不畅，日久则血瘀结于心，表现为瘀热互结，导致消渴病胸痹的发生。认为胃肠燥热是糖尿病及其并发症的基本病机，提出瘀热互结、气阴两虚是糖尿病及其并发症的主要证型，即胃肠燥热是消渴病胸痹发生的根本，属于心胃相关的"子病犯母"，在治疗上可采用"治病求本"和"实则泻其子"的原则。以此为基础，临床以通腑泻热逐瘀为治法，采用桃核承气汤为基本方，治疗糖尿病心脏病，疗效显著，可以明显改善2型糖尿病及其并发症患者的临床症状，并有较好的降糖降脂作用[42~44]。熊曼琪等[45]研究发现老年糖尿病心血管并发症多呈复合型，尤以冠心病、高血压为主。其产生机理除老年人自身调节潜力减退，心血管功能呈退行性变外，与糖尿病所致高糖、高脂、血液高黏度及微血管病变密切相关。其心功能特点表现为高排、高阻、高耗氧、血管顺度下降、心力储备减低。老年期糖尿病潜伏着心血管病变的危险。气阴两虚（阳虚）、痰瘀阻滞是糖尿病衰老的重要病机[46]，具体表现为心肌耗氧量、心脏指数和总外周阻力改变，因此益气养阴、活血通络为其重要治法。多年来对其机制进行了系统的研究[47~52]，发现从心胃相关运用加味桃核承气汤可以改善糖尿病大鼠胰岛素抵抗和糖耐量异常，对糖尿病大鼠肾脏和心肌的超微病理及胰腺微循环也有明显的改善，并且能抑制糖尿病大鼠心肌胶原异常增生，维持Ⅰ/Ⅲ型胶原正常比值，具有一定抑制心肌纤维化，阻止糖尿病大鼠的心肌肥大和心功能下降的作用。

吕仁和[41,53]认为糖尿病性心脏病其中医命名为"消渴病心病"，认为消渴病心病是在气血阴阳失调基础上的心气、心阴、心血、心阳不足和虚衰，导致气滞、血瘀、痰浊、寒凝等痹阻心脉，基本病机是气阴两虚，痰瘀互结，心脉痹阻。吕仁和[54~60]主张应根据疾病发展的不同阶段及病机特点对病分期辨证论治，并以虚定证型，以实定证候。将其分为三期，五型，六候。三期分别为：早期、中期、晚期。早期以阴虚燥热、气阴两虚、心神失养为主，主要病理改变是心脏自主神经病变和心肌、心内微血管病变，分为轻、中、重三度；中期以气阴两虚、阴损及阳、痰瘀互阻为主；晚期以阴阳两虚、痰瘀互结、水饮凌心犯肺为主。五型分别为：阴虚燥热，心神不宁型用玄参、生地黄、麦冬、葛根、天花粉、黄连、炙远志、丹皮、珍珠母；气阴两虚，心脉失养型用太子参、黄精、生地黄、首乌、葛根、天花粉、丹参；气阴劳损，心脉瘀阻型用太子参、黄精、葛根、生地黄、玄参、桃仁、枳实、香橼、陈皮；心气阳虚，痰瘀互阻型用生地黄、黄芪、太子参、当归、葛根、五味子、麦冬、丹参、桂枝、半夏、陈皮、茯苓、瓜蒌、薤白、香橼；心气阳虚，水气凌心型用生黄芪、当归、天花粉、葶苈子、桑白皮、猪苓、茯苓、泽泻、泽兰、陈皮、半夏、大枣等。六候分别为：气滞、血瘀、痰浊、寒凝、湿热、热毒。兼有气滞证候者，常用柴胡、枳壳、枳实、厚朴、香橼、乌药、苏梗、降香等药；兼有血瘀证候者，常用当归、川芎、桃仁、红花、山楂、丹参等药；兼有痰浊证候者，常用半夏、薤白、瓜蒌、竹茹、川贝、杏仁、竹沥等药；兼有寒凝证者，常用桂枝、制附片等药；兼有湿热证候者，常用黄柏、苍术、薏仁、茵陈、木瓜、藿香、佩兰、黄芩、白鲜皮、地肤子、木瓜等药；兼有热毒证候者，常用金银花、连翘、蒲公英、紫花地丁、野菊花、黄芩等药。糖尿病心脏病早期多见前四候，晚期六候均可见到。

林兰[61~67]认为，糖尿病心脏病病因病机主要有三个：阴虚燥热、痰浊闭阻、瘀血阻滞。因为消渴病经久不愈，"久病必虚"，"久病必瘀"，"久病入络"，因虚致实，而形成虚实夹杂，糖尿病心脏病在糖尿病阴虚为本的基础上，兼痰浊、血瘀、寒凝，而因虚致实，虚实夹杂。其中糖尿病冠心病以心脉瘀阻为主，糖尿病心肌病偏重于心气虚，糖尿病心脏神经病变则偏于心阴虚，但心气虚与心阴虚兼血瘀为糖尿病心脏病三者共同的病理基础。

林兰又将糖尿病性心脏病分为糖尿病冠心病、糖尿病心肌病和糖尿病心脏神经病变，将其辨证与辨病相结合分型论治[68]：

（1）糖尿病冠心病：是在糖尿病以阴虚为本兼夹痰浊、血瘀、寒凝等因素而以虚致实、虚实夹杂的病症，分冠心病和急性心肌梗死，分别对应中医的胸痹和真心痛；冠心病（胸痹）分为3型：气滞血瘀型，方以四逆散与丹参饮合用加减，以达到疏肝理气、宣痹止痛的目的；痰浊瘀阻型：方以瓜蒌薤白半夏汤加味，以化痰宽胸，宣痹止痛；寒凝血瘀型：方以赤石脂汤加味，以温阳通痹，散寒止痛。急性心肌梗死（即传统医学的：真心痛）分为3型：瘀闭心脉型，方以丹参饮合用抗心梗合剂（红花，赤芍，丹参，檀香，砂仁，郁金，生黄芪，桂心），以达到活血化瘀、宣通心脉的作用；心阳暴脱型，方以参附汤加味以回阳救逆；肾阳虚衰型，以真武汤加味以温阳利水。

（2）糖尿病心肌病：多见于糖尿病经久不愈，"久病必虚"、"久病必瘀"，临床表现以心气虚、心阴虚为主，兼夹血瘀。本病系本虚标实之证。分为3型：心阴不足、虚火偏旺型以天王补心丹加减以滋养心阴，清热宁神；心气不足、心阳虚亏型以保元汤加减以补益心气，宣通心阳；心肾阳虚、水气凌心型以苓桂术甘汤加减以温阳利水。

（3）糖尿病心脏神经病变：多为素体不足，或心虚胆怯，或久病不愈等因素，而致机体气血阴阳亏虚，全身情况较差，病情较重。分为3型：心气虚亏型以珍珠母丸为主方以达到益心气、养心阴的作用；心血不足型方以归脾汤随症加减，以补心宁神；心肾阴虚型以补心丹合六味地黄汤为主方加减以达到养心益肾之功用。

吴以岭等[69~75]认为糖尿病合并心脏病其病位在心、脾，涉及肺、肝、肾等脏腑。属本虚标实，虚实夹杂之病。本虚为心络气虚、阴虚、阳虚，标实为血络瘀阻、水停、痰饮、气滞。阴虚燥热是糖尿病性心脏病的基本病机，心脾两虚络虚不荣是其病机的关键，心络瘀阻贯穿了疾病过程的始终，痰湿阻络、瘀郁互结是相关致病因素，若病情进一步发展，可致心气衰微，阴阳俱虚。甚至累及它脏，出现心肾虚衰、阴竭阳绝、阴阳离绝等危象。因此治疗上，应围绕虚、火、痰、瘀、郁进行辨证论治。根据急则治其标、缓则治其本的原则，在治疗时就需要以心为重，兼顾其他脏腑，标本兼顾。①气阴两虚证治以益气养阴、活血通络为法，方药为生脉散加减；②心络郁滞证治以理气开郁、通络止痛为法，方药为旋覆花汤加减；③痰湿阻络证治以祛痰通络、宣痹止痛为法，方药为祛痰通络方加减；④心络瘀阻证治以辛香理气、化瘀通络为法，方药为利心通络汤（自拟）加减；⑤络虚不荣证治以补虚荣络为法，方药为炙甘草汤加减；⑥阳虚寒凝，心络绌急证治以益气温阳、搜风通络为法，方药为参附汤、真武汤合护心解痉汤（自拟）加减；⑦水气凌心，络息成积证治以温阳通络、利水消积为法，方药为真武汤合益心散结汤（自拟）加减。

仝小林教授[76,77]研究治疗糖尿病及其并发症30余年，学验俱丰，形成了"治糖、治络、治杂三位一体，各有侧重"的辨治体系。如治疗糖尿病合并冠心病患者，证属痰热互结、瘀血阻滞者，治以清热化痰，活血通脉。方以小陷胸汤加减，其用药黄连30g、清半夏50g、瓜蒌仁30g、三七15g、丹参30g、生大黄6g、生山楂30g、西洋参6g、生姜5大片。证属痰瘀互结，胸阳痹阻，治以涤痰化瘀，通阳散结。方以瓜蒌薤白半夏汤加减，瓜蒌仁30g、薤白30g、半夏50g、丹参30g、三七9g、酒大黄6g、荷叶15g、黄连15g、生姜3大片。仝小林教授用药法效仲景，强调"药少而精，效专力宏"，其特点在剂量超大，上方半夏50g、黄连30g，在现代药典中属严重超量，然患者服药1年，尚未出现肝肾功能损害，反而疾病得到缓解，可见临证中举大证、起顽疾的关键在于用药剂量之妙。

魏执真[78~85]认为，消渴病心病是消渴病迁延不愈，日久生变而成，其主要病机是肺脾肾之阴虚燥热，耗气伤阴，进而涉及于心，使得心脏气阴耗伤，心脉瘀阻，遂形成本病；此外，消渴患者多食多饮使中焦受伤，脾失健运，痰湿内生，痰湿之邪阻滞气机，心脾两虚，痰气阻脉也可引起心脉不通而形成本病。病位主要在心，涉及肺脾胃肝肾等脏腑。魏执真认为糖尿病并发心律失常可称为"消渴病心悸"，临证时将心律失常按照脉象宜分为阳热类和阴寒类，各分五种证型。阳热类证型分为：①心气阴虚、血脉瘀阻、瘀郁化热型，治以益气养心、理气通脉、清热凉血，方用清凉滋补调脉汤；②心脾不足、湿停阻脉、瘀郁化热型，治以补益心脾、理气化湿、清热凉血，方用清凉化湿调脉汤；③心气衰微、血脉瘀阻、瘀郁化热型，治以益气通脉、清热凉血，方用清凉补气调脉汤；④心阴血虚、血脉瘀阻、瘀郁化热型，治以滋阴养血、理气通脉、清热凉血，方用清凉养阴调脉汤；⑤心气阴虚、肺瘀生水、瘀郁化热型，治以补气养心、肃肺利水、清热凉血，方用清凉补利调脉汤。阴寒类证型分为：①心脾气虚、血脉瘀阻、血流不畅型，治以健脾养心、补气活血、理气通脉，方用健脾补气调脉汤；②心脾气虚、湿邪停聚、心脉受阻型，治以健脾养心、理气化湿、活血通脉，方用理气化湿调脉汤；③心脾肾虚、寒邪内生、阻滞心脉型，治以健脾补肾、温阳散寒、活血通脉，方用温阳散寒调脉汤；④心脾肾虚、寒痰瘀结、心脉受阻型，治以温补心肾、化痰散结、活血通脉，方用温化散结调脉汤；⑤心肾阴阳俱虚、寒湿瘀阻心脉型，治以滋阴温阳、化湿散寒、活血通脉，方用滋养温化调脉汤。魏执真等认为糖尿病合并冠心病心绞痛可归属于"消渴病胸痹"的范畴，本病初起以阴虚为本，燥热为标，日久耗气伤阴，渐致气阴两伤。气虚则运血无力，血流不畅；阴虚燥热，伤津耗液，则血液黏滞；情志抑郁，气机阻滞，血行受阻，以上皆可引发瘀血内阻、心脉不通的病理变化，最终导致糖尿病合并冠心病心绞痛的发生。针对其气阴两虚、心血瘀阻的主要病机，拟定了益气养阴、活血通脉之糖心通脉汤。方中以黄芪、太子参为君药，补益心气、促心运血以治本；以麦冬、五味子、枸杞子、生地、玄参养阴生津，固护心阴为臣药；佐以川芎、丹参、水蛭、三七活血化瘀治标，祛瘀血，通心脉，则血运自复；再加枳壳宽中下气，条达气机。全方以补为主，通补兼施，补而不壅塞，通而不伤正。

屠伯言等[86]认为糖尿病心脏病与体质因素、情绪紧张、过食肥甘之品相关，其病位主要在心脾肾，基本病机是心脾阳虚，日久痰瘀交阻，阴虚火旺导致壮火食气，气衰血瘀，其中痰瘀交阻尤为重要。屠伯言将糖尿病心脏病分为两型论治：①心脾阴虚型，治以益气健脾、化瘀通脉，主方为清炙黄芪、党参、白术、茯苓、淮山药、川桂枝、丹参、降香、山楂；②阴虚火旺型，治以滋阴降火、活血养心，主方为生地、知母、黄柏、当归、赤白芍、麦冬、五味子。均加服止消膏。

吕靖中[87,88]认为糖尿病并发心律失常病机为燥热伤阴，阴虚火旺，日久则气阴两虚，阴阳俱损。用黄连调心汤（黄连、西洋参、陈皮、珍珠、当归、甘草）加减治疗糖尿病并发心律失常24例，总有效率达91.6%。

栗德林[89,91]认为本病病机是"奇恒柔弱，内热熏蒸，伤津耗气，血稠液浓，瘀阻痰凝"的理论，他认为本病是本虚标实，虚实夹杂之证，气阴两虚是本病的基本病机，亦是消渴病病理转机的关键环节，脾虚生痰是本病最主要的病理变化机制，而痰浊血瘀才是本病的中心环节，也是导致本病的最主要因素，本病病变部位在心，与脾肺肾三脏密切相关，其中以脾虚最为关键。栗德林等[92]用糖冠康（人参、黄芪、玄参、黄连、丹参等）治疗2型糖尿病合并冠心病68例，取得临床总有效率91.18%的满意疗效。

冯建华[93,94]认为糖尿病并发冠心病病机为本虚标实，本虚为阴阳气血的亏虚，标实为阴寒、痰浊、血瘀交互为患。运用健脾益肾，补气活血的降糖宁心饮（人参、黄芪、黄精、山药、山茱萸、麦冬、黄连、白茅根、丹参、川芎、菖蒲等）治疗糖尿病合并冠心病58例，1个月为1个疗程，共观察2个疗程，糖尿病有效率89.45%，冠心病有效率74.14%，治疗前后有显著性差异（$P<0.05$），其血糖、糖化血红蛋白、血脂、血流变、心电图等均有明显改善（$P<0.05$）。

魏子孝[95~98]认为心脏无论在生理或病理上与其他四脏的关系非常密切，对辨证分析给予了很大的空间，中医治心并不唯心而治，所谓"同病异治"，因此中医药治疗的个体化最突出。虽然心脏病不能与中医病名一一对应，但在关于胸痹、真心痛、痰饮、水气病、厥逆、怔忡等的中医古代文献中可以寻求到大量的治法和方药。归纳起来，首先应处理好正气（心气、心阳、心血）与邪气（如气滞、血瘀、痰浊、水饮等）的关系。要注意祛邪与扶正是相辅相成的，但可以有主有次，有急有缓，治疗也当有先有后有兼顾。扶正方面张仲景的诸苓桂剂（特别是桂枝、茯苓、人参、甘草的应用）运用得法在补心气、振心阳方面可以起到较好的效果，如附片、荜茇、薤白、葱、姜等都有较好的温通阳气的作用；至于心血宜常养，归脾汤、养荣丸、十全大补辈都可以作为寻常保健药品。祛邪方面在尚未发生急症（主要指心力衰竭、休克、心肌梗死等）的平时，治疗应当注重瘀血与痰浊两端，瘀血从王清任诸逐瘀汤中取法；痰浊则取法于仲景的瓜蒌半夏薤白汤等方。

南征教授认为[99~102]糖尿病合并心肌病本病首先注意"治未病"，"治未病"在糖尿病性心肌病治疗过程中的意义主要体现在当患者患有糖尿病后，即应开始有效合理的治疗，在控制血糖和对症治疗的同时，注意保护心肌及心功能，适当给予一些活血化瘀药物，保持脉络通畅，可有效预防糖尿病性心肌病的发生。再者，若出现糖尿病性心肌病时，应在早期即给予积极有效的治疗，依据整体观念、辨证论治思想给予中药，避免糖尿病性心肌病病情进一步进展而出现心律失常、心力衰竭，此时患者的病情较重，治疗相对困难，且预后不良。其次是根据中医学整体观念进行辨证论治。阴虚火旺，治则：滋阴清火，养心宁神。方选黄连阿胶汤加减。心阳不足证，治则：温补心阳，安神定悸。方选桂甘龙牡汤加味。痰浊内阻证，治则：化痰开结，养心安神。方选瓜蒌薤白半夏汤加味。心血瘀阻证，治则：活血化瘀，通络定悸。方选桃仁红花煎加减。

高彦彬[103]糖尿病合并心脏病中医辨证论治如下：①阴虚燥热、心神不宁型。治则：滋阴清热，养心安神。方药：天王补心丹合消渴方加减。②气阴两虚、心脉瘀阻型。治则：益气养阴，活血通脉。方药：生脉散加减。③心气阳虚、痰瘀互阻型。治则：补气助阳、化痰祛瘀。方药：生脉散合瓜蒌薤白半夏汤加减。④心气阳衰，水饮凌心犯肺型。治则：益气养心、肃肺利水。方药：生脉散合葶苈大枣泻肺汤加减；高彦彬等[104]对558例糖尿病患者进行回顾性分析认为，将糖尿病合并冠心病分两型辨治，气阴两伤、心脉瘀阻证用益气养阴活血汤（人参、麦冬、五味子、生地、赤芍、丹参）；痰浊阻痹证用苏合香丸，均具有一定的疗效。

亓鲁光教授运用中医辨证分型规律诊治糖尿病并发无症状性心肌缺血，疗效较好[105]，经验如下：

（1）重视脾胃，调中央以通达四旁：她认为糖尿病发病的根本在于脾胃虚弱。脾胃为气机升降的枢纽，脾脏清阳之气主升，脾气一升，则肝气随之升发，肾水随之气化，脾气升而水谷精微转输于肺脏而敷布周身。胃的浊阴之气主降，胃气降则糟粕得以下行，胃气降则肺气可以随之肃降，心火随之下潜，心肾得以相交。脾胃居于中央以运四旁。亓教授重视调理后天脾胃，大多用黄芪30~40g、山药30g、鸡内金10g以健脾益气，促进运化。

（2）活血化瘀法贯穿始终：亓教授认为应以活血化瘀法贯穿始终，而不必拘泥于瘀血见证的有无。故加用丹参、川芎活血化瘀，改善血液循环。盖丹参重在活血养血，所谓"丹参一味，功同四物"，即言其有活血养血而不伤血的卓越功效，而川芎为血中气药，性善走窜，走而不守，单用则有伤血动血之虞，二药合用，寒温之性相制，既有活血养血之功，又无伤血动血之弊。

（3）重视辨证论治：糖尿病并发心肌缺血分为4个证型。痰湿阻滞型，治宜宽胸化痰，健脾强心佐以化瘀，方用瓜蒌薤白半夏汤加减；气阴两虚型，治宜益心气，养心血，化瘀，方用生脉散加减；脾肾亏虚型，治宜健脾气，滋肾阴，方用益气固本汤加减；痰浊上扰型，治燥湿健脾，化痰祛瘀，方用半夏白术天麻汤加减。

（4）天人相应，防治结合：四季变化中，心主火，与夏季相应，一般心病在所主之，夏季病轻，在冬季主水，相克之季病重，所以冬季应注意预防心病。昼夜之中，《素问》

载心病多以日中慧、夜半甚、平旦静，所以亓教授一般凡见活动后心悸及（或）心电图改变者，及早加入通心阳、滋心阴、益心气之品。

徐梓辉[106]认为该病的发生与心、脾、肾的亏损，饮食不节，过食伤脾，七情郁结，情志失调，劳欲过度，寒邪侵袭，禀赋薄弱等因素有关，其病位主要在心。徐梓辉等[107]认为胸痹与消渴合病，基本病机为气阴两虚、瘀血阻滞、痰湿内存。消渴初期以燥热为主，燥热伤阴，致阴虚；后期损及肾阴，以阴虚为主，兼有气虚。气阴两虚是胸痹的基本病机之一，阴虚则虚火煎阴血成瘀，灼津成痰亦可成瘀，瘀阻心脉而发为胸痹；或气虚血行不畅，胸阳不运，血停为瘀，阻滞心脉而发为胸痹；阴虚与气虚同时存在共同导致痰瘀痹阻心脉而发病。瘀血、痰浊是消渴最常见的病理产物，同时又是胸痹发病最直接的原因。消渴并胸痹为本虚标实之证，以阴虚、气虚为本，瘀血、痰湿为标。其本虚之根在于肾。徐梓辉等[108]在以上认识的基础上，确立滋阴益气、活血祛瘀、化痰通痹的标本兼治的法则，拟降糖舒心方用于治疗糖尿病合并冠心病的临床与实验研究。降糖舒心方由熟地、黄芪、山茱萸肉、枸杞、菟丝子、丹参、川芎、蒲黄、胆南星、黄连、藿香组成。王映坤[109]分两型辨治糖尿病合并冠心病：肝肾阴虚、心神不宁证用一贯煎合酸枣仁汤加减，药物如玄参、麦冬、生地、枸杞子、川楝子、当归、川芎、酸枣仁、茯苓、怀山药、知母、黄连、地骨皮、天花粉、玉竹；气阴两虚、心脉瘀阻证用参麦饮加减，药物如太子参、麦冬、五味子、黄芪、丹参、葛根、生地、山药、川芎、熟地、生牡蛎、浮小麦、大枣。胡继玲[110]认为气虚血瘀为主要病变机制，气阴两虚为本，血瘀为标，常兼有气滞、痰浊、寒凝等证候。运用止消通脉清热饮（太子参、黄精、葛根、丹参、桃仁、枳实、玄参、皂角刺、大黄等）治疗糖尿病合并冠心病 50 例，有效率 88 %。认为此方益气滋阴养心，活血祛瘀通脉，通过改善糖代谢、脂质代谢，降低血黏度，减少心肌缺血，达到防治糖尿病性冠心病的目的。武桂霞等[111]用益气通脉汤（西洋参、黄芪、丹参、麦冬、五味子、降香、郁金等）治疗糖尿病性冠心病 30 例，其中胸痛剧者加五灵脂、生蒲黄、乳香；脉沉细无力或结代、恶寒者加桂枝、炙甘草；口渴心烦、脉细数或舌干红少苔者加生地、知母、丹皮、天花粉；头晕目眩者加益母草、白蒺藜，经治疗有效率达 83%。

6　糖尿病合并心脏病常用的疗效判定标准

因现在还没有糖尿病合并心脏病的中西医疗效判定标准，建议参考消渴（糖尿病）及心脏病相关疗效判定标准。

1. 2010 年国家中医药管理局发布的《22 个专业 95 个病种中医诊疗方案（试行）》[112]中消渴病（2 型糖尿病）（住院）疗效评定标准

糖尿病疗效判定包括疾病疗效判定标准、主要指标疗效（即降糖疗效）评价和证候疗效判定标准。

（1）疾病疗效判定标准

1）显效：中医临床症状、体征明显改善，证候积分减少≥70%；空腹血糖及餐后 2h 血糖下降至正常范围，或空腹血糖及餐后 2h 血糖值下降超过治疗前的 40%，糖化血红蛋白值下降至 6.2% 以下，或下降超过治疗前的 30%。

2）有效：中医临床症状、体征均有好转，证候积分减少≥30%；空腹血糖及餐后 2h

血糖下降超过治疗前的 20%，但未达到显效标准，糖化血红蛋白值下降超过治疗前的 10%，但未达到显效标准。

3）无效：中医临床症状、体征均无明显改善，甚或加重，证候积分减少不足 30%；空腹血糖及餐后 2h 血糖无下降，或下降未达到有效标准，糖化血红蛋白值无下降，或下降未达到有效标准。

（2）主要检测指标（血糖）疗效判定标准

1）显效：空腹血糖及餐后 2h 血糖下降至正常范围，或空腹血糖及餐后 2h 血糖值下降超过治疗前的 40%，糖化血红蛋白值下降至正常，或下降超过治疗前的 30%。

2）有效：空腹血糖及餐后 2h 血糖下降超过治疗前的 20%，但未达到显效标准，糖化血红蛋白值下降超过治疗前的 10%，但未达到显效标准。

3）无效：空腹血糖及餐后 2h 血糖无下降，或下降未达到有效标准，糖化血红蛋白值无下降，或下降未达到有效标准。

注：空腹血糖、餐后 2h 血糖应分别进行疗效评估。

（3）中医证候疗效判定方法

1）显效：临床症状、体征明显改善，积分减少≥70%。

2）有效：临床症状、体征均有好转，积分减少≥30%。

3）无效：临床症状、体征无明显改善，甚或加重，积分减少不足 30%。

按照尼莫地平法计算：疗效指数（n）=［（治疗前积分-治疗后积分）÷疗前积分］×100%。

2. 2011 年国家中医药管理局发布的《24 个专业 105 个病种中医诊疗方案（试行）》中胸痹心痛病（慢性稳定性心绞痛）疗效评定标准[113]

（1）疾病疗效评定标准：参照 1993 年中华人民共和国卫生部制定的《中药新药治疗胸痹（冠心病心绞痛）的临床研究指导原则》进行心绞痛、心电图疗效评定。疗效评定主要项目为心绞痛发作频率和程度及心电图。

1）心绞痛的症状疗效评定

A. 显效：症状消失或基本消失。

B. 有效：疼痛发作次数、程度及持续时间有明显减轻。

C. 无效：症状基本与治疗前相同。

D. 加重：疼痛发作次数、程度及持续时间有所加重。

2）心电图疗效评价

A. 显效：静息性缺血性 ST 段心电图恢复正常或大致正常。

B. 改善：缺血性 ST 段回升达 0.05mV 以上，但未恢复正常，在主要导联倒置 T 波变浅达 25% 以上，或 T 波由平坦变为直立，房室或室内转导阻滞改善。

C. 无效：缺血性 ST 段不变。

D. 加重：心电图表现恶化（缺血性 ST 段较治疗前降低 0.05mV 以上，在主要导联倒置 T 波加深达 25% 以上，或直立 T 波变为平坦，以及出现异位心律）。

（2）中医证候疗效判定标准：根据积分法判定主要中医证候疗效：

疗效指数（n）=（疗前积分-疗后积分）/疗前积分×100%。

显效：临床症状、体征明显改善，证候积分减少≥70%。

有效：临床症状、体征均有好转，证候积分减少≥30% 且<70%。

无效：临床症状、体征均无明显改善，甚或加重，证候积分减少不足<30%。

加重：临床症状、体征均有加重，证候积分减少<0。

3. 1994 年 6 月 28 日国家中医药管理局发布《中医病证诊断疗效标准》（消渴、胸痹心痛）[114]

（1）消渴疗效评定标准

1）治愈：症状消失，实验室检查多次正常。

2）好转：主要症状及有关实验室检查有改善。

3）未愈：症状及实验室检查无变化。

（2）胸痹心痛疗效评定标准

治愈：症状消失，心电图及有关实验室检查恢复正常。

好转：症状减轻，发作次数减少，间歇期延长，实验室检查有改善。

未愈：主要症状及心电图无改变。

4. 2002 年中华人民共和国卫生部制定发布的《中药新药治疗临床研究指导原则》（糖尿病、冠心病心绞痛）[115]

（1）糖尿病疗效判定：糖尿病疗效判定包括疾病疗效判定标准、主要指标疗效（即降糖疗效）评价和证候疗效判定标准。糖尿病并发症疗效判定，则可根据试验具体目的，增加或改变相应评价指标。

1）疾病疗效判定标准

A. 显效：中医临床症状、体征明显改善，证候积分减少≥70%；空腹血糖及餐后 2h 血糖下降至正常范围，或空腹血糖及餐后 2h 血糖值下降超过治疗前的 40%，糖化血红蛋白值下降至 6.2% 以下，或下降超过治疗前的 30%。

B. 有效：中医临床症状、体征均有好转，证候积分减少≥30%；空腹血糖及餐后 2h 血糖下降超过治疗前的 20%，但未达到显效标准，糖化血红蛋白值下降超过治疗前的 10%，但未达到显效标准。

C. 无效：空腹血糖及餐后 2h 血糖无下降，或下降未达到有效标准，糖化血红蛋白值无下降，或下降未达到有效标准。

2）主要检测指标（血糖）疗效判定标准

A. 显效：空腹血糖及餐后 2h 血糖下降至正常范围；或空腹血糖及餐后 2h 血糖值下降超过治疗前的 40%，糖化血红蛋白值下降至正常，或下降超过治疗前的 30%。

B. 有效：空腹血糖及餐后 2h 血糖下降超过治疗前的 20%，但未达到显效标准，糖化血红蛋白值下降超过治疗前的 10%，但未达到显效标准。

C. 无效：中医临床症状、体征均无明显改善，甚或加重，证候积分减少不足 30%；空腹血糖及餐后 2h 血糖无下降，或下降未达到有效标准，糖化血红蛋白值无下降，或下降未达到有效标准。

注：空腹血糖、餐后 2h 血糖应分别进行疗效评估。

3）证候疗效判定标准

A. 临床痊愈：中医临床症状、体征消失或基本消失，证候积分减少≥90%。

B. 显效：中医临床症状、体征明显改善，证候积分减少≥70%。

C. 有效：中医临床症状、体征均有好转，证候积分减少≥30%。

D. 无效：中医临床症状、体征均无明显改善，甚或加重，证候积分减少不足30%。

注：计算公式（尼莫地平法）为：疗效指数（n）＝［（治疗前积分–治疗后积分）÷治疗前积分］×100%。

（2）冠心病心绞痛疗效判定

1）疾病疗效判定标准

A. 显效：心绞痛等主要症状消失或达到显效标准，心电图恢复至正常心电图或达到大致正常（即正常范围心电图）。

B. 有效：心绞痛等主要症状减轻或达到有效标准，心电图改善达到有效标准。

C. 无效：心绞痛等主要症状无改善，心电图基本与治疗前相同。

D. 加重：心绞痛等主要症状与心电图较试验前加重。

在综合疗效判断时，若心绞痛等主要症状疗效与心电图疗效两者不一致时，应以疗效低的结果为综合疗效。

2）中医证候疗效判定标准

A. 显效：临床症状、体征明显改善，证候积分减少≥70%。

B. 有效：临床症状、体征均有好转，证候积分减少≥30%。

C. 无效：临床症状、体征无明显改善，甚或加重，证候积分减少<30%。

D. 加重：临床症状、体征均有加重，证候积分减少<0。

3）主要症状疗效判定标准（心绞痛疗效判定标准参照1979年中西医结合治疗冠心病心绞痛及心律失常座谈会《冠心病心绞痛及心电图疗效判定标准》1979年9月上海）

A. 轻度

a. 显效：症状消失或基本消失。

b. 有效：疼痛发作次数、程度及持续时间有明显减轻。

c. 无效：症状基本与治疗前相同。

d. 加重：疼痛发作次数、程度及持续时间有所加重（或达到"中度"、"重度"的标准）。

B. 中度

a. 显效：症状消失或基本消失。

b. 有效：症状减轻到"轻度"的标准。

c. 无效：症状基本与治疗前相同。

d. 加重：疼痛发作次数、程度及持续时间都有所加重（或达到"重度"的标准）。

C. 重度

a. 显效：症状基本消失或减轻到"轻度"的标准。

b. 有效：症状减轻到"中度"的标准。

c. 无效：症状与治疗前相同。

d. 加重：疼痛发作次数、程度及持续时间都有所加重。

4）主要检测指标的疗效判定标准（心电图疗效判定标准参照1979年中西医结合治疗冠心病心绞痛、心律失常座谈会《冠心病心绞痛及心电图疗效判定标准》1979年9月上海）

A. 显效：心电图恢复至"大致正常"（即"正常范围"）或达到"正常心电图。"

B. 有效：S-T段的降低，以治疗后回升0.05mV以上，但未达正常水平，在主要导联倒置 T 波改变变浅（达 25% 以上者）：或 T 波由平坦变为直立，房室或室内传导阻滞改善者。

C. 无效：心电图基本与治疗前相同。

D. 加重：S-T 段较治疗前降低 0.05mV 以上，在主要导联倒置 T 波加深（达 25% 以上）或直立 T 波变平坦，平坦 T 波变倒置，以及出现异位心律、房室传导阻滞或室内传导阻滞。

5）治疗心绞痛速效药物评定标准

A. 显效：用药后 3min 以内（含 3min）心绞痛消失或基本缓解。

B. 有效：用药后 3~5min 心绞痛消失或基本缓解。

C. 无效：用药后 5min 以心绞痛逐渐缓解或无改善。

D. 加重：用药后心绞痛加重。

观察速效药物时，每个病例用药次数不能少于 10 次，不能同时用其他药物和治疗方法。

7　利益冲突的宣言及经费支持

糖尿病合并心脏病中医药临床循证实践指南的制定是国家中医药管理局中医药临床研究基地全国中医糖尿病临床研究联盟委托河北以岭医院吴以岭教授、高怀林教授、倪青教授制定，经费由中国中医科学院广安门医院资助提供。指南制定小组所有成员均声明，完全独立进行指南的编制工作，未与任何利益团体发生联系。

参 考 文 献

[1] 中华中医药学会糖尿病分会 . 糖尿病中医防治指南［M］. 北京：中国中医药出版社，2007：47-52.

[2]《中国糖尿病防治指南》编写组 . 中国糖尿病防治指南［M］. 北京：北京大学医学出版社，2010：29-32.

[3] 中华中医药学会糖尿病分会 . 糖尿病合并心脏病中医诊疗标准［J］. 世界中西医结合杂志，2011，6（5）：455-460.

[4] 仝小林 .《糖尿病中医防治标准》（草案）［M］. 北京：科学出版社，2014：79-85.

[5] 郑筱萸 . 中药新药临床研究指导原则（试行）［M］. 北京：中国医药科技出版社，2002：68-72.

[6] 国家中医药管理局 . 中华人民共和国中医药行业标准—中医病症诊断疗效标准［S］. 南京：南京大学出版社，1994.

[7] 王永炎，鲁兆麟 . 中医内科学［M］. 北京：人民卫生出版社，1999.

[8] 何川 . 生脉散合丹参饮加减方治疗糖心病气阴两虚兼血瘀证的临床研究［D］. 山东中医药大学，2014.

[9] 陈丽兰，伊娜，李慧枝 . 加味四逆瓜蒌薤白半夏汤治疗糖尿病性冠心病 30 例总结［J］. 湖南中医杂志 . 2011，27（6）：3-5.

[10] 张加华 . 血府逐瘀汤辨证治疗糖尿病合并冠心病临床研究［J］. 亚太传统医药 . 2015，11（20）：127-128.

[11] 金星灿 . 血府逐瘀汤加减治疗糖尿病伴冠心病的临床价值分析［J］. 中国医学创新 . 2012，31（9）：95-96.

[12] 王翠霞，赵立杰，尉西岗，等 . 炙甘草汤治疗糖尿病性心肌病的疗效研究［J］. 河北中医药学报，2013，28（1）：14-15.

[13] 张其兰 . 炙甘草汤加减治疗糖尿病性心脏病心律失常 42 例［J］. 内蒙古中医药，2014，33

(2)：9.

[14] 唐建业，蒋梅先．辨证分型治疗冠心病心绞痛 47 例［J］．上海中医药杂志，1996，(8)：8-9.

[15] 郑毅聪．真武汤合葶苈大枣泻肺汤治疗心衰 42 例［J］．中国中医急症，2006，15 (6)：539.

[16] 白清．通心络胶囊与补阳还五汤对糖尿病合并不稳定型心绞痛相关调节因子影响对比［J］．中成药．2015，37 (4)：732-735.

[17] 何金波，王超．通心络胶囊对 2 型糖尿病合并冠心病患者血管内皮功能的影响［J］．河北中医．2012，34 (6)：812-815.

[18] 王新东，娄彬．通心络胶囊对 2 型糖尿病冠状动脉小血管长病变支架术后再狭窄的影响［J］．南京中医药大学学报．2010，26 (6)：464-467.

[19] 王丽，袁全才，李亮．通心络胶囊治疗 72 例糖尿病心肌病的临床观察［J］．河北医学．2015，21 (4)：665-668.

[20] Zhang H T, Jia ZH, Zhang J, et al. No- reflowprotection and long- term efficacy for acute myocardialinfarction with Tongxinluo: a randomized double- blind placebo- controlled multicenter clinical trial (ENLEAT Trial). Chin Med J, 2010, 123 (20): 2858-2864

[21] 蒋晓林，孙晓晖，顾宇重，等．参松养心胶囊治疗老年糖尿病心律失常的临床观察［J］．河北中医，2010，32 (7)：1046-1048.

[22] 刘岩，韩易言，郑曲．参松养心胶囊治疗糖尿病心脏自主神经病变随机平行对照研究［J］．实用中医内科杂志，2014，28 (3)：50-58.

[23] 汪爱虎，浦介麟，齐小勇，等．参松养心胶囊治疗阵发性心房颤动的多中心临床研究［J］．中国社区医师，2012，13：9.

[24] Cao krjiang, Zhang J, Jia ZH, et al. Evaluation of the traditional Chinese medicine Shensongyangxincapsule on treating premature ventricular contractions: a randomized, double- blind, controlled multicenter trial. Chin MedJ, 2011, 124 (1): 76-83

[25] Liu Y, Li N, Jia 2, et al. Chinese Medicine Shensongyangxin is effective for patients with bradycardia: results of a randomized, double-blind, placebo- controlled multicenter trial. Hindawi Publishing Corporation-Evidence- Based Complementary and Alternative Medicine, 2014, (1): 605714.

[26] 刘志广．复方丹参滴丸治疗糖尿病合并无症状性心肌缺血的效果及机制探讨［J］．山东医药，2014，54 (28)：77-78.

[27] Li XL. A multicenter randomized double- blind parallel- group placebo- controlled study of the effects of Qili Qiangxin Capsules in patients with chronic heart failure. Journal of the American College of Cardiology, 2013, 62 (12): 1065-1072.

[28] 王尚珍，刘鹏，周杨，等．芪苈强心胶囊辅治糖尿病性心功能不全的疗效观察［J］．疑难病杂志，2012，11 (2)：125-126.

[29] 周波，刘文涛．麝香保心丸治疗 2 型糖尿病并冠心病心绞痛的疗效观察［J］．湖北中医杂志，2014，36 (8)：32-33.

[30] 武桂霞，霍玉芳．养心氏片治疗糖尿病性冠心病 36 例临床观察［J］．中西医结合心脑血管病杂志，2011，9 (8)：912-913.

[31] 高洁婷．地奥心血康治疗糖尿病合并冠心病心肌缺血缘愿例临床观察［J］．医学信息，2010，5 (8)：2191-2192.

[32] 高镇五，虞孝贞，沈爱学，等．针灸治疗心律失常 120 例观察［J］．中国针灸，1983，(6)：7-8.

[33] 张青叶，潘兰兰，赵红霞．中医体质护理在治疗 2 型糖尿病并冠心病血瘀质中的效果评价［J］．中外医疗，2015，(9)：172-174.

[34] 王辉．探讨中医药物配合饮食治疗 2 型糖尿病并发冠心病的临床治疗效果观察［J］．世界最新医

学信息文摘，2013，13（5）：391-392.

[35] 董振华，季元．祝谌予治疗糖尿病慢性并发症的经验［J］．中医杂志，1997，38（1）：12-14.

[36] 董振华．祝谌予经验集［M］．北京：人民卫生出版社，1999：42-43.

[37] 庞博．施今墨学派名老中医诊治糖尿病学术思想与经验传承研究．北京：北京中医药大学，2012.

[38] 祝勇．名老中医传略、学术、传人——祝谌予［M］．北京：人民军医出版社，2007.

[39] 王道瑞．中国百年百名中医临床家丛书——祝谌予［M］．北京：中国中医药出版社，2006.

[40] 邓烨，李赛美，朱章志．熊曼琪教授治疗糖尿病学术经验述［J］，2012，27（8）：2110-2113.

[41] 熊曼琪．加味桃核承气汤（片）治疗糖尿病的临床疗效观察［J］．新中医，1988，20（4）：53-55.

[42] 熊曼琪，梁柳文，林安钟，等．加味桃核承气汤治疗2型糖尿病的临床与实验研究［J］．中西医结合杂志，1992，12（2）：74-76.

[43] 王学良，朱章志，熊曼琪，等．从心胃相关论治糖尿病心脏病［J］．新中医，2009，41（2）：5-6.

[44] 李赛美，熊曼琪，林安钟，等．老年期糖尿病心血管功能特点初步探讨（附191例临床分析）［J］．实用医学杂志，1996，12（5）：283-284.

[45] 熊曼琪．非胰岛素依赖型糖尿病辨证分型与老化度关系探讨．中国医药学报1994，9（3）：11.

[46] 熊曼琪，林安钟，朱章志，等．加味桃核承气汤对2型糖尿病大鼠胰岛素抵抗的影响［J］．中国中西医结合杂志，1997，17（3）：165-168.

[47] 李赛美，熊曼琪，林安钟，等．不同治法对糖尿病大鼠心脏病变影响的实验研究［J］．新中医，1999，31（10）：39-41.

[48] 李赛美，吴玲霓，储全根，等．加味桃核承气汤及其不同提取物对糖尿病大鼠心肌细胞超微结构的影响［J］．北京中医药大学学报，2005，28（3）：48-51.

[49] 李赛美，储全根，莫伟，等．加味桃核承气汤及不同提取物对糖尿病大鼠心肌纤维化的影响［J］．南京中医药大学学报，2005，21（4）：236-239.

[50] 李赛美，储全根，莫伟，等．加味桃核承气汤及其提取物对糖尿病大鼠主动脉弓超微结构的影响［J］．广州中医药大学学报，2005，22（2）：134-137.

[51] 储全根，李赛美，莫伟，等．加味桃核承气汤及其不同提取物对搪尿病大鼠心肌细胞钙转运的影响［J］．中国中医药信息杂志，2006，13（6）：43-45.

[52] 赵进喜，肖永华．吕仁和临床经验集（第一辑）．北京：人民军医出版社，2009，81-82.

[53] 杨晓晖，吕仁和．糖尿病心脏病的中医分期辨证探讨［J］．北京中医，2006，25（7）：403-405.

[54] 杨晓晖，钟柳娜，吕仁和．糖尿病心脏病中医药临床研究述评．中国医药学，2003，18（7）：430-434.

[55] 杨晓晖．吕仁和教授运用加味四逆散治疗消渴病并发症经验．中医函授通通讯，1995，1（4）：32-34.

[56] 杨晓晖，吕仁和．试论络脉病变是早期糖尿病心脏病的病理基础．北京中医药大学学报，2005，28（3）：85-87.

[57] 杨晓晖，吕仁和，戴京璋，等．止消通脉宁对糖尿病微血管合并症患者心功能影响的临床研究［J］．北京中医药大学学报，2001，24（5）：45-47.

[58] 王越．吕仁和用"六对论治"诊治糖尿病及其并发症的经验［J］．中国医药学报，1998，13（4）46-49.

[59] 易京红．运用吕仁和教授"六对论治"思路诊治糖尿病心脏病［J］．世界中医药，2014，9（3）：340-342.

[60] 胡东鹏，倪青．巧定病性明标本，中医合参论治——林兰辨治糖尿病心脏病的经验［J］．辽宁

中医杂志，2000，27（7）：289-291.

[61] 陈世波，倪青. 林兰辨治糖尿病心肌病的遣药组方思路 [J]. 辽宁中医杂志，2006，33（8）：919-920.

[62] 林兰. 中西医结合糖尿病学 [M]. 北京：人民卫生出版社，1999：338-366.

[63] 王洪武，倪青. 林兰治疗糖尿病合并冠心病的辨治思路 [J]. 中华中医药杂志，2009，24（3）：334-337.

[64] 张润云，倪青，孟凤仙，等. 糖尿病心脏病中医诊疗思路与方法 [J]. 中国中医药信息杂志，2006，13（1）：90-91.

[65] 林兰，张润云，倪青，等. 糖心平治疗糖尿病冠心病的临床研究 [J]. 中国中医药信息杂志，2000，7（8）：46-48.

[66] 林兰. 中西医结合糖尿病研究进展 [M]. 北京：海洋出版社，2000：358-361.

[67] 陈思兰，林兰. 生脉散在糖尿病治疗中的应用 [J]. 长春中医药大学学报，2013，29（4）：623-625.

[68] 吴以岭. 络病学 [M]. 北京：中国中医药出版社. 2006.

[69] 吴以岭. 脉络论 [M]. 北京：中国科学技术出版社. 2010.

[70] 高怀林. 从络论治糖尿病心脏病 [J]. 中国中医基础医学杂志，2012，18（12）：1317-1319.

[71] 中华中医药学会糖尿病分会. 糖尿病合并心脏病中医诊疗标准 [J]. 世界中西医结合杂志 2011，6（5）：455-458.

[72] 吴以岭，贾振华. 中医络病理论指导血管病变防治研究的思路探讨 [J]. 第二军医大学学报，2007，28（7）：748-752.

[73] 贾振华，吴以岭，高怀林，等. "脉络- 血管系统病" 辨证诊断标准 [J]. 中医杂志，2007，48（11）：1027-1032.

[74] 吴以岭. 络病与血管病变的相关性研究及治疗 [J]. 中医杂志，2006，47（3）：163-165.

[75] 李君玲，刘文科，郭允. 仝小林辨治糖尿病合并冠心病经验 [J]. 吉林中医药，2012，32（8）：768-769.

[76] 吴义春，刘文科. 仝小林辨治糖尿病合并心脏病验案举隅 [J]. 上海中医药杂志，2009，43（8）：5-7.

[77] 宋冰. 魏执真诊治糖尿病并发心律失常经验 [J]. 中国医药学报，2003.18（3）：165-168.

[78] 李赛美，林培政. 糖尿病心脏病中医研究近况 [J]. 中医药学刊，2006，24（6）：989-992.

[79] 李云虎，韩垚. 魏执真辨证分型治疗缓慢性心律失常经验拾萃 [J]. 环球中医药，2015，8（7）：857-858.

[80] 戴梅，张大炜，周旭升. 魏执真辨治快速型心律失常的临床经验 [J]. 北京中医药，2011，30（5）：342-345.

[81] 李雅君. 魏执真教授辨证治疗充血性心力衰竭的经验 [J]. 北京中医药大学学报，2007，14（4）：17-18.

[82] 李云虎. 魏执真教授辨治冠心病心绞痛临床经验 [J]. 西部中医药，2015，28（9）：27-29.

[83] 戴梅，周旭升，张大炜. 魏执真教授辨治扩张型心肌病的临床经验 [J]. 中国中医药现代远程教育，2011，9（9）：11-13.

[84] 易京红，魏执真，秦淑敏. 糖心通脉汤治疗糖尿病合并冠心病心绞痛临床研究 [J]. 北京中医药大学学报，1999，22（3）：53-55.

[85] 屠伯言，顾仁樾，吴圣农，等. 糖尿病兼有冠心病的辨证分型与治疗 [J]. 山东中医杂志，1983：（2）：11-12.

[86] 吕靖中，杜廷海，吕晓红. 黄连调心汤治疗糖尿病并发心律失常24 例 [J]. 河南中医，1992，

12（2）：82.

[87] 杜廷海，吕小红，吕靖中．消渴安胶囊治疗糖尿病性冠心病150例临床观察［J］．中国中医药科技，2001，8（2）：117-118.

[88] 栗明，栗德林，于阳，等．栗德林教授关于糖尿病并发冠心病中医病机新理论简介［M］．天津中医药大学学报，2008，27（4）：250-251.

[89] 庄扬名，栗德林．栗德林教授论治糖尿病及其并发症经验［J］．中医药信息，2012，29（5）：61-63.

[90] 栗明．栗德林论治糖尿病临床经验［J］．中华中医药杂志，2008，23（4）：320-322.

[91] 栗德林．糖冠康治疗2型糖尿病合并冠心病的临床与机理研究．中医药学报，2003，31（1）：11.

[92] 冯建华．活血法在糖尿病并发症中的应用．山东中医学院学报，1993，17（6）：23.

[93] 王兴臣．冯建华辨治2型糖尿病微血管病变三昧［J］．中国中医药现代远程教育，2009，7（10）：99-100.

[94] 魏子孝．中西医结合糖尿病性心脏病［J］．糖尿病新世界，2008，（3）：36-37.

[95] 袁敏．魏子孝教授诊治糖尿病经验［J］．四川中医，2011，29（2）：14-15.

[96] 王泉蓉，张广德，邵鑫，等．魏子孝教授治疗2型糖尿病合并冠心病医案数据挖掘分析［J］．中国中医药现代远程教育，2014，12（6）：20-22.

[97] 魏子孝．实用中医体会录［M］．北京：人民卫生出版社，2010：135.

[98] 张睿．南征教授治疗糖尿病性心肌病临床经验介绍［J］．中西医结合心血管病杂志，2015，3（10）：122-123.

[99] 郭蕾，李振中，丁学屏，等．糖尿病血管病变的中医病机理论诠释［J］．中华中医药杂志，2009，24（7）：885-888.

[100] 南征．消渴病研究［M］．长春：吉林科技出版社，2001：5.

[101] 王聘红，邓悦，南征，等．生脉解毒通络胶囊对实验性糖尿病大鼠心肌超微结构的保护作用［J］．中国老年学杂志，2008，28（10）：1983-1985.

[102] 高彦彬．名医高彦彬教授谈糖尿病性心脏病的防治［J］．长寿，2012，（8）：4-6.

[103] 高彦彬，吕仁和，王秀琴，等．糖尿病558例临床资料分析［J］．北京中医学院学报，1992，15（4）：50.

[104] 段玉红，张彦忠，龚光明．亓鲁光教授论治糖尿病并发无症状性心肌缺血经验［J］：河北中医，2006，28（3）：169-170.

[105] 徐梓辉．糖尿病并发冠心病中医药治疗进展及评述［J］．中国中医药信息杂志，2001，8（12）：18.

[106] 徐梓辉，陈大舜，周世文．糖尿病性冠心病中医病机分析及组方构想［J］．中国中医急症，2005，14（2）：150-172.

[107] 徐梓辉，陈大舜，周世文．糖尿病合并冠心病病机及治则探讨［J］．中医杂志，2003，44（7）：485-487.

[108] 王映坤．中医药治疗糖尿及其并发症50例疗效观察［J］．云南中医杂志，1994，15（3）：1.

[109] 胡继玲．止消通脉清热饮治疗糖尿病合并冠心病的临床观察．中国医药学报，1996，11（3）：57.

[110] 武桂霞，武万才．益气通脉汤治疗糖尿病伴冠心病30例［J］．河北中医，1992，12（3）：7.

[111] 国家中医药管理局医政司．24个专业105个病种中医诊疗方案（试行）［M］．国家中医药管理局医政司，2010.

[112] 国家中医药管理局．中华人民共和国中医药行业标准——中医病症诊断疗效标准［S］．南京：南京大学出版社，1994.

[113] 郑筱萸．中药新药临床研究指导原则（试行）［M］．北京：中国医药科技出版社，2002：68-72.

糖尿病视网膜病变中医药临床循证实践指南

糖尿病视网膜病变（diabetic retinopathy，DR）是 DM 主要微血管并发症之一，在发达国家已成为成年人致盲的主要原因之一[1~4]。美国糖尿病患者比非糖尿病患者致盲危险性高50~80倍，每年有10%~12%的新盲人是由糖尿病视网膜病变所致，在荷兰此比例甚至高达21%，是全球四大致盲眼病之一[5~7]。我国糖尿病视网膜病变的患病率也逐渐增加[8,9]，据统计，我国的糖尿病致盲者比非糖尿病致盲者高25倍。美国威斯康星糖尿病视网膜病变流行病学研究组（WESDR）发现，DR 的发生与糖尿病发病年龄及病程明显相关，糖尿病年轻发病者86%的失明因 DR 所致，老年发病者1/3失明者是因 DR。糖尿病病程3年者，眼底病变达8%，5年者为25%，10年者为60%，15年者为80%，增殖型糖尿病视网膜病变为25%，病程20年以上，40%~60%发生增殖型糖尿病视网膜病变，而一旦进入增殖期即意味着不可逆转的视力损害[10~12]。糖尿病视网膜病变的发生不但与视力损害相关，其病变进展同时也预示了2型糖尿病的死亡率。英国一项长达11年的随访研究表明，在排除年龄及糖尿病病程影响后，基线为增生型糖尿病视网膜病变的患者死亡率显著增加[13]。

糖尿病的高发病率、并发症的致残致死性及其所致的心理障碍和沉重的社会经济负担，已引起国际众多糖尿病研究组织的关注。国际糖尿病联盟（International Diabetes Federation，IDF）于2011年制订了《糖尿病临床实践指南》，美国糖尿病学会（American Diabetes Association，ADA）制订了《2011糖尿病临床指南》，我国制定了《中国2型糖尿病防治指南（2014版）》，同时 IDF 发起了"Unitefor Diabetes"运动，并向联合国提交了议案，其宗旨是号召全世界各国政府组织行动起来，响应联合国关于糖尿病的决议，采取各种措施，唤醒人们对糖尿病的认识，并积极防止糖尿病的蔓延。

糖尿病视网膜病变，属中医"消渴病"的眼部并发症，为"消渴目病"之一，属中医眼科"视瞻昏渺"、"云雾移睛"、"暴盲"及"血灌瞳神"等内障眼病范畴。刘河间在《三消论》中，首次提到此病可致盲："夫消渴者，多变聋盲，疮癣，痤痱之类，皆肠胃燥热怫郁，水液不能浸润于周身故也"，提出燥热伤阴为消渴目病的病机，并在《黄帝素问宣明论方·燥门》中更进一步指出："有如同周身燥热怫郁，故变为雀目或内障，痈疽疮疡……为肾消也。此为之消病也"。明代戴元礼《秘传证治要诀及类方》一书在"三消"一节中提到"三消久之，精血既亏，或目无见，或手足偏废如风疾非风，然此证消肾得之为多"，认为"目无见"为三消后期的并发症，因精血亏虚所致，因"肾消"多发，并在其后提出"消肾为病，比诸为重……多因恣意色欲或饵金石，肾气既衰，石气独在，精水无取养，故常发虚阳……黄芪饮，吞玄兔丹。八味丸，鹿茸丸，加减肾气丸……皆可适用"。其后王肯堂在《证治准绳·杂病·七窍门》中亦持此说。其中的黄芪饮、八味丸、加减肾气丸至今仍广泛应用于消渴眼病的临床。

祖国医学对 DR 的认识源远流长，近年来在病机、证型和治疗方面的研究也正逐步深入取得了一定的进展，显示了中医药的独特疗效和优势，积极开展中医药作用机理和临床研究具有十分重要的意义。大量研究发现中医药对糖尿病及多种并发症疗效确切。由于中医药的循证医学发展较晚，目前，中医临床指南引用的证据多以古代文献、专家意见、个案报道、设有对照但管理和控制不好的临床试验及其他低质量的证据为主。本次制定糖尿病视网膜病变中医药临床循证实践指南的主要目的在于规范中医临床诊疗技术，用中医方法维护患者人群的健康利益，所以我们要将循证医学概念引入糖尿病视网膜病变中医药临床循证实践指南，对现有文献进行进一步的归纳、整理、分析和严格临床评价，依据已发表的文献对中医药治疗糖尿病视网膜病变，提出适当的建议，形成易于掌握、可行性强的临床循证实践指南，进一步指导临床治疗。

1 疾病诊断和分型标准

1.1 诊断标准

本病的诊断参照中华医学会糖尿病学分会《糖尿病中医防治指南》[14] 和《我国糖尿病视网膜病变临床诊疗指南（2014 年)》[15] 中糖尿病视网膜病变的诊断标准进行诊断，根据糖尿病病史、中医症状、散瞳眼底检查及荧光素眼底血管造影（FFA）等作出诊断（表1）。

表1 糖尿病视网膜病变（DR）国际临床分类法

病变严重程度	散瞳后检眼镜下所见
无明显糖尿病视网膜病变	无异常
轻度 NPDR	仅有微血管瘤
中度 NPDR	不仅有微血管瘤，但其程度轻于重度非增生性糖尿病视网膜病变
重度 NPDR	具有下列各项中任何一项，但无增生性糖尿病视网膜病变的体征： ①四个象限中任何一个象限有 20 个以上的视网膜内出血点； ②两个以上象限中有明确的静脉串珠样改变； ③一个以上象限出现明确的视网膜内微血管异常（IRMA）
增生性糖尿病视网膜病变	具有下列一项或多项：新生血管形成；玻璃体积血；视网膜前出血

1.1.1 临床表现

（1）症状：早期眼部多无自觉症状，病久可有不同程度视力减退，眼前黑影飞舞，或视物变形，甚至失明。

（2）体征：DR 的眼底表现包括微动脉瘤、出血、硬性渗出、棉絮斑、静脉串珠状、视网膜内微血管异常（IRMA）、黄斑水肿、新生血管、视网膜前出血及玻璃体积血等。

（3）并发症：DR 的并发症有牵拉性视网膜脱离、虹膜新生血管及新生血管性青光眼等。

1）牵拉性视网膜脱离：视网膜增殖膜及新生血管膜收缩，是引发牵拉性视网膜脱离的主要原因。

2）虹膜新生血管及新生血管性青光眼：DR 广泛的视网膜缺血缺氧，诱生血管内皮生长因子（vascular endothelial growth factor，VEGF），刺激虹膜及房角产生新生血管。虹膜新生血管表现为虹膜表面出现的细小弯曲、不规则血管，多见于瞳孔缘，可向周边发展；房角新生血管阻塞或牵拉小梁网，或出血，影响房水引流，导致眼压升高，形成新生血管性青光眼。

1.1.2　眼科检查

（1）视力：裸眼视力（远近视力）和矫正视力。

（2）眼压。

（3）裂隙灯显微镜检查。

（4）眼底检查：散瞳后进行眼底检查。

（5）辅助检查

1）彩色眼底照相：彩色眼底照相发现 DR 的重复性比临床检查要好，对于记录 DR 的明显进展和治疗的反应方面是有其价值的。但在发现黄斑水肿的视网膜增厚及细微的新生血管方面，临床检查更具有优越性。

2）荧光素眼底血管造影（FFA）：检眼镜下未见 DR 眼底表现的患者，FFA 检查可出现异常荧光，如微血管瘤样强荧光、毛细血管扩张或渗漏、毛细血管无灌注区、视网膜新生血管及黄斑囊样水肿等。因此，FFA 可提高 DR 的诊断率，有助于评估疾病的严重程度，并指导治疗，评价临床疗效。

3）光学相干断层扫描（OCT）：获得玻璃体视网膜交界面、视网膜和视网膜间隙的高分辨图像。客观显示视网膜各层结构，监测黄斑水肿。

4）视觉诱发电位（VEP）：反映视网膜色素上皮、光感受器、双极细胞及神经节细胞至大脑视皮层完整的视觉传导电信号，能够对 DR 病变进行分层定位及量化检测。

5）动态视野检查：光敏感度及视野缺损范围检查可以较好地评价 DR 患者的视功能损害程度。

6）超声检查：对于屈光间质浑浊，如 DR 引起的白内障、玻璃体积血，超声检查很有价值。屈光间质浑浊的阻挡，可导致间接检眼镜检查无法除外视网膜脱离，应当进行超声检查。

7）视网膜电流图（ERG）：视网膜电流图是视网膜的视感细胞在光的刺激下产生的一组复合的电位变化。DR 患者的 ERG 震荡电位总波幅降低，潜伏期延长。病情加重时，各系波振幅明显下降。

1.2　辨证分型

本辨证分型参考《中药新药临床研究指导原则》、《中医病证诊断疗效标准》[16] 和《糖尿病中医防治指南》[17]，并参考前期的文献研究结果整理制定。

1.2.1　阴津不足，燥热内生证

病变为临床分级 1~3 级；口渴多饮，口干咽燥，消谷善饥，大便干结，小便黄赤；舌质红，苔微黄，脉细数。

1.2.2　气阴两虚，络脉瘀阻证

目睛干涩，病变为临床分级 1~4 级；神疲乏力，气短懒言，口干咽燥，自汗，便干或稀溏，舌胖嫩、紫暗或有瘀斑，脉沉细无力。

1.2.3　肝肾亏虚，目络失养证

目睛干涩，病变为临床分级 1～3 级；头晕耳鸣，腰膝酸软，肢体麻木，大便干结，舌暗红少苔，脉细涩。

1.2.4　脾失健运，水湿阻滞证

病变为临床分级 2～4 级；面色萎黄或无华，神疲乏力、头晕耳鸣，小便量多清长；舌质淡，脉弱。

1.2.5　阴阳两虚，血瘀痰凝证

目睛干涩，病变为临床分级 4～5 级；神疲乏力，五心烦热，失眠健忘，腰酸肢冷，手足凉麻，阳痿早泄，下肢浮肿，大便溏结交替；舌淡胖少津或有瘀点，或唇舌紫暗，脉沉细无力。

2　中医治疗

2.1　治疗原则

本病以眼底出血、渗出、水肿、增殖为主要临床表现。其主要病机为气血阴阳失调，以气阴两虚、肝肾不足、阴阳两虚为本，脉络瘀阻、痰浊凝滞为标。以益气养阴，滋养肝肾，阴阳双补治其本；通络明目，活血化瘀，化痰散结治其标。临证要全身辨证与眼局部辨证相结合。首当辨全身虚实、寒热，根据眼底出血时间，酌加化瘀通络之品。早期出血以凉血化瘀为主，出血停止两周后以活血化瘀为主，后期加用化痰软坚散结之剂。微血管瘤、水肿、渗出等随证加减。

2.2　辨证论治

2.2.1　阴津不足，燥热内生证

治法：养阴生津，凉血润燥。

方药：玉泉丸（《中国中成药优选》）合知柏地黄丸（《医宗金鉴》）加减。

玉泉丸：葛根、天花粉、生地黄、麦冬、五味子、糯米、甘草。

知柏地黄丸：知母、黄柏、熟地黄、山茱萸、山药、茯苓、泽泻、丹皮。

加减：若眼底以微血管瘤为主，可加丹参、郁金凉血化瘀；出血明显者，可加生蒲黄、旱莲草、牛膝止血活血，引血下行；有硬性渗出者，可加浙贝、海藻、昆布清热消痰、软坚散结（Ⅱa，弱推荐）。

2.2.2　气阴两虚，络脉瘀阻证

治法：益气养阴，活血通络。

方药：生脉散（《内外伤辨惑论》）合杞菊地黄丸（《医级》）加减。

生脉散：人参、麦冬、五味子。

杞菊地黄丸：枸杞子、菊花、熟地黄、山茱萸、山药、茯苓、泽泻、丹皮。

加减：眼底以微血管瘤为主，加丹参、郁金、丹皮；出血明显，加生蒲黄、旱莲草、三七；伴有黄斑水肿，酌加薏苡仁、车前子（Ⅱa，弱推荐）。

2.2.3 肝肾亏虚，目络失养证

治法：滋补肝肾，润燥通络。

方药：六味地黄丸（《小儿药证直诀》）加减。

六味地黄丸：熟地黄、山茱萸、山药、泽泻、丹皮、茯苓。

加减：视网膜出血量多、色红，有发展趋势者可合用生蒲黄汤；出血静止期，则可合用桃红四物汤；出血久不吸收者，加浙贝母、海藻、昆布（Ⅱa，弱推荐）。

2.2.4 脾失健运，水湿阻滞证

治法：健脾益气，利水消滞。

方药：补中益气汤（《脾胃论》）合五苓散（《伤寒论》）加减。

补中益气汤：人参、白术、炙甘草、黄芪、当归、陈皮、升麻、柴胡。

五苓散：猪苓、茯苓、泽泻、白术、桂枝。

加减：可加巴戟天、郁金、车前子补肾活血利水；棉绒斑多者加法夏、浙贝、苍术以化痰散结；黄斑水肿重者加茯苓、薏苡仁利水消肿（Ⅱa，弱推荐）。

2.2.5 阴阳两虚，血瘀痰凝证

治法：滋阴补阳，化痰祛瘀。

方药：偏阴虚者选左归丸（《景岳全书》），偏阳虚者选右归丸（《景岳全书》）加减。

左归丸：熟地黄、鹿角胶、龟板胶、山药、枸杞子、山茱萸、川牛膝、菟丝子。

右归丸：附子、肉桂、鹿角胶、熟地黄、山茱萸、枸杞子、山药、菟丝子、杜仲、当归、淫羊藿。

加减：出血久不吸收，加浙贝母、海藻、昆布（Ⅱa，弱推荐）。

2.3 中成药

中成药的选用必须适合该品种的中医证型，切忌盲目使用。建议选用无糖颗粒型、胶囊剂、浓缩丸或片剂。

芪明颗粒：用于糖尿病视网膜病变非增殖期，中医辨证属气阴亏虚、肝肾不足、目络瘀滞证。一次4.5g，一日3次，3～6个月为1个疗程（Ⅰa级证据，强推荐）。

复方丹参滴丸：用于糖尿病视网膜病变血瘀证。吞服或舌下含服。一次20丸，一日3次，28天为1个疗程，或遵医嘱（Ⅰa级证据，强推荐）。

复方血栓通胶囊，用于血瘀兼气阴两虚证，神疲乏力，咽干、口干，视物模糊。一次3粒，一日3次（Ⅰb级证据，强推荐）。

银杏叶片：用于局部缺血所致视网膜疾患。一次40mg，一日3次（Ⅱa，弱推荐）。

明目地黄丸：用于肝肾阴虚，目涩畏光，视物模糊等。口服，一次8～10丸，一日3次（Ⅱa级证据，弱推荐）。

石斛夜光丸：用于肝肾两亏，阴虚火旺，内障目暗，视物昏花等。口服，一次15丸（9g），一日2次（Ⅱa级证据，弱推荐）。

2.4 综合治疗

糖尿病视网膜病变中医治疗除中药治疗外，尚涵盖针灸治疗、电离子导入等。对于

DR 1~3级，出血较少者，可慎用针刺疗法，取太阳、阳白、攒竹、足三里、三阴交、光明、肝俞、肾俞等穴，可分两组轮流取用，每次取眼区穴1~2个，四肢及背部3~5个，平补平泻（Ⅲb级证据，弱推荐）。此外，还可采用电离子导入的方式，使中药制剂直接到达眼部的病灶组织，从而促进视网膜出血、渗出和水肿的吸收。该法具有方法简便、创伤小、作用直接等特点（Ⅱa级证据，弱推荐）。

2.5 西医治疗

根据患者疾病分期，适当采用激光治疗、玻璃体腔注射药物治疗（糖皮质激素、抗VEGF制剂）、玻璃体切割术等，具体参照《我国糖尿病视网膜病变临床诊疗指南（2014年)》[17]。

3 指南推荐要点

中药内治法包括辨证论治和中成药是糖尿病视网膜病变中医治疗的基本方法。

糖尿病视网膜病变主要病机为气血阴阳失调，以气阴两虚、肝肾不足、阴阳两虚为本，脉络瘀阻、痰浊凝滞为标。以益气养阴，滋养肝肾，阴阳双补治其本；通络明目，活血化瘀，化痰散结治其标。首当辨全身虚实、寒热，根据眼底出血时间，酌加化瘀通络之品，并结合疾病进程变化辨证论治。

推荐辨病与辨证相结合的中药复方辨证加减、高度基于主要基本病机的中药复方及部分中成药治疗糖尿病视网膜病变。

附　　件

1　中药煎服方法

内容同"糖尿病前期"中药煎服方法。

2　治疗方药及对照药物（中药单方）

证型	治则	方药	效果	对照药物	证据级别	推荐等级	评论
气阴两虚	益气养阴	密蒙花方[18]	>	羟苯磺酸钙	Ⅱa	弱	随机对照研究。245例糖尿病视网膜病变患者随机分为密蒙花治疗组与羟苯磺酸钙对照组。治疗3个月。试验组眼底病变疗效37.5%；对照组8.2%
瘀血阻络	活血化瘀	血府逐瘀汤[19]	>	常规降糖治疗	Ⅱa	弱	随机对照研究。80例糖尿病视网膜病变患者随机分为血府逐瘀汤治疗组与常规降糖对照组。治疗3个月。试验组眼底病变疗效87.5%；对照组72.5%
气阴两虚，瘀血阻络	益气养阴、化瘀明目	化瘀明目汤[20]组成：黄芪30g，黄精30g，丹参15g，三七5g，石斛20g，沙参20g，生蒲黄20g，石决明20g，草决明15g	>	导升明	Ⅱa	弱	随机对照研究。120例糖尿病视网膜病变患者包括30例增殖期及90例非增殖期糖尿病视网膜病变患者。分各期分别随机分为化瘀明目汤治疗组与导升明对照组。治疗24周。增殖期组总有效率为53.33%，对照1组总有效率为50.00%，非增殖期组总有效率为83.33%，对照2组总有效率为56.66%

证型	治则	方药	效果	对照药物	证据级别	推荐等级	评论
肾虚血瘀	补肾活血	鹿茸方[21]组成：鹿角片、补骨脂、肉苁蓉、熟地、菟丝子、黄芪、益母草、怀牛膝	>	羟苯磺酸钙	Ⅱa	弱	随机对照研究。80 例糖尿病视网膜病变患者随机分为鹿茸方治疗组和羟苯磺酸钙对照组，治疗90 天，治疗组总有效率为 78.75%，对照组总有效率 62.50%
肝肾阴虚兼血脉瘀阻	补益肝肾，活血通络	滋阴通脉汤[22]组成：熟地黄 15g，生地黄 15g，山药 10g，牡丹皮 12g，茯苓 15g，泽泻 12g，枸杞子 15g，菊花 10g，赤芍药 10g，丹参 15g，川芎 15g，甘草6g，葛根 20g，玄参 10g，谷精草 15g，密蒙花 15g，三七3g，甘草6g	>	羟苯磺酸钙分散片	Ⅱb	弱	病例对照研究。78 例糖尿病视网膜病变患者随机分为滋阴通脉汤治疗组和羟苯磺酸钙对照组，治疗 3 个月，治疗组总有效率为 79.49%，对照组总有效率 67.95%
气阴两虚，瘀血内阻	益气通络	益气通络汤[23]：黄芪 20g，丹参、白术各 15g，山药、蒲黄各 10g，三七 3g	>	胰激肽原酶肠溶片	Ⅱa	弱	随机对照研究。77 例糖尿病视网膜病变患者随机分为益气通络汤治疗组和胰激肽原酶肠溶片对照组，治疗 42 天，治疗组总有效率为 94.59%，对照组总有效率 75.00%
气阴两虚，瘀血内阻	养阴通络	养阴通络明目方[24]：磁石30g（先煎），生地黄、石斛、丹参、川牛膝、菟丝子各 15g，熟地黄、黄芪各 20g，当归、川芎、枳壳、防风各 10g，三七5g，桃仁 12g，苦杏仁、甘草各 6g	>	羟苯磺酸钙胶囊	Ⅱa	弱	随机对照研究。78 例糖尿病视网膜病变患者随机分为养阴通络明目方治疗组和羟苯磺酸钙对照组，治疗 12 周，治疗组总有效率 82.2%，对照组总有效率 66.2%

证型	治则	方药	效果	对照药物	证据级别	推荐等级	评论
气阴两虚，瘀血内阻	滋阴活血	滋阴活血方[25]：天花粉12g，川芎12g，葛根15g，桃仁10g，麦冬15g，红花10g，玄参12g，赤芍12g，熟地15g，丹参15g，生地15g，当归15g	>	羟苯磺酸钙胶囊	Ⅱb	弱	病例对照研究。100例糖尿病视网膜病变患者随机分为滋阴活血治疗组和羟苯磺酸钙对照组，治疗90天。治疗组总有效率94%，对照组总有效率33%
痰瘀互阻，气血两虚	活血通络，养阴明目	明目汤[26]：菊花15g、密蒙花20g、沙苑子25g、苍术25g、苏子20g、女贞子25g、草决明25g	>	常规降糖治疗	Ⅱb	弱	病例观察研究。120例糖尿病视网膜病变患者随机分为明目汤治疗组与常规降糖对照组，治疗1个月。治疗组总有效率95%，对照组总有效率86.7%
气阴两虚，瘀血内阻	滋阴活血	滋阴活血方[27]：黄芪、太子参、杞子、丹参、青葙子、赤芍、谷精草各15g，怀山药30g，生地20g，川石斛、丹皮、决明子各12g	=	多贝斯胶囊	Ⅱa	弱	随机对照研究。62例糖尿病视网膜病变患者随机分为滋阴活血方治疗组与多贝斯胶囊对照组，治疗1个月。治疗组总有效率60.66%，对照组为64.91%
气虚血瘀	益气通络	补阳还五汤[28]：黄芪30g、赤芍20g、红参10g、川芎20g、当归20g、菊花15g、丹参30g、夏枯草15g、枸杞子15g、石决明20g、谷精草10g	>	二甲双胍 + 沃丽汀	Ⅱa	弱	随机对照研究。124例糖尿病视网膜病变患者随机分为补阳还五汤加味治疗组与二甲双胍+沃丽汀对照组，治疗3个月。治疗组总有效率89.06%，对照组为76.67%

续表

证型	治则	方药	效果	对照药物	证据级别	推荐等级	评论
浊毒阻滞	升清降浊	升清降浊通络明目方[29]：黄芪40g，苍术 15g，黄连 10g，肉桂3g，丹参 30g，三七6g，玄参 30g，泽兰15g，益母草 15g，山药30g，密蒙花10g，决明子 10g，瓜蒌 10g，枳实10g，大黄6g	＞	常规降糖对照组	Ⅱa	弱	随机对照研究。96 例糖尿病视网膜病变患者随机分为升清降浊通络明目方治疗组与常规降糖对照组，治疗 8 周。治疗组总有效率92.0％，对照组为65.2％
阴阳两虚血瘀水停	温肾化瘀利水、滋阴养肝	温化明目汤[30]：黑附子15g，熟地 30g，白芍20g，蝉蜕 6g，三七10g，红花6g，泽兰 20g，密蒙花10g，炙甘草12g	＞	常规降糖对照组	Ⅱa	弱	随机对照研究。76 例糖尿病视网膜病变患者随机分为温化明目汤治疗组与常规降糖对照组，治疗45 天。治疗组显效率为 22.4％，有效率为62.1％。对照组显效率为 13.5％，有效率为50.0％
浊毒壅滞	解毒化浊	浊毒清[31]：黄连3g，大黄 3g，佩兰15g，萆薢15g，黄芪 15g，玄参12g，薏苡仁 12g，三七12g，天冬 12g，陈皮9g，法半夏9g，山楂9g，苦杏仁 9g，藿香 6g，白豆蔻6g	＞	羟苯磺酸钙胶囊	Ⅱa	弱	随机对照研究。61 例糖尿病视网膜病变患者随机分为浊毒清治疗组与羟苯磺酸钙胶囊对照组。治疗 3 个月。治疗组总有效率83.3％，对照组总有效率60.5％
气阴亏虚、肝肾不足、玄府郁滞	益气解郁	益气养阴解郁汤[32]：黄芪30g，川牛膝10g，丹参 10g，苍术10g，生地10g，熟地 10g，木贼10g，蝉蜕10g，生牡蛎15g	＞	羟苯磺酸钙分散片	Ⅱa	弱	随机对照研究。60 例糖尿病视网膜病变患者随机分为益气养阴解郁汤治疗组与羟苯磺酸钙分散片对照组。治疗 10 周。治疗组总有效率86.7％，对照组总有效率46.7％

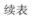

证型	治则	方药	效果	对照药物	证据级别	推荐等级	评论
气阴亏虚、肝肾不足、兼目络瘀滞证	活血化瘀	鬼针草叶[33]	>	维生素C片	IIa	弱	随机对照研究。32例糖尿病视网膜病变患者随机分为鬼针草叶治疗组与维生素C片对照组。治疗21天。治疗组总有效率75%，对照组总有效率43.8%
肝肾亏虚，瘀血阻滞	滋肝补肾、活络化瘀	降糖增明汤[34]：黄芩、太子参、丹参、生地、龙胆草各15g，大蓟、三棱、莪术、茯苓各12g，水蛭、甘草、三七粉各3g，黄芪、当归、白术、益母草各20g	>	羟苯磺酸钙	IIb	弱	病例观察研究。84例糖尿病视网膜病变患者随机分为降糖增明汤治疗组与羟苯磺酸钙对照组。治疗4个月。治疗组总有效率92.85%，对照组总有效率73.81%
瘀热阻络	凉血散瘀	凉血散瘀汤[35]：生地黄10g，丹皮10g，赤芍12g，夏枯草30g，天花粉15g，玄参12g，天门冬10g，麦冬10g，丹参10g，川芎10g，三七3g	>	常规降糖治疗	IIa	弱	随机对照研究。72例糖尿病视网膜病变患者随机分为凉血散瘀汤治疗组与常规降糖对照组。治疗3个月。治疗组总有效率81.5%，对照组总有效率59.6%
气阴两虚，瘀血阻络	益气滋阴活血	益气滋阴活血方[36]：生黄芪20g，黄精15g，枸杞子12g，山茱萸12g，地黄15g，川芎12g，丹参15g，葛根12g	>	抗凝抗血小板聚集治疗	IIa	弱	随机对照研究。80例糖尿病视网膜病变患者随机分为益气滋阴活血方治疗组与抗凝抗血小板聚集对照组。治疗3个月。治疗组总有效率92.5%，对照组总有效率65.0%

续表

证型	治则	方药	效果	对照药物	证据级别	推荐等级	评论
气阴两虚、肝肾不足兼目络瘀滞	益气补肾活血	益气补肾活血方[37]：太子参30g，生黄芪20g，山萸肉20g，生葛根30g，丹参30g，枳壳20g	>	导升明胶囊	Ⅱa	弱	随机对照研究。82 例糖尿病视网膜病变患者随机分为益气补肾活血方治疗组与导升明胶囊对照组。治疗 3 个月。治疗组总有效率 72.22%，对照组总有效率 67.86%
阴虚燥热，瘀血阻络	和营清热	和营清热方[38]：当归12g，生地黄12g，玄参12g，连翘12g，牛蒡子9g，黄连6g	>	羟苯磺酸钙	Ⅱa	弱	随机对照研究。61 例糖尿病视网膜病变患者随机分为和营清热方治疗组与羟苯磺酸钙对照组。治疗 3 个月。治疗组总有效率 88.46%，对照组总有效率 68.0%
阳虚津亏	温阳散寒、温通血脉	真武汤加减[39]：制附片、川芎各15g，淫羊藿、生姜、黄芪、丹参各20g，白术、茯苓各30g	>	常规降糖治疗	Ⅱa	弱	随机对照研究。80 例糖尿病视网膜病变患者随机分为真武汤加减治疗组与常规降糖对照组。治疗 3 个月。治疗组总有效率 80.00%，对照组总有效率 50.00%
		复方姜黄汤[40]：姜黄 15g，丹参20g，三七10g，葛根20g，生地20g，枸杞10g	>	小剂量肠溶阿司匹林	Ⅲa	弱	回顾性分析研究。123 例单纯型糖尿病视网膜病变患者，治疗组 64 例应用复方姜黄汤，对照组 59 例应用小剂量肠溶阿司匹林。结果表明，治疗组发展成增殖型的比例显著低于对照组

3 治疗方药及对照药物（中成药）

中成药名称及组成	治则	效果	对照药物	证据级别	推荐等级	评论
芪明颗粒[41]	益气生津，滋养肝肾，通络明目	=	导升明胶囊	Ⅰa	强	双盲双模拟、随机对照、多中心临床试验5 家医院收集 212 例 DR 患者，随机分为芪明颗粒组107 例与导升明胶囊对照组105 例，治疗 12 周。治疗组显效率40.2%，总有效率81.3%；对照组显效率29.5%，总有效率 71.4%（$P>0.05$）。中医证候试验组显效率28.0%，总有效率 75.7%；对照组显效率12.4%，总有效率59.0%。试验组疗效优于对照组（$P<0.05$）。试验组不良反应发生率为0.935%，对照组为7.619%

续表

中成药名称及组成	治则	效果	对照药物	证据级别	推荐等级	评论
复方丹参滴丸[42]	理气活血通络	>	安慰剂	Ⅰa	强	多中心、随机双盲安慰剂对照研究。10家医院纳入 223 例糖尿病视网膜病变患者随机分为治疗组高、中、低和安慰剂组，治疗 24 周，四组有效率分别为 74.42%，76.75%，37.50%，28.27%
复方血栓通[43]	活血通络	=	基础治疗	Ⅱa	弱	随机对照研究。57 例糖尿病视网膜病变患者随机分为复方血栓通治疗组和基础治疗对照组，治疗 12 周。治疗组显效 16.67%，有效 70%；对照组显效 14.81%，有效 74.04%
糖网康胶囊[44]	益气养阴	>	羟苯磺酸钙胶囊	Ⅰb	强	平行对照、随机、双盲双模拟、多中心临床研究。纳入 240 例糖尿病视网膜病变患者，随机分为糖网康胶囊治疗组与羟苯磺酸钙胶囊对照组。治疗组总有效率为 63.7%，中医症候疗效总有效率为 87.3%；对照组分别为 44.4% 和 65.1%
通络明目胶囊[45]	活血通络、益气养阴	=	羟苯磺酸钙胶囊	Ⅰb	强	平行对照、随机、双盲临床研究。纳入 146 例糖尿病视网膜病变患者，随机分为通络明目胶囊治疗组与羟苯磺酸钙胶囊对照组。治疗 12 周。治疗组总有效率为 73.91%，对照组为 72.31%；中医证候疗效试验组为 89.86%；对照组为 73.85%
补肾明目胶囊[46]	补益肝肾、活血化瘀	>	导升明胶囊	Ⅱa	弱	随机对照研究。80 例肝肾阴虚兼血瘀型 DR 患者随机分为补肾明目胶囊治疗组和导升明胶囊对照组。治疗 12 周。治疗组总有效率为 90.00%，对照组为 67.50%，视力疗效治疗组总有效率为 88.75%，对照组为 70.00%，眼底病变疗效治疗组总有效率为 87.50%，对照组为 70.00%，治疗组均优于对照组
和血明目片[47]	凉血止血、滋阴化瘀、养肝明目	>	维生素 C 片	Ⅱa	弱	随机对照研究。51 例糖尿病视网膜病变患者随机分为和血明目片与维生素 C 片对照组。治疗 12 周。治疗组总有效率 87.50%；对照组总有效率 67.44%。两组总有效率比较差异有统计学意义（$P<0.05$）

续表

中成药名称及组成	治则	效果	对照药物	证据级别	推荐等级	评论
芪黄明目胶囊[48]		>	羟苯磺酸钙胶囊	Ⅱa	弱	随机对照研究。120 例糖尿病视网膜病变患者随机分为芪黄明目胶囊与羟苯磺酸钙胶囊对照组。治疗 24 周。治疗组总有效率 86.67%；对照组总有效率 75.00%。两组总有效率比较差异有统计学意义（$P<0.05$）
通络驻景丸[49]	行气活血，化瘀通络	=	羟苯磺酸钙分散片	Ⅱa	弱	随机对照研究。54 例糖尿病视网膜病变患者随机分为通络驻景丸与羟苯磺酸钙分散片对照组。治疗 16 周。疗后治疗组视力评分 44.62±6.33，对照组 43.38±6.94。中医证候评分治疗组 88%，对照组 56%
大黄䗪虫丸[50]	活血祛瘀	>	常规降糖治疗	Ⅱb	弱	病例观察研究。40 例糖尿病视网膜病变患者随机分为大黄䗪虫丸治疗组与常规降糖对照组。治疗 3 个月。治疗组总有效率 85%，对照组总有效率 40%
明目地黄丸[51]	补养肝肾，益精明目	>	常规降糖治疗	Ⅱa	弱	随机对照研究。80 例糖尿病视网膜病变患者随机分为明目地黄丸治疗组与常规降糖对照组。治疗 3 个月。治疗组总有效率 92.5%，对照组总有效率 65.0%
丹红化瘀口服液[52]	活血化瘀，行气通络	>	羟苯磺酸钙胶囊	Ⅱa	弱	随机对照研究。60 例糖尿病视网膜病变患者随机分为丹红化瘀口服液治疗组与羟苯磺酸钙胶囊对照组。治疗 12 周。治疗组总有效率 82.75%，对照组总有效率 66.67%
葛根素注射液[53]		>	常规降糖治疗	Ⅲa	弱	系统评价报道。纳入 8 篇葛根素注射液治疗糖尿病视网膜病变的随机对照试验，受试者共 550 例。结果表明葛根素注射液治疗组与对照组差异显著。结论由于纳入的研究少、质量低，尚不能得出葛根素注射液治疗糖尿病视网膜病变疗效安全有效的结论，需高质量、大样本、多中心的随机研究验证
通脉增视胶囊[54]	滋阴清热，理气活血	>	多贝斯胶囊	Ⅱb	弱	病例对照研究。非增生性糖尿病视网膜病变 102 例患者随机分为通脉增视胶囊治疗组和多贝斯胶囊对照组。治疗 24 周。治疗组总有效率 73.9%，对照组总有效率 45.4%

续表

中成药名称及组成	治则	效果	对照药物	证据级别	推荐等级	评论
糖复明颗粒[55]	滋补肝肾，养阴生津，清肝明目	>	羟苯磺酸钙分散片	Ⅱa	弱	随机对照研究。80例糖尿病视网膜病变患者随机分为糖复明颗粒治疗组与羟苯磺酸钙分散片对照组。治疗12周。治疗组总有效率78.75%，对照组总有效率66.25%
新复明散[56]		>	羟苯磺酸钙胶囊	Ⅱa	弱	随机对照研究。65例糖尿病视网膜病变患者随机分为新复明散治疗组与羟苯磺酸钙胶囊对照组。治疗90天。治疗组总有效率76.67%，对照组总有效率45.71%
双丹明目胶囊[57]	补益肝肾，活血通络	>	导升明	Ⅱa	弱	随机对照研究。202例糖尿病视网膜病变患者随机分为双丹明目胶囊治疗组与导升明对照组。治疗16周。治疗组总有效率98.5%，对照组总有效率95.2%

4 综合调护

第一作者	中医综合治疗	效果	对照疗法	证据等级	推荐等级	评论
谢祥勇[58]	中药离子导入	>	常规降糖治疗	Ⅱa	弱	随机对照研究。55例增殖型Ⅳ期糖尿病视网膜病变患者随机分为中药离子导入治疗组28例及常规降糖治疗对照组27例。治疗30天。治疗组总有效率为76.0%，对照组总有效率为37.5%
夏丽芳[59]	中药熏洗	>	常规降糖治疗	Ⅱa	弱	随机对照研究。66例糖尿病视网膜病变患者随机分为中药熏洗治疗组与常规降糖治疗组。治疗28天。治疗组总有效率91.2%，对照组75.93%
苏全德[60]	针灸治疗			Ⅲb	弱	自身前后对照研究。选取45例糖尿病视网膜病变患者，采用针刺治疗2周，总有效率为95.6%
张培琴[61]	中药穴位贴敷	>	常规降糖治疗	Ⅱb	弱	病例对照研究。64例糖尿病视网膜病变患者随机分为中药穴位贴敷治疗组与常规降糖治疗对照组。治疗30天。采用视觉电生理检查仪做FERG检测，治疗组疗效优于对照组

续表

第一作者	中医综合治疗	效果	对照疗法	证据等级	推荐等级	评论
桂红[62]	黄芪注射液	>	常规降糖治疗	Ⅱb	弱	病例观察研究。63 例糖尿病视网膜病变患者随机分为黄芪注射液治疗组与常规降糖治疗组。治疗 4 周。治疗组总有效率 88.3%，对照组 65.5%

5　当代名老中医及专家治疗糖尿病视网膜病变的经验

唐由之教授[63]认为，气阴两虚夹瘀为 DR 的主要病机，气阴两虚为本，目络不通，血溢络外为标。消渴病久体衰，肾之精气渐亏，气血生化减少，且鼓动无力，眼底出现血瘀，日久产生视网膜新生血管。中医学眼底病讲究局部辨证，血瘀形成也与现代医学认为本病发病机制可能是毛细血管的闭塞、微循环障碍相符合。在诊疗眼病的过程中，一定要充分了解该病现代医学的发病机理及治疗新进展。糖尿病视网膜病变是一种眼科的血证。唐老根据自己的临床经验认为，糖尿病视网膜病变的血证的治疗也是应该分期进行。但唐老主张分早、中、晚 3 期。早期处于出血期，以清热凉血止血为主；中期因离经之血多为瘀血，治当加大活血化瘀之力；后期患病日久，正气多虚，应在活血化瘀治法基础上酌加扶正益气之药。故唐老治疗糖尿病视网膜病变的基本治法为补气养阴、凉血止血、活血化瘀明目。在整个治疗过程中还是以凉血止血、补气养阴药物为主，佐以活血化瘀药物，慎用破血逐瘀药物，以防破血太过引起再次出血。此外，玻璃体混浊、眼底纤维增殖明显的可加软坚散结药物；肝肾亏虚明显加补肝肾药物；血虚明显还需加强补血。总结唐老治疗糖尿病视网膜病变的经验方，发现多用生蒲黄汤合二至丸加减。基本处方：生蒲黄、姜黄、旱莲草、女贞子、丹参、枸杞子、生黄芪、牛膝、山茱萸、菟丝子、川芎。本方主要由两组药物组成：一组为益气养阴药，如黄芪、旱莲草、女贞子、枸杞子、菟丝子、山茱萸等；另一组为止血活血药，如生蒲黄、姜黄、丹参、牛膝、川芎等。玻璃体混浊、眼底纤维增殖明显者加浙贝母、法半夏；肝肾亏虚明显者加生地黄、熟地黄、金樱子、楮实子、五味子等；血虚明显者加当归。方中黄芪为补气要药，唐老治眼病喜欢重用黄芪，且为每方必用之药。在治疗本病中重用黄芪，能充分发挥其益气扶正的功效，还可起到调和诸药的作用。女贞子补肝益肾明目；旱莲草凉血止血，补肾益阴，两药合为二至丸，主要起养阴之功，兼有止血的作用。山茱萸补益肝肾；枸杞子滋补肝肾，益精明目；菟丝子补肾益精，养肝明目，上三药共奏补肝肾之功。蒲黄止血化瘀，生用行瘀血更佳；姜黄行气破瘀，通经止痛，两者合用，不但能止血，还能起到化瘀血、通目络的功用。此外，丹参破瘀血积聚；牛膝引血下行，兼能化瘀；川芎行气活血，配合运用，则可使瘀血更快地消散。

高健生教授[64]认为，DR 发生的早期，即是患者从气阴两虚向阴阳两虚转变的开始，并作为临床辨证治疗的依据，DR 的病机变化应与糖尿病的发生发展过程一起考虑。DR 的发生多在糖尿病发病 5 年之后逐渐发生发展，这期间多数患者病情已得到不同程度的干预治疗，或随着病情的发展，病机发生转化，大多数不存在阴虚燥热的表现，已过渡到气阴两虚，并有潜在的阳虚征兆或阳虚症状出现，甚至继续发展为阴阳两虚。血行不畅，目络瘀阻从 DR 临床前期就已发生，并且是进行性发展。说明 DR 的发生是在糖尿病中后期的阴阳、寒热、虚实的转化过程中渐进发展而成的。高教授针对早期或早中期病变，根据全身辨证结合眼局部辨病，早期少部分患者肝肾亏虚，治疗以滋补肝肾；多数患者为气阴两虚证，伴有络脉瘀阻，治疗宜益气养阴，活血通络。阴阳两虚，血瘀痰凝证，宜阴阳双补，化痰祛瘀。此外，根据 DR 患者全身与眼局部表现，治疗中出现了凉血止血法与温阳化气法改善视网膜微循环之间的矛盾。高教授将黄连与肉桂合并使用，黄连、肉桂一寒一热，一清一补，优势互补，相得益彰，正好切中糖尿病和 DR 患者多久病及肾、阴损及阳，虚实夹杂，寒热交错的证候特点。其是将交泰丸应用于临床的最好体现，同时也发现心肾不交是 DR 的病机之一。

李传课教授[65]认为，糖尿病视网膜病变主要是阴虚燥热与络脉瘀滞。阴虚首责于肾，因为肾主先天，寓真阴真阳，为全身阴阳之根本。肾虚虽可表现为阴虚、阳虚、或阴阳俱虚，但消渴病患者，以阴虚为主体。故滋阴润燥是常用之法，由此而派生的滋补肝肾、滋养肺肾、滋肾养胃等法，都是针对阴虚而设的。阴虚燥热日久，循经上承，蒸灼目窍，眼底之阳性或阴性微细络脉均可灼伤，始则出现针尖状血管瘤或斑点状、条片状出血，在出血的同时，又可伴有渗出；日久络脉瘀滞，气血往来受阻，随之即可产生异常络脉，异常络脉易渗漏水肿，又易渗出、出血，出现瘀血与水肿同存；瘀血机化，牵引视网膜，又可出现视网膜脱离诸症，造成严重后果。这些表现都是络脉瘀滞之证，治宜活血化瘀，或止血化瘀，或破血化瘀，或通脉化瘀，或行气化瘀等。由于阴虚燥热与络脉瘀滞是糖尿病视网膜病变的通有病机，可以贯穿于糖尿病视网病变的始终，只是阶段不同、轻重有别或兼夹它证而已。故滋阴化瘀是本病的通用法则。李教授常自拟滋阴化瘀汤（熟地黄、黄精、桑椹、女贞子、枸杞子、牡丹皮、丹参、三七粉、葛根、陈皮）为基本方，随症加减。肺阴虚者，加沙参、麦冬；胃阴虚者，加石斛、玉竹；肝阴虚者，加制首乌、女贞子；视网膜出血新鲜者，加蒲黄炭、生地黄；出血陈旧者，加桃仁、红花；瘀血机化者，加昆布、海藻；瘀滞水肿者，加泽兰、益母草；阳亢者，加钩藤、石决明；火旺者，加知母、黄柏；脾虚者，加白术、茯苓。如需激光或手术者，结合激光或手术治疗。

廖品正教授[66]认为糖尿病视网膜病变眼局部病变多种多样，其主要病变为视网膜微循环障碍、微血管瘤、出血、水肿、渗出、新生血管和机化物等，从中医的病理来看，概属"瘀血"和"痰湿"的范畴，故治法不离活血化瘀、祛痰除湿。痰瘀互结者，更当兼用软坚散结。不过，眼证系糖尿病中、晚期，气阴两虚，肝肾亏损，甚或阴阳两虚，目失濡养，因虚而致之"血瘀"和"痰湿"所引起。其证标实而本虚，因而论治时，祛病攻邪当时时注意顾护正气，扶正祛邪，方不致于使眼症出现大的反复。在 DR 的多种病变中，当视网膜及玻璃体出血量大或急重时，能迅速导致视力的严重障碍。中医本着"急则治标"的原则，此时宜以眼内出血为主论治。根据出血病程各阶段特点，大体可分为：出血期、出血静止期、瘀血滞积期。首先，当明确出血各期的治疗原则，如出血期治疗当以止血为主，酌情加用化瘀止血药物，取其止血而不留瘀，有利于视力恢复；出血静止期（一般指出血静止后 1～2 周），瘀血尚未吸收时，治疗渐转向活血化瘀，消散离经瘀血，促进视力恢复；瘀血滞积期，瘀血紫黯浓厚，日久不消，渐至瘀痰互结，产生白色机化物等，治疗当予活血逐瘀，软坚散结，以免进一步引起视网膜脱离等失明恶果。同时适当结合全身病情，标本兼顾，辨证处方。并通过大样本、多中心、前瞻性中医证候特征及其规律的探索性临床研究发现：①虚实夹杂、本虚标实是 DR 基本证候特点；②气阴两虚始终贯穿于病变发展的全过程，是 DR 的基本病机，为致病之本；③气阴两虚，阴虚渐重，燥热亢盛，气虚愈甚，阳气渐衰，阴损及阳，阴阳两虚是 DR 的主要证候演变规律；④阳虚是影响 DR 病情进展的关键证候因素；⑤因虚致瘀、因虚致郁，血瘀肝郁是 DR 重要兼证；⑥DR 为多因素致病，阳虚证与糖尿病病程、糖尿病控制、高血压、尿蛋白排泄率、生存质量是 MCD 的重要风险因子；⑦中医症状与 DR 生存质量明显相关，中医症状越重，生存质量越差。

金明教授[67]认为糖尿病视网膜病变一般经历四个阶段。第一阶段为阴虚燥热，症见口干少津，五心烦热，舌红少苔等，实验室检查指标异常。第二阶段为气滞血瘀阶段，相当于糖尿病性视网膜病变Ⅰ期，眼底出现有微动脉瘤和（或）有小出血点。第三阶段为内生痰郁，多以燥热伤津、痰湿阻滞为主，导致气虚水津不化，不能运化水湿，痰湿阻滞，相当于糖尿病性视网膜病变Ⅱ～Ⅲ期病变，有黄白色"硬性渗出"，或合并有出血和白色"软性渗出"，或合并有出血斑。第四阶段为痰瘀互结，此时病程已久，阴阳两虚，目无所见。此时相当于糖尿病性视网膜病变增殖期，眼底荧光血管造影显示大片视网膜毛细血管非灌注区，视网膜新生血管形成，玻璃体积血，眼底纤维增生，并发视网膜脱离。在中医眼部疾病的辨证中，多把出血、微血管瘤归为瘀血所致；渗出、水肿、棉絮斑归为痰湿所致；新生血管、纤维增殖为痰瘀互结所致，因"血积既久，亦能化为痰水"，痰湿停滞加重血液瘀滞从而导致痰瘀互结。辨证用药原则方面，重视整体辨证和局部辨病的结合是治疗糖尿病性视网膜病变的关键，应注意阴阳两虚是根本，病机为本虚标实，立法须以"治病求本"、"标本兼治"为原则，采用滋补肝肾、益气养阴、补肾壮阳法以治本；结合眼部"标实"特点，采用活血止血、养血活血法以治标。眼科一般多用两类药物，第一类为活血化瘀药，包括丹七片、复方丹参滴丸、参芍片、活血通脉片、血府逐瘀片、银杏叶片、复方血栓通胶囊等；第二类为滋补肝肾药。包括六味地黄丸、杞菊地黄丸、麦味地黄丸、知柏地黄丸、明目地黄丸、金匮肾气丸、左归丸等。

余杨桂教授[68]在临床治疗及研究中，综观对 DM 和 DR 病程的研究，余教授认为阴虚燥热，脾虚气弱，阴损及阳，目失所养是 DR 发生的基本病机；脾虚气弱，因虚致瘀，目窍闭阻是 DR 发生发展过程中的重要病机；本虚标实，虚实夹杂则为其证候特点。因此，DR 病证有从气阴两虚—血瘀气滞—阴阳两虚演化的趋向，而以益气养阴为主治疗早期 DM 和 DR，可能有助于阻止病变向阴阳两虚转化，延缓或终止 DR 的发生发展。滋肾健脾化瘀方（药物组成：山茱萸、黄芪、薏仁、三七、大黄、葛根、生地黄、乳香、山楂）是余教授多年治疗 DR 的经验所得。方中山茱萸、薏仁、生地黄补肝肾，滋阴；黄芪、葛根益气健脾升阳；三七、乳香、大黄、山楂活血止血，化瘀通络。诸药相伍，共奏益气养阴、化瘀散结之功，用于气阴两虚型 DR。对气阴两虚患者的临床研究表明，中药能改善糖、脂代谢及血液高黏状态，改善微循环，加速视网膜光凝术后患者视网膜出血、渗出及水肿的吸收。余教授认为在血糖控制的基础上，根据局部及全身辨证，早期以中药治疗可以延缓 DR 的病程发展，改善患者的视功能，从而提高生存质量；后期以视网膜激光光凝配合中药内服，能有效促进视网膜病理产物的吸收。证候研究表明，气虚及血瘀始终贯穿 DR 的发展过程，因此该方以治"本证"为立方思路，针对患者"本虚"的事实，可以为各期 DR 患者的长期用药，临证则以该方为基础方加减化裁，治疗虚实夹杂的各型 DR，临床收效明显。

金威尔教授[69]在重视传统气血津液理论解释糖尿病视网膜病变病因病机的基础上，创造性地结合了升降理论，把 DR 气阴两虚夹瘀的病因病机进一步归纳为清浊升降失调。其认为清阳不升则清窍失于温煦濡养，功能失司，视瞻不利，此为 DR 之本。临床上 DR 患者因清阳不升多见目珠干涩、视衣水肿、视物昏花等症。而浊阴不降则可导致水湿停聚、痰饮凝结、气血瘀滞，致使玄府窍道阻塞，甚至反升上扰清窍，发为眼病，此为 DR 之标。清阳与浊阴往往相互影响，清阳不升则浊阴不降，浊阴不降则清阳不升，共为发病之源，促发 DR 之病，形成虚实夹杂之证。临床善用升清降浊之法。其重视补益脏腑，培补清阳，使气血津液充盛，清阳滋养功能正常。同时，通过祛水湿、化痰饮、散瘀血等方法通肃体内浊邪。金威尔教授将非增殖型 DR 分为气阴两伤型、肝肾阴虚型及脾虚气弱型，分别治以益气养阴、祛瘀明目，或滋补肝肾、活血明目，或行气活血、化瘀通络，方用加味补阳还五汤以健益清阳，或杞菊地黄汤加减以强清阳之根，或参苓白术散加减以壮清阳之源，辅以活血祛瘀通络之品梳理清浊升降之通道。增殖型 DR 往往发生于长病程的 DR 患者，金威尔教授将之归类于血行瘀滞型，治以行气活血、化瘀通络，方用血府逐瘀汤合补阳还五汤加减，在升发清阳的基础上，加重化瘀降浊。其提出在运用上述分型及用药时，需注意补虚不敛邪、升阳不助火、降浊不降气、除湿不伤阴、祛邪不伤正，这样才能达到清浊升降协调。

高彦斌教授[70]认为，糖尿病视网膜病变从肝肾立论，抓目疾之根本，目为五官之一，主司视觉，五脏六腑之精皆上注于目而为明，但与肝肾两脏关系尤为密切。同时，高教授认为络病贯彻消渴病全程，络病是广泛存在于糖尿病慢性并发症中的病理状态，是糖尿病慢性并发症共同的病理基础。在糖尿病视网膜病变中，主要表现为目络虚滞、目络瘀阻、热伤目络、湿浊留滞、目络瘀结等病理变化，因此主张糖尿病视网膜病变以虚定型，以实定候。本虚分气阴两虚、肝肾亏虚、阴阳两虚 3 个证型，邪实为目络虚滞、目络瘀阻、热伤目络、湿浊留滞、目络瘀结 5 个症候；其中在主证型辨证中，可见肺胃热盛、肝郁化火、胃肠燥热的兼夹症候；治疗上强调在辨证论治的基础上，结合眼底检查遣方用药，既兼顾滋补肝肾，又注重活血化瘀，使得肝肾足瞳神得养，瘀血祛目络始通。此外，高教授针对眼底出血，主张止而不瘀，活而不破。眼底出血，既不能独执敛涩止血，亦不可过偏活血破瘀，因离经之血即为瘀，瘀血不去，新血不生。若但见出血便投止血之剂，可致瘀不去而留滞，此乃闭门留寇。然活血破瘀力量太强，则易致新生血管破裂，酿成反复出血之患，故在临证中根据眼底出血不同时期，各有侧重，力求止而不瘀，活而不破。眼底检查见新鲜出血，血色鲜红，呈火焰状者，治宜滋阴凉血，化瘀止血，多选用大小蓟、藕节、仙鹤草、茜草、大黄炭、牡丹皮等；若眼底出血处于静止期，血色暗红，久不吸收，或玻璃体积血，宜选用红花、川芎、赤芍、生蒲黄、三七粉（冲服）等活血化瘀之品。

6 利益冲突的宣言及经费支持

糖尿病中医药临床循证实践指南的制定是国家中医药管理局中医药临床研究基地全国

中医糖尿病临床研究联盟委托成都中医药大学科段俊国教授制定，经费由中国中医科学院广安门医院资助提供。指南制定小组所有成员均声明，完全独立进行指南的编制工作，未与任何利益团体发生联系。

7 疗效评价标准

参照《中药新药临床研究指导原则》制定。

视力及眼底疗效标准：显效：视力进步≥4行，或视力进步≥1.0。眼底改变显示视网膜血管瘤数由（+++）减少到（++），或由（++）减少到（+），或由（+）到消失；眼底出血量由（+++）减少到（+），或由（++）到消失；渗出量由（+++）减少到（++），或由（++）减少到（+），或由（+）到消失。微血管瘤、出血、渗出改变有2项以上指标达到要求。眼底荧光血管造影显示视网膜平均循环时间明显缩短，黄斑水肿程度明显减轻，视网膜毛细血管无灌注区缩小，血管渗漏明显减轻。有效：视力进步≥2行。眼底改变显示视网膜血管瘤数由（+++）减少到（++），或由（++）减少到（+），或由（+）到消失；眼底出血量由（+++）减少到（+），或由（++）到消失。渗出量由（+++）减少到（++），或由（++）减少到（+），或由（+）到消失。微血管瘤、出血、渗出改变有1项以上指标达到要求。眼底荧光血管造影显示视网膜平均循环时间缩短，黄斑水肿程度减轻，视网膜毛细血管无灌注区缩小，血管渗漏明显减轻。无效：各项指标未达到以上标准。恶化：视力退步≥2行。眼底照相显示视网膜出现新生血管等增殖性改变。眼底荧光血管造影显示视网膜毛细血管无灌注区扩大，黄斑水肿加重，血管渗漏增加。

中医症候疗效标准：根据积分法判定症候疗效。疗效指数（n）=（治疗前积分−治疗后积分）/治疗前积分×100%。显效：症状基本消失；$n \geq 70\%$；有效：症状缓减，$30\% \leq n < 70\%$；无效：症状基本无变化，$n < 30\%$。

参 考 文 献

[1] VADT Study Group. Association of blood glucose control and lipids with diabetic retinopathy in the veterans affairs diabetes trial (VADT). Diabetes Care, 2016, 39 (5): 816-822.

[2] Fisher DE, Jonasson F, Klein R, et al. Mortality in older persons with retinopathy and concomitant health conditions: the age, gene/environment susceptibility-reykjavik study. Ophthalmology, 2016.

[3] Chistiakov DA. Diabetic retinopathy: pathogenic mechanisms and current treatments. Diabetes Metab Syndr, 2011, 5 (3): 165-172.

[4] Rodriguez NM, Aguilar S. Prevalence of diabetic retinopathy in a clinic population from puerto rico. Optom Vis Sci, 2016.

[5] Kyari F, Tafida A, Sivasubramaniam S, et al. Prevalence and risk factors for diabetes and diabetic retinopathy: results from the Nigeria national blindness and visual impairment survey. BMC Public Health, 2014, 14: 1299.

[6] Aiello LP, DCCT/EDIC Research Group. Diabetic retinopathy and other ocular findings in the diabetes control and complications trial/epidemiology of diabetes interventions and complications study. Diabetes Care, 2014, 37 (1): 17-23.

[7] Nathan DM, Bayless M, Cleary P, et al. Diabetes control and complications trial/epidemiology of diabetes

interventions and complications study at 30 years：advances and contributions. Diabetes，2013，62（12）：3976-3986.

［8］ Wang FH, Liang YB, Zhang F, et al. Prevalence of diabetic retinopathy in rural China：the Handan eye study. Ophthalmology, 2009, 116（3）：461-467.

［9］ Varma R, Wen G, Jiang X, et al. Prevalence of diabetic retinopathy in adult Chinese American individuals：the Chinese American eye study. JAMA Ophthalmol, 2016.

［10］ Tamara J, LeCaire, Mari Palta, et al. Assessing progress in retinopathy outcomes in type 1 diabetes：comparing findings from the Wisconsin diabetes registry study and the Wisconsin epidemiologic study of diabetic retinopathy. Diabetes Care, 2013, 36（3）：631-637.

［11］ Chew EY, Davis MD, Danis RP, et al. The effects of medical management on the progression of diabetic retinopathy in persons with type 2 diabetes：the action to control cardiovascular risk in diabetes（ACCORD）eye study. Ophthalmology, 2014, 121（12）：2443-2451.

［12］ Raman R, Gella L, Srinivasan S, et al. Diabetic retinopathy：an epidemic at home and around the world. Indian J Ophthalmol, 2016, 64（1）：69-75.

［13］ Matthews DR, Stratton IM, Aldington SJ, et al. Risks of progression of retinopathy and vision loss related to tight blood pressure control in type 2 diabetes mellitus：UKPDS 69. Arch Ophthalmol. 2004, 122（11）：1631-1640.

［14］ 仝小林. 糖尿病中医防治指南解读［M］. 北京：中国中医药出版社，2009：25.

［15］ 中华医学会眼科学会眼底病学组. 我国糖尿病视网膜病变临床诊疗指南［J］. 中华眼科杂志，2014，50（11）：851-864.

［16］ 中医病证诊断疗效标准［J］. 湖北中医杂志，2002，2：57.

［17］ 仝小林，刘喜明，魏军平，等. 糖尿病中医防治指南［J］. 中国中医药现代远程教育，2011，4：148-151.

［18］ 接传红，高健生，严京，等. 密蒙花方对单纯型糖尿病视网膜病变患者视网膜功能的影响［J］. 中国中医眼科杂志，2013，23（3）：157-160.

［19］ 龚明福，肖前峰，黄晓芸. 血府逐瘀汤治疗单纯型糖尿病视网膜病变40例［J］. 辽宁中医杂志，2014，（3）：500-501.

［20］ 孙榕，回世洋. 化瘀明目汤治疗不同时期糖尿病视网膜病变疗效对比观察及其对VEGF的影响［J］. 世界中医药，2016，（1）：75-78.

［21］ 王好杰，徐海娥，张洁. 鹿茸方治疗非增殖期糖尿病视网膜病变随机平行对照研究［J］. 实用中医内科杂志，2015，（11）：30-32.

［22］ 李春桂，苗桂珍，王立强，等. 滋阴通脉汤治疗单纯型糖尿病视网膜病变39例疗效观察［J］. 河北中医，2015，（10）：1485-1487.

［23］ 赵淑静，张月. 益气通络汤治疗糖尿病视网膜病变IV期37例［J］. 陕西中医，2014，（2）：197-198.

［24］ 杨锐，韦志强，刘燕霞，等. 养阴通络明目方治疗单纯型糖尿病视网膜病变40例临床观察［J］. 新中医，2014，（3）：123-125.

［25］ 谭耀坤. 滋阴活血法治疗糖尿病眼底病变50例临床观察［J］. 中国民族民间医药，2015，（15）：61，63.

［26］ 杨岚，毕蕾，朴天华，等. 明目汤治疗糖尿病视网膜病变的临床观察［J］. 牡丹江医学院学报，2013，34（5）：60-62.

［27］ 徐缨，史奎钧，张亚琴. 滋阴活血方治疗糖尿病视网膜病变31例［J］. 浙江中医杂志，2013，48（3）：186-187.

[28] 唐涵锋，宋晏平，张招德，等. 补阳还五汤加味治疗单纯型糖尿病视网膜病变疗效观察 ［J］. 中国实用医药，2013，8（8）：172-173.

[29] 史薇，刘亚男，薛秋慧，等. 升清降浊通络明目法治疗 2 型糖尿病视网膜病变 50 例临床观察 ［J］. 江苏中医药，2013，8：33-34.

[30] 杨英武，王纯，连书光，等. 温化明目法治疗糖尿病视网膜病变 40 例 ［J］. 中国医药科学，2012，2（3）：132-133.

[31] 赵伟，李双蕾，唐爱华，等. 浊毒清治疗单纯型糖尿病视网膜病变临床研究 ［J］. 时珍国医国药，2013，24（11）：2691-2692.

[32] 高辉，刘怀栋，李焕丽，等. 益气养阴解郁汤治疗非增殖期糖尿病视网膜病变的临床研究 ［J］. 中国煤炭工业医学杂志，2013，（2）：281-284.

[33] 邵毅，周琼，易昀敏，等. 鬼针草叶治疗非增生型糖尿病视网膜病变的临床研究 ［J］. 眼科新进展，2013，33（6）：531-534.

[34] 易建革. 降糖增明汤治疗单纯糖尿病视网膜病变 42 例临床研究 ［J］. 国医论坛，2013，28（4）：26-27.

[35] 高志强. 凉血散瘀汤加味治疗瘀热阻络证型非增殖期糖尿病视网膜病变的临床观察 ［J］. 中医临床研究，2014，（22）：41-42.

[36] 张蓉，张颖颖. 益气滋阴活血法治疗糖尿病视网膜病变临床观察 ［J］. 中西医结合心脑血管病杂志，2015，（5）：674-675.

[37] 张雅娟. 益气补肾活血法治疗糖尿病视网膜病变的临床研究 ［J］. 吉林医学，2012，33（18）：3890.

[38] 叶呈枫，张殷建. 和营清热法治疗非增殖期糖尿病视网膜病变 31 例临床观察 ［J］. 河北中医，2012，34（8）：1204-1205，1274.

[39] 魏光杰，高鹏. 真武汤加减治疗老年 2 型糖尿病视网膜病变 ［J］. 中国实验方剂学杂志，2012，18（21）：311-313.

[40] 陈奇，陈雪梅，霍丽君，等. 复方姜黄汤预防单纯型糖尿病视网膜病变向增殖型发展的临床疗效观察 ［J］. 中国药房，2009，（12）：939-941.

[41] Luo XX, Duan JG, Liao PZ, et al. Effect of qiming granule on retinal blood circulation of diabetic retinopathy：a multicenter clinical trial. Chin J Integr Med, 2009, 15（5）：384-388.

[42] Lian F, Wu L, Tong X, et al. The effectiveness and safety of a danshen-containing Chinese herbal medicine for diabetic retinopathy：A randomized, double-blind, placebo-controlled multicenter clinical trial. J Ethnopharmacol, 2015, 164：71-77.

[43] 许家骏，梅冰逸，张南. 复方血栓通对早期糖尿病视网膜病变的疗效观察 ［J］. 中华中医药杂志，2012，（12）：3247-3249.

[44] 张喜芬，赵保礼，杨立波，等. 糖网康胶囊治疗糖尿病视网膜病变 II 期研究 ［J］. 实用药物与临床，2013，16（9）：818-820.

[45] 张喜芬，赵保礼，杨立波，等. 通络明目胶囊治疗糖尿病视网膜病变的随机双盲对照研究 ［J］. 西部中医药，2013，（11）：88-90.

[46] 张风梅，李昊洋，孙明星. 补肾明目胶囊治疗糖尿病性视网膜病变 40 例疗效观察 ［J］. 中医杂志，2014，55（19）：1652-1655.

[47] 杜晶，李诗国，吕艳叶. 和血明目片治疗糖尿病视网膜病变临床观察 ［J］. 浙江中西医结合杂志，2015，25（12）：1140-1141.

[48] 孙榕，回世洋. 芪黄明目胶囊对早期糖尿病视网膜病变患者视觉诱发电位 P100 的影响及其临床意义 ［J］. 世界中医药，2015，（11）：1704-1707.

[49] 刘欢，杨婧，雷晓琴，等. 通络驻景丸对糖尿病视网膜病变的临床疗效 [J]. 中国中医眼科杂志，2015，25（6）：392-395.

[50] 潘卓文，张绍芬，李从谊. 大黄䗪虫胶囊治疗非增生期糖尿病视网膜病变的疗效观察 [J]. 北方药学，2014，（7）：40-41.

[51] 宋茹. 明目地黄丸对糖尿病视网膜病变的疗效 [J]. 中医临床研究，2013，（11）：36-37.

[52] 朱惠明，江玉，李玲，等. 丹红化瘀口服液治疗单纯型糖尿病视网膜病变 [J]. 中国实验方剂学杂志，2013，19（17）：320-323.

[53] 胡锐，陆艳斌，张恩户. 葛根素注射液治疗糖尿病视网膜病变的系统评价 [J]. 中成药，2013，35（7）：1407-1410.

[54] 曹平，仝警安，汪雪梅，等. 通脉增视胶囊治疗非增生性糖尿病视网膜病变的临床观察 [J]. 中成药，2015，37（5）：1143-1145.

[55] 杨建华，喻谦，廖莉. 糖复明颗粒治疗非增殖期糖尿病视网膜病变的临床研究 [J]. 北京中医药，2012，31（3）：195-198.

[56] 柯向梅，尚敬红，张彦廷. 新复明散（蒙花散）治疗糖尿病视网膜病变疗效观察 [J]. 新中医，2009，23（9）：22-24.

[57] 涂良钰，王文长，王育良，等. 双丹明目胶囊治疗糖尿病视网膜病变的临床研究 [J]. 中国新药杂志，2009，（24）：2331-2336.

[58] 谢祥勇，韦丽娇，钟润芬，等. 中药离子导入治疗增殖型糖尿病视网膜病变的临床观察 [J]. 广西中医药大学学报，2013，16（3）：15-16.

[59] 夏丽芳，汪晓霞，胡楠，等. 中药熏洗治疗单纯型糖尿病视网膜病变的临床观察 [J]. 中国中医药科技，2012，19（6）：536-537.

[60] 苏全德，武华清，杨玉平，等. 针刺治疗糖尿病眼底出血45例 [J]. 中国针灸，2013，33（5）：394.

[61] 张培琴，刘颖. 中药穴位贴敷对单纯型糖尿病视网膜病变视网膜功能保护作用的临床观察 [J]. 护士进修杂志，2010，25（13）：1202-1203.

[62] 桂红，张敬芳，王光浩. 黄芪注射液治疗糖尿病视网膜病变疗效观察 [J]. 新中医，2014，（7）：23-24.

[63] 钟舒阳，周尚昆. 国医大师唐由之教授治疗糖尿病性视网膜病变经验简介 [J]. 新中医，2010，（9）：130-131.

[64] 接传红，吴正正，严京，等. 高健生辨治糖尿病视网膜病变经验 [J]. 中医杂志，2012，53（23）：1996-1997.

[65] 李波，李传课. 李传课治疗糖尿病视网膜病变经验 [J]. 中国中医眼科杂志，2015，（4）：284-286.

[66] 李翔，路雪婧，叶河江，等. 廖品正治疗糖尿病视网膜病变经验 [J]. 辽宁中医杂志，2011，（2）：228-229.

[67] 金明. 合理应用中成药改善糖尿病性视网膜病变 [J]. 北京中医药，2008，27（5）：323-324.

[68] 詹敏. 余杨桂教授对糖尿病视网膜病变证型研究与辨证论治的经验 [J]. 河北中医，2009，31（6）：808-809.

[69] 刘光辉，徐朝阳，金威尔，等. 金威尔教授论治糖尿病视网膜病变经验 [J]. 中华中医药杂志，2015，（1）：134-136.

[70] 李勤，高彦彬. 高彦彬教授治疗糖尿病视网膜病变经验拾荟 [J]. 中华中医药杂志，2012，（11）：2857-2859.

糖尿病足中医药临床循证实践指南

　　糖尿病足是指因糖尿病血管病变和（或）神经病变和感染等因素单独或复合作用导致的糖尿病患者足部或下肢组织破坏的一种病变，是威胁糖尿病患者的严重并发症。

　　糖尿病足发病机制学说，最为经典的是"三元学说"，即糖尿病引起的下肢血管病变、神经病变和继发感染。随着社会的发展、经济水平和科学科技的进步、人口的老龄化和生活方式的改变，相应的疾病谱也发生了巨大的改变，糖尿病的发病率越来越高，已成为继肿瘤、心血管疾病之后的第三位严重的慢性非传染性疾病。我国糖尿病足的患病率也随着糖尿病的持续增长而升高。目前全球有约2.4%的糖尿病患者，美国约有2910万糖尿病，约占人口的9.3%，65岁以上的老年人患病率高度25.9%，每年仍以190万例的数字增长[1]。有研究[2]推测在我国有1.1亿人患有糖尿病，同时4.9亿处于糖尿病前期状态。其中约15%的糖尿病患者可能发生糖尿病溃疡。糖尿病溃疡是导致糖尿病死亡风险升高、患者生活质量降低、医疗花费沉重的重要原因，其中糖尿病足溃疡造成的截肢在西方国家中占非创伤性截肢的比率高达60%以上。糖尿病溃疡医疗耗费巨大，以美国为例，美国用于糖尿病的医疗费用中有1/3花费在糖尿病溃疡的治疗上，每年用于糖尿病足溃疡的医疗总费用高达600亿美元。

　　中医古籍对糖尿病足没有相应的病名，由于中医将糖尿病病称为消渴病，因此现多以消渴病足命名。而根据糖尿病足的临床表现，根据糖尿病足的临床表现可将其归为"脱疽"、"脱疽"的范畴。早在两千多年前在《灵枢·痈疽》篇中就记载"愿尽闻痈疽之形……发于足趾，名脱痈。其状赤黑，死不治；不赤黑，不死。不衰，急斩之，不则死矣"。这是关于消渴病足最早的记载。晋代龚庆宣《刘涓子鬼遗方》中有"发于足趾，名曰脱疽"，首次提出了"脱疽"的病名。此也见于唐朝王焘《外台秘要》、唐代孙思邈《备急千金要方》、宋代朱端章《卫生家宝》和元代《丹溪心法》等多本古籍中。

　　目前中医药治疗糖尿病足被广泛应用，2007年颁布的《糖尿病中医防治指南》也起到了较好的指导作用，但近年来一些新认识、新观点及新的临床证据不断出现，有鉴于此，我们编写本指南，以期基于已有的中医药治疗糖尿病的循证医学研究成果，对中医药治疗糖尿病提出适当的建议。

　　在我国中医药被广泛应用于糖尿病足的治疗中，积累了大量的临床研究文献，有专家经验介绍、临证验案、队列研究、随机临床对照观察等多种研究形式，但由于治疗方式多种多样、辨证分型和疗效判定标准不尽统一等原因，导致治法方药各异，虽有一定疗效，但临床应用时很难掌握。因此，需要对现有文献做进一步归纳、整理、分析和严格临床评价，依据已发表的文献对中医药治疗糖尿病足病，提出适当建议，形成易于掌握、可行性好的临床指导意见。

　　本指南以糖尿病的中医药治疗为主要内容，在以往糖尿病足诊疗指南和专家共识的基础上，对研究质量相对较高的中医药治疗糖尿病足的系统综述和随机对照试验进行了严格

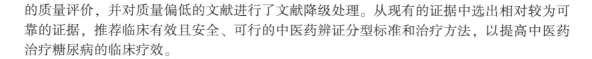

的质量评价，并对质量偏低的文献进行了文献降级处理。从现有的证据中选出相对较为可靠的证据，推荐临床有效且安全、可行的中医药辨证分型标准和治疗方法，以提高中医药治疗糖尿病的临床疗效。

1 疾病诊断和分型标准

1.1 诊断标准

根据疾病的不同特点，分为以缺血为主的脱疽及以感染为主的筋疽，分别论述如下。

脱疽的诊断参照 1996 年中华医学会糖尿病学会《糖尿病足（肢端坏疽）检查方法及诊断标准》（草案）及 2011 年中华医学会《糖尿病中医防治指南糖尿病足》中糖尿病足病的临床表现标准进行诊断，诊断要点如下：

（1）有明确的糖尿病史并且有肢端病变者。

（2）肢端可表现为皮肤干燥瘙痒、汗毛脱落、趾甲变形等营养不良状态。或肢端皮温低，动脉搏动减弱或消失，间歇性跛行史及静息痛等缺血表现。或肢端刺痛、灼痛、麻木、感觉迟钝或丧失等神经损伤表现。

（3）部分患者表现肢端皮肤干裂或水疱、血疱、糜烂、各种类型坏疽（以趾端开始的干性坏疽为主）或坏死。

（4）相关医技检查，满足以下任意一项者。踝/臂血压指数小于 0.9 以下者。超声彩色多普勒检查提示肢端血管变细，血流量减少造成缺血或坏疽者。血管造影证实，CTA、MRA 提示血管腔狭窄或阻塞，并有临床表现者。电生理检查，可见周围神经传导速度减慢或肌电图、体感诱发电位异常改变者。X 线检查，可见骨质疏松脱钙、骨质破坏、骨髓炎或关节病变、手足畸形及夏科关节等改变者。

筋疽的诊断采用 2000 年 Foster《糖尿病足临床分型方法》结合 1999 年上海市科委鉴定——"糖尿病足筋疽—肌腱变性坏死症的治疗控制标准"的临床表现标准进行诊断，诊断要点如下。

符合糖尿病足溃疡诊断标准并且满足如下条件：

（1）无明显缺血表现。患足无间歇性跛行史、静息痛；无苍白紫绀，皮温正常或接近正常（与健侧比较温差<1℃），甚至较健侧升高者；胫后动脉、胫前动脉、足背动脉搏动存在，或有减弱、消失者，但抬高苍白实验呈阴性。

（2）患足坏疽表现为湿性坏疽和（或）混合性坏疽特征。足掌、足背、足趾或踝部形成单腔性溃疡或多个穿通性溃疡。深部肌腱失去光泽呈苍白色、弹性减退、水肿增粗。

（3）患足明显肿胀，可表现为趾体、足背、趾掌、跟踝等处伸屈肌腱出现单个或多个局限性肿；或呈巨趾、巨跖状，张力较高的超常实性肿胀。肿胀后期多表现为局部炎性反应，潮红、灼热，中心部分出现皮损，渗出血性分泌物，多伴腐败性臭气。

（4）常伴有高热、恶心呕吐等全身中毒症状。

1.2 辨证分型

本辨证分型参考中华中医药学会糖尿病分会《糖尿病足中医诊疗标准》，并根据前期文献整理和临床流行病学调查结果，最后通过专家共识法制定。

1.2.1 湿热毒盛证

主症：面红气粗，口渴欲饮，患足局部红肿、灼热，筋腐如絮，溃流脓液。

次症：跌阳脉可触及或减弱，局部皮温偏高。舌质红，苔黄腻，脉洪滑。

1.2.2 痰瘀阻络证

主症：患肢麻木、疼痛，状如针刺。

次症：肌肤甲错，足部皮肤暗红或见紫斑，或间歇性跛行，或患足肉芽生长缓慢，四周组织红肿已消，舌质紫暗或有瘀斑，苔薄白，脉细涩，跌阳脉弱或消失，局部皮温凉。

1.2.3 阳虚寒凝证

主症：患足发凉，皮肤苍白或潮红，足趾冰凉，趾端色暗紫或发黑干瘪，足部疼痛，夜不能眠。

次症：形寒肢冷，腰膝酸软，大便稀溏，舌淡，苔薄白，脉沉弦。

1.2.4 气阴两虚证

主症：足部溃疡，肉芽浅淡，生长缓慢，脓液稀少，经久不愈。

次症：神疲乏力，面色萎黄，少气懒言，口渴欲饮，纳少，舌淡胖色暗，苔薄白，脉细无力。

1.3 辨证分期

本辨证分期参考 2007 中华中医药学会糖尿病分会《糖尿病足中医诊疗标准》，并根据前期文献整理和临床流行病学调查结果，最后通过专家共识制定。

（1）初期：患肢麻木、沉重、怕冷、步履不便（间歇性跛行），即行走时小腿或足部抽掣疼痛，需休息片刻后才能继续行走。患足皮色苍白，皮温降低，跌阳脉（足背动脉）搏动减弱。相当于西医的局部缺血期。

（2）中期：患肢疼痛加重，入夜尤甚，日夜抱膝而坐。患肢畏寒，常需厚盖、抚摩。剧烈静息痛往往是溃烂先兆。患足肤色暗红，下垂位明显，抬高立即变苍白，严重时可见瘀点及紫斑，足背动脉搏动消失。皮肤干燥无汗，毫毛脱落，趾甲增厚变形。舌质暗有瘀斑，苔薄白，脉沉涩。相当于西医的营养障碍期。

（3）末期：患部皮色由暗红变为青紫，肉枯筋萎，呈干性坏疽。若遇邪毒入侵，则肿胀溃烂，流水污臭，并且向周围蔓延，五趾相传，或波及足背，痛若汤泼火燃，药物难解。伴有全身发热，口干纳呆，尿黄便结等症。经治疗后，若肿消痛减，坏死组织与正常皮肤分界清楚，流出薄脓，或腐肉死骨脱落，创面肉芽渐红，是为佳兆。反之，患部肿痛不减，坏疽向近端及深部组织浸润蔓延，分界不清，伴有发热寒颤，烦躁不安，此为逆候。

2 中医治疗

2.1 治疗原则

中医古籍对糖尿病足没有相应的病名，由于中医将糖尿病称为消渴病，因此现多以消

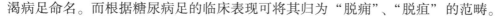

渴病足命名。而根据糖尿病足的临床表现可将其归为"脱痈"、"脱疽"的范畴。

各家观点及历代文献均未有一致的观点。而消渴病足是在消渴病的基础上发展而来。消渴病的基本病机为阴津亏耗、燥热偏盛，病久阴伤耗气损阳而致气阴两伤或阴阳俱虚；气为血之帅，气阴两虚，不能推动血液，阴亏不能滋养血液，阳虚不能温养血液，阴虚暗耗血液均可致血瘀。过食肥甘，湿热内生，湿性重浊黏滞，湿热下注。若寒邪凝滞脉络，营卫壅滞，郁久化热，或患肢破损，外感邪毒，热毒蕴结则为肢端坏疽继发感染，而致肉腐、筋烂、骨脱。总之，本病以正虚为本，以邪实为标，是本虚标实的错综复杂证候。

2.2 辨证论治

2.2.1 内治法

2.2.1.1 湿热毒盛证
治法：清热利湿，活血解毒。

方药：四妙勇安汤（《验方新编》）加减。金银花、玄参、当归、牛膝、黄柏、茵陈、栀子、半边莲、连翘、紫花地丁。

加减：热甚加生石膏、蒲公英、冬青；湿重加车前子、泽泻、薏苡仁；脓出不畅加陈皮、皂刺（Ⅱb，弱推荐）。

2.2.1.2 痰瘀阻络证
治法：活血化瘀，祛湿化痰。

方药：血府逐瘀汤（《医林改错》）加减。桃仁、红花、川芎、当归、生地、赤芍、枳壳、地龙、川牛膝、黄芪。

加减：湿热明显加用牛膝、苍术；患肢麻木明显加全蝎、蜈蚣、豨莶草；疼痛剧烈，加制乳香、制没药（Ⅱb，弱推荐）。

2.2.1.3 阳虚寒凝证
治法：温阳散寒，活血通脉。

方药：阳和汤（《外科证治全生集》）加减。鹿角胶、熟地、桂枝、麻黄、白芥子、细辛、川芎、通草、甘草。

加减：肢端不温，冷痛明显，加制附子、肉桂、延胡索；乏力明显，重用黄芪；大便干结不通，加肉苁蓉、火麻仁（Ⅲa，弱推荐）。

2.2.1.4 气阴两虚证
治法：益气养阴，健脾益肾。

方药：生脉饮（《内外伤辨惑论》）合补中益气汤（《脾胃论》）加减。太子参、麦冬、五味子、黄芪、白术、升麻、柴胡、当归、陈皮、炙甘草。

加减：口干、胁肋隐痛不适，加生地、白芍、沙参；腰膝酸软，舌红少苔者，加用怀牛膝、女贞子、墨旱莲（Ⅱb，弱推荐）。

2.2.2 外治法
中医外治疗法的药物选择多遵循清代吴尚先生在《理瀹骈文》提出的"外治之理，即内治之理，外治之药，亦即内治之药，所异者法耳"理论进行。因此治疗糖尿病足的中药也多为益气活血、清热利湿之类的中药。

为避免外用药物治疗出现大面积的过敏反应或刺激反应，建议在应用任何一种外用药物时，均需先小面积试用 1~2 天，如局部未出现红肿、瘙痒等不良反应，才可大面积使用。常用的中药外治疗法如下。

2.2.2.1　外洗方

推荐方一：益气活血足浴方（黄芪、樟木、艾叶、红花、细辛、络石藤等）熏洗治疗，方法：药物采取煎药机煎煮 30 min，使用专用泡脚桶浸泡，水深齐外踝 10cm 以上，开始水温较高，双脚放桶上经热气熏蒸，此后将双脚放入热水中恒温浸泡 30 min，1 次/天，治疗 2 周（Ⅲa，弱推荐）。

推荐方二：复方黄柏液（山东汉方制药有限公司生产，规格：每瓶 100ml，国药准字 Z10950097，批号：1208301），浸泡纱布条外敷于感染伤口内或破溃的脓肿内。若溃疡较深，可用直径 0.5~1.0cm 的无菌胶管，插入溃疡深部，以注射器抽取复方黄柏液进行冲洗。用量一般 10~20ml，日一次（Ⅱa，弱推荐）。

2.2.2.2　散剂

推荐方：青八宝散（制炉甘石，熟石膏，水飞轻粉，水飞青黛）均匀撒在经清创的溃疡面上，厚约 1 mm，无菌敷料覆盖，包扎固定。早期溃疡面渗液明显，无明显肉芽组织生长，换药 1 次/天；中后期渗液少肉芽组织生长明显，换药 1 次/天。换药 7 次为 1 个疗程，治疗 1~4 个疗程（Ⅰb，级强推荐）。

2.2.2.3　膏剂

推荐方一：金黄膏（国药准字 Z11020906，北京同仁堂股份有限公司同仁堂制药厂）外敷，敷药的范围需完全超过病变范围，包括溃疡及周边肿胀处 1cm，厚度为 1.0~1.5mm（Ⅱa，级弱推荐）。

推荐方二：美宝湿润烧伤膏（北京美宝烧伤创疡研究所监制，汕头美宝药厂生产）用压舌板直接涂于创面，厚 1~2mm，2 次/天（Ⅱb，级弱推荐）。

2.2.3　综合疗法

中医药综合疗法是指两种或两种以上的中医药疗法同时应用的联合治疗方法，本法常常能够使多种疗法发挥协同作用而增加疗效。本指南检索到的文献均提示中药泡足或中药膏剂联合足部按摩或红外线治疗糖尿病足均优于单一疗法（Ⅱb，弱推荐）。

3　指南推荐要点

（1）中药辨证论治和内外合治是糖尿病足中医药治疗的基本方法。

（2）糖尿病足的辨证论治规律是"整体辨气血阴阳为主，局部辨别湿热痰瘀为主"，湿热毒盛证、痰瘀阻络证、阳虚寒凝证与气阴两虚证是其基本证型，在此基础上可运用多种辨证方法以形成兼夹证。

（3）推荐中医药联合外治技术治疗糖尿病足。

附　件

1　中药煎服方法

内容同"糖尿病前期"中药煎服方法。

2　治疗方药及对照药物（中药复方）

证型	治则	方药	效果	对照药物	证据等级	推荐等级	评论
湿热毒盛证	清热利湿，活血解毒	加味四妙勇安汤[3]	>	基础治疗	Ⅱb	弱	随机对照试验。73名糖尿病足患者随机分为治疗组和对照组，对照组35例给予糖尿病基础治疗，治疗组38例在对照组基础上加用加味四妙勇安汤，4周后，治疗组总有效率为92.11%，对照组为77.14%（$P<0.05$）
痰瘀阻络证	活血化瘀、祛湿化痰	血府逐瘀汤[4]	>	基础治疗	Ⅱb	弱	随机对照实验。78例糖尿病足患者随机分为治疗组和对照组，对照组38例给予糖尿病与糖尿病足常规治疗，治疗组40例在对照组基础上给予血府逐瘀汤辨证加减。2个疗程后，观察组总有效率为80%，高于对照组的总有效率61%，$P<0.05$
阳虚寒凝证	温补脾肾，活血通脉	阳和汤[5]	>	空白对照	Ⅲa	弱	回顾性研究。20例糖尿病足患者在基础治疗基础上加服阳和汤。6个疗程治疗结束后，20例患者均痊愈出院

续表

证型	治则	方药	效果	对照药物	证据等级	推荐等级	评论
气阴两虚证	益气养阴，健脾益肾	生脉饮合补中益气汤加减[6]	>	基础治疗	IIb	弱	随机对照实验；66 例患者随机分为治疗组（34 例）和对照组（32 例），两组均给予糖尿病基础治疗及抗感染治疗，治疗组在此基础上加用中药口服治疗。2 个疗程治疗后，治疗组痊愈 13 例，有效 17 例，无效 4 例，总有效率 88.2%；对照组痊愈 10 例，有效 12 例，无效 10 例，总有效率 68.8%。两组疗效比较有显著性差异（$P<0.01$），中药治疗组明显优于对照组

3 治疗方药及对照药物（中成药）

中成药名称及组成	治则	效果	对照药物	证据等级	推荐等级	评论
理洫王软胶囊[7]	活血祛瘀	>	基础治疗	IIa	弱	随机对照实验，65 例患者随机分为治疗组和对照组。对照组进行基础治疗，治疗组在此基础上加用理洫王软胶囊。3 个疗程治疗后，治疗组总有效率 80.71%，对照组总有效率 66.33%，两组比较有显著性差异（$P<0.05$）。两组患者治疗前后肌电图比较：治疗组治疗前后腓总神经、胫神经传导速度比较有非常显著性差异（$P<0.01$），对照组治疗前后腓总神经、胫神经传导速度无明显改善（$P>0.05$）
糖络宁合剂[8]	益气养阴、化瘀通络	>	甲钴胺	IIb	弱	随机对照实验，66 例患者按就诊顺序随机分为治疗组（33 例）和对照组（33 例），12 周治疗后，治疗组的总有效率为 90.3%，对照组的总有效率为 65.5%，经 Ridit 检验显示治疗组优于对照组（$P<0.05$）；糖络宁治疗组对两侧胫运动神经、感觉神经传导速度改善均优于甲钴胺对照组（$P<0.05$）；治疗过程中未见明显的不良反应

4 治疗方药及对照药物 （熏洗疗法）

剂型	治则	方药	效果	对照药物	证据等级	推荐等级	评论
水剂	活血通络	中药活血通络剂[9]	>	基础治疗	Ⅱb	弱	随机对照实验，50 例糖尿病足患者随机分为足浴辅助治疗组 25 例，对照组 25 例。对照组给予基础治疗，治疗组在此基础上加用中药活血通络剂，1 个疗程治疗后，足浴辅助治疗组可以显著提高糖尿病足的治愈率（治愈率由对照组的 12% 提高到 28%，$P<0.05$），临床显效率两组之间无统计学意义
水剂	益气化瘀	益气化瘀足浴方[10]	>	常规治疗	Ⅱb	弱	60 例患者随机分为治疗组和对照组，对照组 30 例进行常规治疗，治疗组 30 例在此基础上加用益气化瘀足浴方。4 周疗程结束后，治疗组总有效率为 86.7%，对照组治疗的总有效率为 70.0%。$P<0.05$，有统计学意义
油剂	敛疮生肌	溃疡油[11]	>	乳酸依沙吖啶	Ⅱb	弱	随机对照试验，无盲法。50 例糖尿病足溃疡患者随机分为治疗组（25 例）和对照组（25 例），在常规内科治疗和创面清创的基础上，治疗组采用溃疡油外敷换药，对照组采用乳酸依沙吖啶外敷换药。1 个疗程后，治疗组总有效率 86.96%，对照组总有效率 73.91%，治疗组对糖尿病足溃疡的治疗效果明显优于对照组（$P<0.05$）
水剂	活血通脉	通脉足浴联合足部按摩[12]	>	基础治疗	Ⅱb	弱	随机对照试验，无盲法。117 例糖尿病足患者随机分为治疗组（60 例）和对照组（57 例），对照组给予基础治疗，治疗组在此基础上给予通脉足浴联合足部按摩。6 个月干预后，治疗组有效率为 93.3%，对照组有效率为 45.6%，两组有显著差异（$P<0.01$）

剂型	治则	方药	效果	对照药物	证据等级	推荐等级	评论
水剂	益气血活	益气活血足浴方[13]	>	空白对照	Ⅲa	弱	回顾性研究，43 例患者在常规治疗基础上加用益气活血足浴方，2 周治疗后，下肢动脉血流部分参数变化比较，治疗后足背动脉、胫后动脉峰值流速及搏动指数较治疗前有显著改善，差异有显著性（$P<0.01$）；阻力指数明显降低，差异有显著性（$P<0.01$）；ABI 指数标准较治疗前有显著提高
散剂	清热利湿	蚓黄散[14]	>	甲硝唑葡萄糖注射液	Ⅱb	弱	随机对照试验，无盲法。60 例糖尿病足患者随机分为治疗组和对照组，治疗组使用中药"蚓黄散"，对照组使用甲硝唑葡萄糖注射液。28 天治疗后，治疗组的总有效率为 96.7%，对照组的总有效率为 83.3%；（$P<0.01$）
散剂	祛腐生肌	青八宝散[15]	>	常规清创、湿敷换药及抗感染	Ⅰb	强	随机数字表法。90 例患者随机分为治疗组（45 例）和对照组（45 例），治疗组给予常规清创、青八宝散外敷治疗，对照组给常规清创、湿敷换药及抗感染治疗。4 个疗程后，治疗组总有效率为 97.8%，高于对照组的 84.4%。治疗组的疗效优于对照组（$P<0.05$）。两组均未发生明显的不良反应
水剂	活血化瘀	中药熏足[16]	>	常规治疗	Ⅱa	弱	随机对照实验；60 例患者根据随机数字表随机分为治疗组和对照组。对照组给予常规治疗，治疗组在此基础上给予中药熏足，3 个疗程后，两组患者的密歇根糖尿病神经病变积分均低于治疗前，且治疗组降低更显著；治疗后两组患者下肢感觉神经和运动神经传导速度均高于治疗前，且治疗组增高更显著。中药熏足能改变糖尿病 0 级患者的症状，提高下肢感觉神经和运动神经传导速度

剂型	治则	方药	效果	对照药物	证据等级	推荐等级	评论
膏剂	清热解毒，消肿止痛	中药院内制剂油调膏[17]或金黄膏，祛腐生肌之中药院内制剂一效膏或橡皮生肌膏掺九一丹	＞	常规治疗	Ⅱa	弱	随机对照实验，229 例患者随机分为中药治疗组（152 例）和无菌换药对照组（77 例），所有病例均无不良反应发生。对照组给予常规治疗，治疗组在此基础上采用平行的治疗方法，湿热毒盛之证敷用中药院内制剂油调膏或金黄膏，气血两虚之证敷用中药院内制剂一效膏或橡皮生肌膏掺九一丹。治疗 60 天后，中药治疗组的愈显率为 80.54%，与无菌换药对照组（68.00%）比较，差异有统计学意义（$P<0.05$）
膏剂	清热解毒，活血生肌	中药系列油膏剂[18]	＞	乳酸依沙吖啶溶液	Ⅱa	弱	随机对照实验，随机数字表法随机分为油膏组（21 例）和对照组（19 例），治疗组在常规治疗的基础上采用中药油膏剂外敷治疗，对照组采用西药乳酸依沙吖啶溶液纱条外敷治疗。30 天治疗后，使用中药油膏治疗组总有效率 95.23%；对照组治疗组总有效率 63.15%，两组总有效率比较均有统计学差异，$P<0.05$
水剂	清热燥湿，解毒敛疮	复方黄柏液[19]	＞	康复新液	Ⅱa	弱	随机、单盲、阳性药对照研究的方法；216 例患者随机分为治疗组（116 例）和对照组（100 例），治疗组使用复方黄柏液浸泡纱布条外敷，对照组使用康复新液，4 周治疗后，治疗组总有效率 81%，对照组总有效率 67%（$P<0.05$），与对照组相比，复方黄柏液可明显改善糖尿病足溃疡临床症状（$P<0.01$），降低 AGEs 及炎性因子，提高生长因子数量
水剂+膏剂	解毒化瘀	中药沐足治疗法联合祛腐生肌膏[20]	＞	对照组常规治疗基础上给予前列地尔联合庆大霉素	Ⅱb	弱	随机对照实验；90 例糖尿病足患者随机分为治疗组（46 例）和对照组（44 例），对照组给予前列地尔 10μg 静脉注射，庆大霉素进行外敷创面，治疗组在常规治疗基础上采用中药沐足治疗法进行足部浸泡，并给予去腐生肌膏进行创面外敷。治疗组患者总有效率为 95.7%，明显优于对照组的 81.8%，差异具有统计学意义（$P<0.05$）

续表

剂型	治则	方药	效果	对照药物	证据等级	推荐等级	评论
水剂	清热解毒	四妙勇安汤联合超短波治疗[21]	>	常规治疗	Ⅱb	弱	随机对照实验，40 例患者随机分为治疗组和对照组，对照组进行内科常规治疗，治疗组在此基础上超短波联合中药洗浴组治疗，14 天治疗后，治疗组总有效率为 90%，对照组总有效率为 55%，治疗组总有效率整体高于单纯综合对照组，差异有高度统计学意义（$P<0.01$）；两组治疗显效时间对比，治疗组明显优于对照组，差异有高度统计学意义（$P<0.01$）
水剂	活血化瘀、通络止痛、清热解毒、利湿消肿	中药熏洗联合红外线治疗[22]	>	常规药物对症支持治疗	Ⅱb	弱	随机对照实验；84 例患者随机分为治疗组（42 组）和观察组（42 组），对照组给予常规药物对症支持治疗，观察组在此基础上加用中药熏洗联合红外线治疗，8 周治疗后，治疗组治愈 7 例，好转 35 例，无效 0 例。对照组分别为 0 例、38 例及 4 例。治疗组总有效率明显优于对照组（100%、90.48%，$P<0.05$）
水剂	行气活血	中药泡足[23]	>	温水泡脚	Ⅰb	强	随机试验，无双盲。20 例患者随机分为观察组（10 例）和对照组（10 例），观察组采用中药泡足，对照组用温水泡足，治疗 60 天时观察组效果优于对照组 $P<0.05$
水剂	扶正托毒、活血解毒	丹黄消炎液[24]	>	甲硝唑 G 液	Ⅱa	弱	随机盲分法；60 例患者随机分为治疗组（30 例）和对照组（30 例），治疗组用丹黄消毒液外敷，对照组用甲硝唑 G 液外敷，治疗 10 天后，治疗组显效率 46.7%，总有效率 83.3%；对照组显效 20%，总有效率 36.6%。经 Ridit 分析，治疗组疗效明显高于对照组
水剂	解毒、利湿、活血	塌渍一号药液[25]	>	1% 艾利克溶液	Ⅱa	弱	分层随机配对法；50 例患者随机分为治疗组（25 例）和对照组（25 例），治疗组用塌渍一号药液泡洗，对照组用 1% 艾利克溶液泡洗。4 周疗程结束后，治疗组 24 例，临床痊愈 3 例，显效 15 例，有效 5 例，无效 1 例；对照组 23 例，临床痊愈 2 例，显效 8 例，有效 13 例。两组比较，差异有显著性（$P<0.05$）

剂型	治则	方药	效果	对照药物	证据等级	推荐等级	评论
水剂	清热解毒、活血化瘀	溻渍I号药液，溻渍II号药液[26]	>	1%艾利克溶液	IIb	弱	随机分组对照法；90例患者分为溻渍组（30例）、艾利克组（30例）和常规换药组（30例）。溻渍组与艾利克组于换药前分别应用溻渍法中药与1%艾利克溶液泡洗患足30min后行常规换药，常规换药组只行常规换药。1个月疗程治疗后，溻渍组总有效率96.4%，显愈率85.2%；艾利克组总有效率96.3%，显愈率51.9%；常规换药组总有效率70.4%，显愈率44.5%。溻渍组与艾利克组总有效率优于常规换药组（$P<0.0125$）；溻渍组显愈率优于另两组（$P<0.0125$）
水剂	去腐生肌、消炎、排毒	中药外洗[27]	>	基础治疗	IIb	弱	随机对照实验；50例患者随机分为中药外洗组（25例）和西医对照（25例）。对照组采用基础治疗，治疗组采用中药外洗法。治疗组25例，临床治愈12例，显效8例，有效3例，无效2例，总有效率92%；对照组25例，临床治愈6例，显效6例，有效6例，无效7例，总有效率72%。两组疗效比较经统计学处理有显著性差异（$P<0.05$）
水剂	温经活血通脉	中药熏洗泡足[28]	>	综合治疗	IIb	弱	随机对照实验；80例患者随机分为实验组（40例）和对照组（40例），对照组采用综合治疗，实验组在综合治疗及常规护理外采用中药熏洗泡足。2个疗程治疗后，实验组好转24例，有效率为92.5%，而对照组好转7例，有效率为47.5%。实验组疗效明显高于对照组，具有明显差异性（$P<0.05$）
水剂	疏肝健脾，活血化瘀	糖足一号方联合凯时针[29]	>	前列地尔注射液	IIb	弱	随机对照实验；106例患者随机分为治疗组（56例）和对照组（50例），基础治疗基础上，治疗组给予糖足一号协定方足浴30min和前列地尔注射液10μg加入生理盐水50ml中静脉注射3h，对照组给予前列地尔注射液静脉注射。4周治疗后，治疗组总有效率85.71%，对照组总有效率70%（$P<0.01$）

续表

剂型	治则	方药	效果	对照药物	证据等级	推荐等级	评论
水剂	清热燥湿	渴疽洗外洗方[30]	>	过氧化氢及生理盐水	Ⅱa	弱	随机对照实验；随机信封序号拆封取卡，将合格研究对象随机分为西医治疗组（对照组）和渴疽洗外洗方治疗组（治疗组）。两组都给予相同的基础治疗。在局部处理上对照组用过氧化氢水及生理盐水冲洗伤口，而治疗组用渴疽洗外洗方浴足。1个疗程治疗后，治疗组总有效率为88.89%，对照组总有效率为50%，两组比较，$P<0.01$
膏剂	消炎敛疮	美宝湿润烧伤膏[31]	>	基础治疗	Ⅱb	弱	随机对照实验。52例糖尿病足患者随机分为常规组（26例）和美宝湿润烧伤膏治疗组（26例），常规组采用基础治疗，治疗组在创面滴加加普通胰岛素的庆大霉素，自然干燥后给予美宝湿润烧伤膏外涂。美宝湿烧伤膏治疗组与对照组两组治疗效果比较，美宝湿烧伤膏治疗总有效率92.3%，治愈率80.7%，对照组的88.46%、73.07%，在治愈率与总的有效率比较，差异无统计学意义（$P>0.05$）；两组治愈时间比较：美宝湿烧伤膏治疗组治愈21例，平均时间（23±2.4）天，对照组治愈19例，平均时间（47±2.9）天，两组比较，差异有统计学意义（$P<0.01$）

5 符合纳入标准但不列入推荐的研究

第一作者	治则	疗法	效果	对照疗法	评论
李萍[32]	清热解毒，化瘀止痛，去腐生肌	三黄湿敷水凝胶	>	外用纱布包扎固定	随机对照实验；40例患者随机分为治疗组（20例）和对照组（20例），在基础治疗基础上，对照组用碘伏油纱覆盖创面，外用无菌纱布包扎，治疗组用三黄湿敷水凝胶外敷创面。未按照辨证分型进行疗效分析
高书平[33]	清热解毒	清热解毒药方	>	基础治疗	随机对照实验；86例患者随机分为实验组（43例）和对照组（43例），对照组采用常规疗法，实验组在此基础上配合中药进行清热解毒法治疗。未按照辨证分型进行疗效分析。试验无盲法，对照组总有效率（86.05%）明显低于实验组（97.67%）

第一作者	治则	疗法	效果	对照疗法	评论
孙丽蕊[34]	活血化瘀，消肿去腐	中药封闭湿敷疗法	>	常规治疗	随机对照实验；120 例患者随机分为实验组（60例）和对照组（60例），对照组患者进行常规的西药治疗，观察组 60 例患者在进行常规治疗的前提下，进行中药封闭湿敷疗法治疗。未按照辨证分型进行疗效分析
肖琼[35]	活血化瘀、止痛伸筋、利气通络	中药泡足配合红外线照射治疗	>	常规治疗（控制血糖抗感染）	34 例患者采用随机数字表法将其分为对照组（17例）和治疗组（17例），对照组患者进行常规治疗，治疗组患者在进行常规治疗的基础上进行中药泡足配合红外线照射治疗。 未按照辨证分型进行疗效分析，试验无双盲。在治疗组总有效率为 100%，对照总有效率为 76.47%，治疗 3 周后，为对照组 4 例伤口未愈合的患者改用中药泡足联合红外线照射疗法进行治疗，3~6 天后均有明显好转
陈剑飞[36]	益气活血	中药熏洗治疗	>	常规治疗	58 例患者随机分为 2 组各 29 例，对照组给予控制血糖及并发症、改善微循环、营养神经等常规治疗；观察组在对照组治疗基础上结合中药熏洗治疗。未按照辨证分型进行疗效分析。总有效率观察组为 89.7%，对照组为 65.6%。两组比较差异有统计学意义（$P<0.05$）
邱卫清[37]	温阳通络祛瘀	中药足浴联合穴位按摩	>	常规治疗	128 例患者按照住院顺序的单、双号随机分为观察组（64例）和对照组（64例），对照组给予常规治疗，观察组在对照组基础上加用中药足浴联合足部穴位按摩。 未按照辨证分型进行疗效分析。观察组总有效率为 85.93% 对照组总有效率为 65.63%，两组比较有差异
陈红森[38]	益气活血	中药沐足联合常规治疗	>	常规治疗	100 例糖尿病足患者，随机分为对照组和治疗组，各 50 例。对照组采用常规西医基础治疗，治疗组在常规西医治疗基础上联合中药沐足。未按照辨证分型进行疗效分析。对照组总有效率为 86.0%，治疗组为 96.0%；治疗组总有效率明显高于对照组，差异有统计学意义（$P<0.05$）

续表

第一作者	治则	疗法	效果	对照疗法	评论
黄晓红[39]	利血解毒、祛腐生肌、益气活血	中药熏洗	>	温水熏洗	74 例糖尿病足患者，分为对照组（36 例）及治疗组（38 例）。对照组采用温水足浴器行足部熏洗，治疗组采用中药进行熏洗。 未按照辨证分型进行疗效分析。治疗组治疗后 ABI、TBI、VPT 较治疗前及对照组均有显著性升高（$P<0.05$）
邢晓梅[40]	温经散寒，活血通络	中药足浴联合常规治疗	>	常规治疗	60 例糖尿病足患者平均分为治疗组（30 例）与对照组（30 例），两组患者均给予常规糖尿病治疗、常规护理，治疗组在此基础上给予中药足浴，未按照辨证分型进行疗效分析。治疗组总有效率为 96.67%，明显优于对照组的总有效率 86.67%（$P<0.05$），差异具有统计学意义
马正[41]	清热解毒，活血化瘀，敛疮止痛	中药湿敷	>	康复新液湿敷	120 例糖尿病足患者按随机数字表法分为中药湿敷组和对照组各 60 例。中药湿敷组在常规外科换药基础上加用中药湿敷；对照组在常规外科换药基础上加用康复新液湿敷。未按照辨证分型进行疗效分析。每个观察周期中药湿敷组糖尿病足溃疡愈合例数均多于对照组，3 个观察周期后愈合情况明显好于对照组，差异有统计学意义（$P<0.01$）
赵普庆[42]	清热解毒祛湿	中药口服	>	西洛他唑	200 例糖尿病足患者随机分为中西医治疗组和西医对照组，各 100 例。两组均采用相同的基础治疗，中西医治疗组予中药清法，西医对照组予西洛他唑。 未按照辨证分型进行疗效分析
潘燕卿[43]	活血通络，散寒止痛	常规治疗＋中药沐足	>	常规药物治疗和护理	60 例出现下肢麻痹的 2 型糖尿病患者随机分为干预组和对照组，各 30 例。对照组采用常规治疗和护理，干预组在常规药物治疗和护理的基础上，加用中药沐足治疗。 未按照辨证分型进行疗效分析。干预组患者下肢麻痹恢复 20 例，恢复率为 66.7%，对照组下肢麻痹恢复仅 10 例，恢复率为 33.3%
李育静[44]	补气活血、温经通脉	中药泡足联合健康教育	>	常规护理	60 例糖尿病足患者随机分为两组，各 30 例，观察组接受中药泡足联合健康教育，对照组接受常规护理。 未按照辨证分型进行疗效分析。随机对照试验，无盲法。 观察组患者的 IMT、PSV 低于对照组，生活质量评分高于对照组，试验组患者的恢复率（96.88%）明显优于对照组的患者恢复率（68.75%）

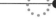

续表

第一作者	治则	疗法	效果	对照疗法	评论
张红瑾[45]	清热解毒、活血化瘀，托毒生肌	中药内服+如意金黄散外敷+熏洗、湿敷方	>	常规+外治清创术	118 例患者随机按数字法分为对照组 57 例和治疗组 59 例。对照组采用西医常规疗法，治疗组在西医常规治疗的基础上加用中药内服，中药熏洗、湿敷方等综合措施。 未按照辨证分型进行疗效分析
张振坤[46]	活血化瘀、补气养阴	中医药茶联合足部穴位按摩	>	甲钴胺片	80 例患者随机分为观察组与对照组，每组患者 40 例。两组患者均以胰岛素等进行常规降糖治疗，对照组患者在此基础上联合甲钴胺片进行治疗；观察组患者在此基础上加以中医药茶并足部穴位按摩相结合治疗。未按照辨证分型进行疗效分析。结果治疗后两组患者的足部麻木感与疼痛感比较无显著差异（$P > 0.05$）；但观察组患者的足部压力感觉阈值有所提高（$P < 0.05$）

6　糖尿病足的中医外科技术治疗方法汇总

（1）手术法

1）清筋术由上海市名老中医奚九一教授首先提出。它主要运用于糖尿病湿性坏疽，可迅速控制炎症扩散，保存患肢，疗效显著。

A. 祛腐清筋术：赵诚等[47]治疗糖尿病足患者，探查创面及窦道后，选择患足肿胀波动处或溃破口顺肌腱走行做纵行切口，对坏死变性肌腱选择一次性清除肌腱及其周围筋膜，切开部分肌鞘并保持引流通畅；肿胀肌腱则选择分次清除，之后根据创面情况行引流或填塞，加压包扎，每天予常规换药。作者应用该法治疗糖尿病足中度筋疽病例 137 例后认为祛腐清筋术可以降低 C 反应蛋白，改善局部炎症症状，提高临床疗效。

B. 清筋术联合煨脓长肉法：张宁等[48]在对糖尿病足患者基础治疗基础上，治疗组患者入院两天内即行清筋术，清除变性坏死的筋膜、肌腱、神经纤维及其周围坏死组织，保持伤口开放，外敷煨脓长肉膏，并以弹力绷带加压包扎。与对照组择期清创及外敷抗生素治疗对照后，结果显示早期行清筋术能明显降低糖尿病足患者截肢率及截趾率（$P < 0.05$）。

C. 中西医结合治疗并联合清筋术：闫少庆等[49]将 64 例患者溃疡程度分级后再随机分成治疗组和对照组，两组皆以西药控制血糖及感染为基础治疗。治疗组以茵陈蒿汤合黄连解毒汤加减清热解毒利湿内治，以清筋术外治，即暴露变性坏死的肌腱，清除病灶处肌腱、筋膜及周围坏死的组织，消灭潜行性死腔，排除深部积脓和臭秽分泌物，并保持引流通畅。与对照组行脓肿切开引流术比较，治疗疗程均为 2 个月。结果显示临床总有效率治疗组为 96.9%，对照组为 87.5%，差异有统计学意义（$P < 0.05$）。

2）蚕食法主要运用于因手术和（或）创伤激惹血管挛缩、加重缺血导致的糖尿病足干性坏疽。其特点是创伤小，可避免坏死组织向近端扩散。

A. 蚕食清创法联合外敷法：刘伟[50]治疗 2 型糖尿病糖尿病足患者 82 例，对创面的坏死组织或黑痂采用蚕食清创术，遵循从软到韧、从周边到中央的原则，少量多次清除坏死组织，充分引流，最后予金黄散外敷创面，总有效率为 91.5%。

B. 蚕食法联合浸泡法：刘赞[51]运用"蚕食"法清创联合三黄汤浸泡治疗糖尿病足，选取 30 例糖尿病足湿性坏疽患者，对坏死创面采用"蚕食"法从软到韧，从周边到中央，少量分次清除坏死组织，并采用清热解毒中药（黄连、黄芩、黄柏）煎水制成浸泡药液，每天浸泡患足，30 例糖尿病足患者治疗 17 天～3 个月，总有效率为 100%。

（2）换药法

1）溻渍法适用于各种类型溃疡创面，是用敷料直接将药物通过溃疡面渗透进入组织内，发挥清热解毒、消肿止痛、益气活血功效。同时含药液的敷料在溃疡面局部处形成湿润环境，有益于创面皮肤修复。姜华[52]采用随机对照的方法将糖尿病足患者 72 例分为两组，先予清创及充分引流脓液等基础治疗，治疗组配合中药溻渍治疗，选取清热利湿、活血化瘀基本方（乳香、没药、忍冬藤、红花、虎杖、大黄、川牛膝、黄连），伤口红肿或伴发热者加黄柏、野菊花，破溃处久不收口、皮肤紫暗肢冷者加黄芪、鹿角霜，局部疼痛明显加姜黄、毛冬青，与抗生素湿敷对照，结果显示治疗组溃疡愈合率为 98%，优于对照组的 60%。

2）箍围治疗即根据患者糖尿病足创面辨证后，取适量箍围药，加适量溶剂，如金银花露、茶水等，搅拌成糊剂状，以压舌板平铺于纱布上，依据创面大小覆盖。于秀辰等[53]选取糖尿病足湿性坏疽或混合性坏疽患者，在内科治疗控制血糖及感染的基础上，将清热解毒药物（大黄、黄柏）以生理盐水调成糊状，均匀箍在创面周围，并采取临床辨证论治法予患者内服中药治疗感染性糖尿病足。治疗周期结束后，效果显示清热解毒箍围法主要适用于湿热内蕴、热毒壅盛证型，对于以上两类证型糖尿病足，以清热解毒箍围法可减少抗生素的应用和缩短抗生素的应用实践。

3）封包术适用于糖尿病足溃疡创面，该法运用于创面处理后。创面清洁消毒，敷上药物后，将溻渍液纱布及 2～3 块大于溻液纱布 3cm 敷料覆盖，用纱布或弹力绷带包扎。褚青波等[54]将乳香、没药、白蔹、白及、络石藤等研极细末，混合后以适量麻油调匀后涂于纱布上，对糖尿病足患者行基本处理后将纱布覆于创面之上，再以消毒塑料纸封闭，每天换药两次。治疗结果总有效率为 87.50%，提示中药封闭湿敷疗法治疗糖尿病足溃疡简单易行，值得推广。

4）中医缠缚术即利用中医外科常用的外用药物敷贴于患处，外加阔绷带绑缚患肢（或穿着弹力裤袜）以达到增加血液流畅，加速创口愈合的一种外治疗法。薛海燕[55]将 15 例慢性臁疮患者分为初、后两期，初期红肿热痛者予金黄膏或红油膏敷贴，红肿作痒，周围伴发湿疹者，选用青黛膏薄贴；臁疮后期患者掺生肌散后用白玉膏纱布盖贴以生肌敛疮。再用阔绷带自创口下端起缠缚患处和整个小腿，最后用弹力绷带固定，取得较好疗效。

（3）综合疗法：严志登等[56]采用中药溻渍法结合蚕食法清创治疗糖尿病足 34 例，先予蚕食法清创换药，后予加味四黄汤［大黄、黄芩、黄连、黄柏、赤芍、苦参、土茯苓、芒硝（冲）］每天清创换药后浸泡足部，时间约 20min，之后以药液浸泡无菌纱布湿敷创面。结果显示总有效率 100%。阙华发、徐杰男、王云飞等[57]收集 153 例糖尿病足患者，全身整体治疗控制血糖、抗感染、改善循环及中医分期辨证论治等，局部治疗采用中医外治法，综合运用敷贴、箍围、切开、引流、关注、湿敷、拖线、棉垫缠缚、蚕食等诸法治疗，结果提示中医外治法治疗糖尿病足有显著效果，能促进糖尿病足创面愈合，缩短病程，降低截肢率和截趾率。

中医外科特色技术将糖尿病足患者足部血供的特点纳入考虑范围，对于不同种类的糖尿病足采取不同的换药方法，获得了一定的疗效。相对于西医"介入治疗"、"动脉重建"、"自体干细胞移植"等治疗方法，中医外科换药技术有其价格相对较低、显效时间相对较短、长期疗效相对较稳定等特点。

7 当代名老中医治疗糖尿病足的经验

全国不同地区当代（民国以后）名老中医治疗经验如下。

奚九一[58]提出了"糖尿病足筋疽"的病名，奚老认为本病多为湿郁筋损，把本病分为皮肤变性皮损、肌腱筋膜变性坏死（筋疽）、动脉闭塞缺血坏死（脱疽）、末梢神经变性麻痹和趾跖骨变性萎缩5种证型。皮肤变性皮损型乃湿犯皮损之症，中医辨证多属湿热证。治宜清热利湿。处方：茵陈蒿、栀子、黄芩、黄连等。外洗方：海桐皮、威灵仙、皂荚等。肌腱筋膜变性坏死型（筋疽）属湿热毒盛，宜用清法，处方：茵陈蒿、苦参、栀子、黄芩、黄连、大黄等，外洗方：一枝黄花、半边莲、黄精等。动脉闭塞缺血坏死型（脱疽）属痰湿瘀阻之症，治宜清脉软坚化痰，处方：制首乌、海藻、豨莶草、牡蛎、蒲黄等。末梢神经变性麻痹型：寒痹症：发生率较高。此型辨证属肝肾虚证，治宜温肾益肝，处方：山萸肉、鹿角片、何首乌、熟地黄、生黄芪、五味子等。热痹症：发生率较少。此型辨证属阴虚内热，治宜养阴清络，处方：水牛角、生地黄、玄参、地榆、五味子、生石膏等。趾跖骨变性萎缩型辨证属肾虚，治宜滋阴清热，处方：知母、黄柏、苍术、山萸肉、熟地黄、垂盆草等。

杨博华[59]认为本病主因素体脾肾阳虚，气虚无力推动血行，营血凝滞于脉，不能濡养四肢筋脉，复感受风寒湿热等毒邪侵犯，侵袭血脉，脉络瘀阻，瘀久化热，或热盛肉腐，日久成脓成遗，终至足部病变。把本病分为湿热蕴毒、寒凝阻络、气阴两虚三种证型。湿热蕴毒证治宜清热利湿解毒，方用四妙勇安汤加减。药用：元参、金银花、当归、甘草。寒凝阻络证治宜温阳通络，方用阳和汤加减。药用：熟地黄、肉桂、麻黄、鹿角胶、白芥子、姜炭、生甘草。气阴两虚证治宜益气养阴，方用顾步汤加减。药用：黄芪、人参、当归、银花、牛膝、菊花、蒲公英、紫花地丁、甘草。

仝小林[60]认为本病在辨证上，根据下肢及局部表现可分为早期、急性发作期、好转恢复期。早期：症见患足发凉、发麻，间歇性跛行；固定痛或刺痛、灼痛、自发痛，夜间及寒冷时加重；皮肤出汗减少、干燥、皮温降低，抬高时苍白，下垂时红紫，此属瘀血之证。急性发作期：足局部漫肿、灼热，逐渐皮下积液，波动感明显，切开或破溃后，溢出大量棕色稀薄、秽臭液，创面及周围组织红肿，可累及全足和小腿，此属湿热毒邪内蕴之证。好转恢复期：经清创、引流等，肿胀消退，肉芽生长，创面结痂愈合，此属肾虚阴亏之证。而基础病因病机多为痰湿内停，久而化热，耗伤气阴。对早期患者可配合川芎嗪或复方丹参或生脉注射液等静脉滴注。急性发作期：对偏于阴虚热盛者，方用四妙勇安汤合顾步汤加减，药如玄参、当归、生甘草、生大黄、穿山甲、皂角刺、生地黄、蒲公英、紫花地丁、太子参、石斛、川牛膝、菊花等，并静脉滴注苦黄和复方丹参注射液；对偏于气虚湿盛患者，方用托里透脓汤合四妙丸加减，药如生黄芪、苍术、白术、青皮、陈皮、当归、升麻、皂角刺、白芷、穿山甲、薏苡仁、牛膝、黄柏等，静脉滴注川芎嗪、生脉或黄芪注射液。好转恢复期：用参芪丹鸡地黄汤合大黄䗪虫丸。

吕培文[61]认为本病患者多年事已高，加之其素体脾虚，从而导致脾的运化功能失司，肾精虚衰则诸阳无以化，阴无以形，致阴阳两虚、气血不足。气血两虚，肌肤失养，"脓为气血所化生"，故创面干枯，少脓或无脓生长。他衷中参西，将糖尿病足分为以下三型：热盛肉腐、气虚血瘀、脾肾阳虚。热盛肉腐型治以清热解毒，方用塌渍Ⅰ号（马齿苋、蒲公英、黄柏、苦参等）。气虚血瘀证和脾肾阳虚证治以益气活血、温补脾肾，方用塌渍Ⅱ号（红花、苏木、伸筋草、桂枝等）。

尚德俊[62]认为应根据疾病发展的不同阶段，灵活应用活血化瘀法。其主要通过以下八个方面辨治：①益气活血法：患者表现瘀阻而体弱气虚时（气虚血瘀），活血法与补气法配合应用，加用黄芪、党参、人参，以补其不足，攻其瘀滞，攻补兼施，目的在于消除瘀阻，流通血脉，调和气血。②温通活血法：患者表现为寒凝血瘀证时，临床上可选用偏温性活血化瘀药物：当归、川芎、鸡血藤、苏木、红花、三七、延胡索、姜黄、刘寄奴等。同时配合温热药：附子、桂枝、肉桂、干姜等。③清热活血法：选用偏寒性活血瘀药物：丹参、赤芍、丹皮、地龙、茜草、土鳖虫等。同时配合清热解毒药：金银花、蒲公英、紫花地丁、黄芩、连翘、黄柏、板蓝根等。④活血利湿法：尚老认为血瘀湿重，湿瘀互阻，肢体粗肿，水肿时，宜用活血利湿法治疗，在活血化瘀方药中加用利湿药物。⑤行气活血法：多配伍行气药，如香附、木香、枳壳、青皮、乌药、沉香等，而一些活血化瘀药同时兼有行气作用，如川芎、郁金、延胡索、姜黄、川楝子等。⑥养血活血法：尚老常将活血化瘀法与养血法配合应用。常用的养血药有：当归、芍药、地黄、阿胶等，而一些活血化瘀药同时兼有养血作用，如丹参、赤芍、鸡血藤等。⑦活血破瘀法常用的活血破瘀药有：三棱、莪术、穿山甲、土鳖虫、桃仁、血竭、水蛭、全蝎、乳香、没药、苏木等。⑧补肾活血法尚老常将活血化瘀法配合温补肾阳法治疗。常用的温补肾阳药有：淫羊藿、巴戟天、肉苁蓉、补骨脂、菟丝子、川断、狗脊等。

8 利益冲突的宣言及经费支持

糖尿病中医药临床循证实践指南的制定是国家中医药管理局中医药临床研究基地全国中医糖尿病临床研究联盟委托上海中医药大学附属曙光医院和中国中医科学院广安门医院联合制定，经费由中国中医科学院广安门医院资助提供。指南制定小组所有成员均声明，完全独立进行指南的编制工作，未与任何利益团体发生联系。

参 考 文 献

[1] Data from the national diabetes statistics report. http：//www. diabetes. org/diabetes-basics/statistics/. 2014. 6. 10
[2] Bi Y，Xu Y，Li M，et al. Prevalence and control of diabetes in Chinese adults：the China metabolic risk factor study [J]. Circulation, 2013（12）：A11.

［3］刘佳莅.加味四妙勇安汤治疗糖尿病足临床疗效观察［J］.辽宁中医药大学学报，2014，（10）：176-178.

［4］刘乡.血府逐瘀汤加减辨证治疗糖尿病足临床疗效观察［J］.中国中医基础医学杂志，2011，（9）：1035-1035.

［5］范海涛.用阳和汤治疗糖尿病足的效果观察［J］.当代医药论丛，2015，（18）：33-34.

［6］葛爱利，张强.分期论治糖尿病足34例疗效观察［J］.中医临床研究，2014，（11）：69-70.

［7］张秀丽，梁朝侠.理氙王软胶囊治疗糖尿病足35例［J］.陕西中医，2006，27（10）：1241-1241.

［8］赵迪.糖络宁治疗糖尿病周围神经病变临床观察及机理研究［D］.北京：北京中医药大学，2007.

［9］姚佳春.中药活血通络剂足浴辅助治疗糖尿病足［J］.吉林中医药，2016，（1）：50-53.

［10］江树舒，李艳.用益气化瘀足浴方辅助治疗0级糖尿病足的疗效观察［J］.当代医药论丛，2015，（4）：17-18.

［11］杨晓霞.溃疡油外治糖尿病足溃疡湿热瘀阻证的临床观察［D］.北京：北京中医药大学，2015.

［12］姚祈.通脉足浴联合足部按摩治疗0级糖尿病足的疗效观察［C］.//中国转化医学和整合医学研讨会.2015.

［13］卫忠壮，燕树勋.中药益气活血足浴方治疗糖尿病足的临床观察［J］.生物技术世界，2015，（11）：187-187.

［14］李友山，杨博华."蚓黄散"干预糖尿病足溃疡愈合过程中AGEs与促愈合因子相关性研究［J］.世界科学技术：中医药现代化，2015，（2）：350-355.

［15］黄光荣，覃陆军，唐秀江.青八宝散治疗下肢慢性溃疡45例临床观察［J］.广西医学，2015，（7）：1021-1022.

［16］王丽芹，郭闯，谢梁震，等.中药熏足对糖尿病足0级患者临床疗效观察［J］.中医药信息，2014，（3）：145-146.

［17］李大勇，吕延伟，李鑫，等.非严重缺血性糖尿病足中医辨证外治的多中心随机对照临床研究［J］.中华中医药杂志，2014，（4）：1266-1269.

［18］曹柏龙，苗桂珍，朱学敏，等.中药油膏剂治疗糖尿病足溃疡临床研究［J］.中国中医药现代远程教育，2014，12（15）：11-13.

［19］李友山，杨博华.复方黄柏液外治糖尿病足溃疡对炎性因子及生长因子的影响［J］.中国新药杂志，2014，（10）：1163-1166.

［20］孙彬，张素平，康杰.中西医结合治疗糖尿病足46例临床观察［J］.中国民族民间医药，2014，（20）：76-76.

［21］张基伟，高珊珊.超短波配合中药洗浴治疗糖尿病足的观察［J］.中国疗养医学，2014，（9）：809-810.

［22］张乐翔，王钢，王亚萍.中药熏洗联合红外线治疗糖尿病足的临床研究［J］.中国康复，2013，28（2）：108-108.

［23］牛艳，孙佑军，杨秀平，等.糖尿病足病人自体骨髓干细胞移植术后应用中药泡足的临床效果观察［J］.护理研究，2011，25（4）：898-898.

［24］王军，黄淑兰.外用丹黄消炎液治疗糖尿病足坏疽的临床研究［J］.中国中医药信息杂志，2002，9（6）：10-11.

［25］丁毅，吕培文.中药塌渍一号药液治疗糖尿病足的临床观察［J］.中国中西医结合杂志，2002，22（12）：944-945.

［26］丁毅.分期应用中药溻渍法治疗糖尿病足促进创面愈合的临床研究［D］.北京：北京中医药大学，2006.

［27］张润玲，王琴，张赟.中药外洗治疗辅助治疗糖尿病足25例［J］.陕西中医，2005，26（10）：

1054-1055.

[28] 蒋庆，李蓉．中药薰洗治疗 2 型糖尿病足的疗效观察［J］．实用糖尿病杂志，2006，2（6）：42-43.

[29] 魏燕，胡卫芬，洪郁芝．中药足浴和凯时治疗糖尿病足 106 例疗效观察［C］．// 浙江省中西医结合学会糖尿病专业委员会第一次学术会议材料汇编．2006：477-478.

[30] 傅强．渴疽洗方对糖尿病足感染局部创面处理的临床及实验研究［D］．广州：广州中医药大学，2007.

[31] 杨显红，刘小英．美宝湿润烧伤膏治疗 52 例糖尿病足疗效观察［J］．四川医学，2010，31（11）：1649-1651.

[32] 李萍，陈俭波，沃红霞，等．三黄湿敷水凝胶治疗糖尿病足溃疡创面临床疗效观察［J］．内蒙古中医药，2015，34（12）：18-19.

[33] 高书平．清热解毒法治疗早期糖尿病足的临床分析［J］．糖尿病新世界，2015，（4）：96-96.

[34] 孙丽蕊．刍议中药封闭湿敷疗法治疗糖尿病足溃疡疗效［J］．糖尿病新世界，2015，（24）：36-37.

[35] 肖琼．中药泡足联合红外线照射治疗糖尿病足的效果分析［J］．当代医药论丛，2015，（1）：170-171.

[36] 陈剑飞，李强．中药熏洗辅助治疗 0～Ⅰ级糖尿病足 29 例疗效观察［J］．新中医，2015，（6）：92-94.

[37] 邱卫清，张军．中药足浴联合足部穴位按摩治疗糖尿病足的疗效观察［J］．心脑血管病防治，2015，（3）：248-249.

[38] 陈红森．中药沐足联合常规西医治疗糖尿病足的疗效观察［J］．河南医学研究，2015，（3）：139-139.

[39] 黄晓红，王琼．中药熏洗对湿毒蕴阻型糖尿病足患者血管内皮、炎性因子的影响［J］．陕西中医，2015，（7）：858-859.

[40] 邢晓梅，林军宁．中药足浴联合西药治疗早期糖尿病足的疗效观察［J］．内蒙古中医药，2015，34（8）：85-85.

[41] 马正．中药湿敷治疗糖尿病足溃疡疗效观察［J］．北京中医药，2015，（6）：482-483.

[42] 赵普庆，杨沁彤，李藜，等．中药清法对糖尿病足患者微循环障碍的疗效分析［J］．同济大学学报：医学版，2015，（4）：96-100.

[43] 潘燕卿．中药沐足缓解 2 型糖尿病足下肢麻痹的效果观察［J］．北方药学，2015，12（10）：30-31.

[44] 李育静．中药泡足联合健康教育对糖尿病足患者下肢血管功能及生活质量的影响［J］．中医临床研究，2015，（34）：127-127.

[45] 张红瑾，徐娜．中医药综合疗法治疗糖尿病足 59 例临床研究［J］．中国实验方剂学杂志，2015，（14）：161-164.

[46] 张振坤．探讨中医药茶并足部穴位按摩相结合治疗 0 级糖尿病足的临床疗效［J］．糖尿病新世界，2015，（12）：160-161.

[47] 赵诚，曹烨民．祛腐清筋术治疗糖尿病足中度筋疽 137 例临床疗效观察［C］．// 中华中医药学会周围血管病分会 25 年会暨学术大会．2011.

[48] 张宁，夏冰．清筋术联合煨脓长肉发治疗筋疽型糖尿病足的疗效观察［C］．// 5TH 全国中西医结合内分泌代谢病学术大会暨糖尿病论坛论文集．2012.

[49] 闫少庆，张磊，王丽翔，等．中西医结合并联合清筋术治疗糖尿病足筋疽的疗效观察［J］．上海中医药大学学报，2010，（5）：43-45.

［50］刘伟．蚕食清创法联合金黄散外用治疗糖尿病足 82 例［J］．中国实用医药，2011，6（36）：148-148.

［51］刘赞．"蚕食"法清创联合三黄汤浸泡治疗糖尿病足体会［J］．中国热带医学，2008，8（7）：1170-1170.

［52］姜华．中药溻渍法治疗糖尿病足局部溃疡疗效观察［J］．现代中西医结合杂志，2010，19（1）：37-38.

［53］于秀辰，黄允瑜，张坤朋，等．清热解毒箍围法治疗感染性糖尿病足［J］．中国临床医生杂志，2008，36（5）：57-57.

［54］褚青波，牛银萍．中药封闭湿敷疗法治疗糖尿病足溃疡体会［J］．中医外治杂志，2001，10（5）：44-44.

［55］薛海燕．缠缚法在臁疮治疗中的应用与护理［J］．西部中医药，2005，18（6）：42-43.

［56］严志登，李建明，陈海生，等．中药溻渍法结合蚕食法清创治疗糖尿病足 34 例［J］．河北中医，2012，34（2）：207-208.

［57］阙华发，徐杰男，王云飞，等．中医外治法治疗糖尿病足——附 153 例临床报告［J］．中国中西医结合外科杂志，2007，13（2）：103-106.

［58］曹烨民．奚九一教授学术思想及学术理论经验荟萃［C］．// 中华中医药学会周围血管病分会学术大会暨黑龙江省中医周围血管病 2013 年学术讨论会学术．2013.

［59］杨博华．糖尿病足的临床诊治［N］．中国中医药报，2007-3-29（006）．

［60］华传金，仝小林．糖尿病足中医治疗近况［J］．北京中医药，2000，19（3）：54-56.

［61］杨焕杰，吕培文，丁毅，等．中医辨证外治 5 法治疗糖尿病足溃疡［J］．北京中医药，2008，27（9）：717-719.

［62］尚德俊．周围血管疾病治疗八法［J］．山东中医杂志，1990，（4）：2-4.

糖尿病胃肠病变中医药临床循证实践指南

糖尿病胃肠病是糖尿病常见的慢性消化系统并发症，是由糖尿病引起的内脏自主神经功能紊乱导致的，可发生在从食管至直肠消化道的各个部分，包括食管综合征、糖尿病性胃轻瘫、糖尿病合并腹泻或大便失禁、糖尿病性便秘等。目前研究多集中在糖尿病胃病和糖尿病肠病，糖尿病胃病可出现早饱、厌食、腹胀、恶心、呕吐等胃排空延缓、胃动力不足的症状；糖尿病肠病常出现顽固性便秘、腹泻或便秘与腹泻交替出现，甚至大便失禁等症状。部分患者伴有周围神经病变和其他自主神经病变的症状，如肌力减弱、感觉麻木、腱反射减弱或消失，直立性低血压、出汗异常、瞳孔反应异常、膀胱功能障碍等。研究表明，糖尿病胃排空延迟的患者发病率为 28% ~65%，糖尿病腹泻的发生率为 15.6% ~20%。糖尿病胃肠病变症状常反复发作，严重影响患者生活质量，给患者和社会带来巨大的负担。

糖尿病胃肠病变在中医中归属于"消渴并痞满、呕吐、泄泻、便秘"的范畴，其病因多与饮食失节、情志刺激、脾胃虚弱有关，病位在胃与肠，与肝、脾、肾密切相关，病性多虚实夹杂，本虚标实，脾虚为本，标实为气郁、痰阻、湿热、食滞。糖尿病胃肠病变的治疗以补虚泻实为总原则，以恢复中焦气机正常升降为关键。近年来随着中医药治疗糖尿病胃肠病变的临床与实验研究的不断深入，运用中医药辨证论治糖尿病胃肠病变如糖尿病性胃轻瘫、糖尿病性泄泻、糖尿病性便秘已积累了丰富经验，中医药在治疗糖尿病胃肠病方面的优势日渐显现。2007 年颁布的《糖尿病中医防治指南》对中医药治疗糖尿病胃肠病变起到了较好的指导作用，鉴于近年来新认识、新观点及新的临床证据不断出现，我们编写本指南，希望以现有的中医药治疗糖尿病的循证医学研究成果为参考，对中医药治疗糖尿病提出适当的建议。目前已发布的《糖尿病中医防治指南》是国家中医药管理局政策法规与监督司立项的标准化项目之一，由中华中医药学会糖尿病分会负责编写，是指导和规范中医防治糖尿病的纲领性文本。自该指南颁布施行以来，对糖尿病中医治疗发挥了较好的指导作用。但新近循证医学研究不断涌现，且既往指南限于条件，多采用专家共识的形式，研究方法亦有待改进。

本指南以成年糖尿病胃肠病变患者的中医药治疗为主要内容，在既往糖尿病胃肠病变的诊疗指南基础上，对中医药治疗糖尿病胃肠病变的系统综述和随机对照试验（RCT）进行严格的质量评价，以现有文献中筛选证据级别较高，临床疗效可靠、安全，方便、便于推广的治疗方法，以提高中医药治疗糖尿病胃肠病变的临床疗效。

1 疾病诊断和分型标准

1.1 诊断标准

本病的诊断参照中华医学会糖尿病学分会《中国糖尿病防治指南》[1]（2004 版）和《糖尿病中医防治指南》[2]中糖尿病胃肠病变的诊断标准进行诊断，根据糖尿病病史，症

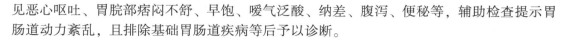

见恶心呕吐、胃脘部痞闷不舒、早饱、嗳气泛酸、纳差、腹泻、便秘等，辅助检查提示胃肠道动力紊乱，且排除基础胃肠道疾病等后予以诊断。

1.1.1 糖尿病胃轻瘫

患者一般有病程较长的糖尿病病史。

症状：有或无典型"三多一少"的症状，伴有恶心、呕吐、嗳气、早饱、上腹部不适或疼痛、食欲不振等消化道症状。

体征：多无典型的体征，有时表现为上腹部轻度压痛、体重下降。

理化检查：①胃运动功能障碍；②胃排空试验，目前核素扫描是金标准，提示胃排空延迟；③胃–幽门–十二指肠测压，近端胃底、胃窦压力降低，幽门长且高幅的收缩压力增加，消化间期移行性复合运动Ⅲ相减少或消失；④胃电活动记录，胃电节律失常，主要是胃电过速，其次是节律紊乱及胃电过缓；⑤须排除胃、十二指肠器质性病变及肠道、肝、胆、胰腺病变，以及代谢紊乱（尿毒症、高钙和低血钾）、甲状腺功能减低症、多发性硬化、脊髓损伤及自主神经损伤等，以及某些影响胃排空的药物。

1.1.2 糖尿病性泄泻

患者有病程较长的糖尿病病史。积极控制血糖及对症处理有效。

症状：大便次数增多，每日 3 次以上，便质稀溏或呈水样便，大便量增加。症状持续 1 天以上。

体征：多无典型的体征，有时表现为腹部轻度压痛。

理化检查：①便常规检查正常，大便致病菌培养阴性；②消化道钡餐检查可有小肠吸收不良征象，纤维结肠镜检查可有结肠黏膜充血、水肿。

1.1.3 糖尿病性便秘

患者有病程较长的糖尿病病史。常有饮食不节、情志内伤、劳倦过度等病史。

症状：大便粪质干结，排出艰难，或欲大便而艰涩不畅。排便间隔时间超过自己的习惯 1 天以上，或两次排便时间间隔 3 天以上。常伴有腹胀、腹痛、口臭、纳差及神疲乏力、头眩心悸等症。

体征：多无典型的体征，有时表现为腹部轻度压痛。

理化检查：消化道钡餐检查可有小肠吸收不良征象，肠动力检查蠕动减弱。

1.1.4 鉴别诊断

1.1.4.1 痞满与鼓胀相鉴别

鼓胀与痞满同为腹部病证，且均有胀满之感，但鼓胀以腹部外形胀大如鼓为特征；痞满则自觉满闷，外无胀大之形；鼓胀病在大腹，或有形或无形；痞满病在胃脘，均为无形；鼓胀按之腹皮急；痞满按之柔软。

1.1.4.2 呕吐与反胃相鉴别

反胃表现为饮食入胃，停滞胃中，良久尽吐而出，吐出转舒。而呕吐是以有声有物为特征，实者食入即吐，或不食亦吐，并无规律，虚者时吐时止，或干呕恶心，但多吐出当日之食。

1.1.4.3 呕吐与噎膈相鉴别

噎膈虽有呕吐症状，但以进食梗阻不畅，或食不得入，或食入即吐为主要表现。所云食入即吐是指咽食不能入胃，随即吐出。呕吐病在胃，噎膈病在食管。呕吐病程较短，病情较轻，预后良好；噎膈病情较重，病程较长，治疗困难，预后不良。

1.1.4.4 泄泻与痢疾相鉴别

泄泻以大便次数增加，粪质稀溏甚则如水样，或完谷不化为主症，大便不夹有脓血，也无里急后重，腹痛或有或无；而痢疾以腹痛、里急后重、便下赤白脓血为主症。

1.1.4.5 泄泻与霍乱相鉴别

霍乱是一种上吐下泻同时并作的病证，发病特征是来势急剧，变化迅速，病情凶险，起病时先突然腹痛，继则吐泻交作，所吐之物均为未消化之食物，气味酸腐热臭；所泄之物多为黄色粪水，或如米泔，常伴恶寒、发热，部分患者在吐泻之后，津液耗伤，迅速消瘦，或发生转筋，腹中绞痛；或吐泻剧烈，则见面色苍白、目眶凹陷、汗出肢冷等津竭阳衰之危候。

1.1.4.6 便秘与积聚相鉴别

积聚与便秘均可出现腹部包块。但便秘者，常出现在小腹左侧，积聚则腹部各处均可出现；便秘多扪及索条状物，积聚则形状不定；便秘之包块为燥屎内结，通下排便后消失或减少，积聚之包块则与排便无关。

1.2 辨证分型

本辨证分型参考《中药新药临床研究指导原则》、《中医病证诊断疗效标准》和《糖尿病中医防治指南》，并参考前期的文献研究结果整理制订[3~6]。

糖尿病性胃轻瘫应当根据病因、病位、寒热、虚实之不同而辨证论治，病机关键在于胃气不和。糖尿病性泄泻以排便次数增多、粪便清稀为特征。在辨证时，首先应区分寒、热、虚、实。糖尿病性便秘有虚、实之别，实证又有热结、气郁之不同；虚证又有气、血、阴、阳之异。

1.2.1 糖尿病性胃轻瘫

1.2.1.1 痰湿内阻证

脘腹痞闷，闷塞不舒，胸膈满闷，头晕目眩，身重肢倦，恶心呕吐，不思饮食，口淡不渴，小便不利，舌体大，边有齿痕，苔白厚腻，脉濡弱或滑。

1.2.1.2 寒热错杂证

胃脘痞满，遇冷加重，嗳气，纳呆，嘈杂泛酸，或呕吐，口干口苦，肢冷便溏，舌淡，苔白或微黄，脉弦或缓。

1.2.1.3 脾胃虚寒证

脘腹痞闷，喜温喜按，恶心欲吐，纳呆，身倦乏力，大便稀溏，舌淡苔白，脉沉细。

1.2.1.4 胃阴不足证

口干咽燥，食后饱胀或疼痛，饥不欲食，时有干呕、呃逆，或便秘纳差，舌红少津，苔薄黄，脉细数。

1.2.1.5 瘀血停滞证

胃脘疼痛，痛如针刺，食后腹胀，面色晦暗，恶心，大便时干时溏，或见吐血、黑便，舌质紫暗或有瘀斑，脉涩。

1.2.2　糖尿病性泄泻

1.2.2.1　肝脾不和证

泄泻腹痛，每因情志不畅而发或加重，泻后痛缓，胸胁胀闷，嗳气，食欲不振，舌淡红，苔薄白，脉弦。

1.2.2.2　脾胃虚弱证

大便时溏时泻，饮食稍有不慎即发或加重，食后腹胀，痞闷不舒，纳呆食少，身倦乏力，四肢不温，少气懒言，舌淡苔白，脉细弱。

1.2.2.3　脾肾阳虚证

消渴病病程较长，黎明之前脐腹作痛，或无痛性腹泻，肠鸣即泻，泻下完谷，可有大便失禁，伴乏力倦怠，身体消瘦，形寒肢冷，腰膝酸软，舌淡苔白，脉沉细无力。

1.2.3　糖尿病性便秘

1.2.3.1　胃肠积热证

大便干结，腹胀腹痛，面红身热，口干口臭，心烦不安，小便短赤，舌红苔黄，脉滑数。

1.2.3.2　气虚便秘证

大便干结，或便质不硬但临厕努争乏力，便难解出，汗出气短，面白神疲，倦怠乏力，舌淡苔白，脉虚弱。

1.2.3.3　阴虚肠燥证

大便干结如羊屎，形体消瘦，头晕耳鸣，盗汗颧红，腰膝酸软，失眠多梦，舌红少苔，脉细数。

1.2.3.4　阳虚便秘证

大便干或不干，排出困难，小便清长，面色㿠白，四肢不温，腹中冷痛，得热则减，腰膝冷痛，舌淡苔白，脉沉迟。

2　中医治疗

2.1　治疗原则

糖尿病性胃轻瘫应当根据病因、病位、寒热、虚实之不同而辨证论治，病机关键在于胃气不和。治则当以和胃降逆为法。糖尿病性泄泻以排便次数增多、粪便清稀为特征。在辨证时，首先应区分寒、热、虚、实。根据寒、热、虚、实之不同，分别予温阳散寒、清热祛湿、益气健脾、抑肝扶脾等治法。糖尿病性便秘有虚、实之别，实证又有热结、气郁之不同，虚证又有气、血、阴、阳之异。根据虚、实之不同，分别予清热润肠、顺气行滞、益气润肠、养血润燥、滋阴增液、温阳通便等治法，有利于指导临床，提高疗效[7~9]。

2.2　辨证论治

2.2.1　糖尿病性胃轻瘫

2.2.1.1　痰湿内阻证

症状：脘腹痞闷，闷塞不舒，胸膈满闷，头晕目眩，身重肢倦，恶心呕吐，不思饮食，口淡不渴，小便不利，舌体大，边有齿痕，苔白厚腻，脉濡弱或滑。

治法：除湿化痰，理气宽中。

方药：二陈平胃散（《症因脉治》）[10]加减。半夏、茯苓、陈皮、甘草、苍术、厚朴。

加减：气滞腹痛，加用枳壳；痰浊蒙蔽清阳，头晕目眩，加用白术、天麻；不欲饮食，加砂仁、白蔻仁；痰郁化火，烦闷口苦，加用黄连、竹茹（Ⅱb弱推荐）。

2.2.1.2　寒热错杂证

症状：胃脘痞满，遇冷加重，嗳气，纳呆，嘈杂泛酸或呕吐，口干口苦，肢冷便溏，舌淡，苔白或微黄，脉弦或缓。

治法：寒热并治，调和肠胃。

方药：半夏泻心汤（《伤寒论》）[11]加减。炙甘草、黄芩、干姜、半夏、黄连、人参。

加减：干噫食臭、胁下有水气，用生姜；痞利甚、干呕心烦，重用炙甘草（Ⅱb弱推荐）。

2.2.1.3　脾胃虚寒证

症状：脘腹痞闷，喜温喜按，恶心欲吐，纳呆，身倦乏力，大便稀溏，舌淡苔白，脉沉细。

治法：温中祛寒，补气健脾。

方药：附子理中汤（《太平惠民和剂局方》）[12]加减。人参、白术、干姜、甘草、附子。

加减：若胀闷甚，加木香、枳壳、厚朴；若胃虚气逆、心下痞硬，加旋覆花、代赭石；若病久及肾、肾阳不足、腰膝酸软，加附子、肉桂、吴茱萸（Ⅱb弱推荐）。

2.2.1.4　胃阴不足证

症状：口干咽燥，食后饱胀或疼痛，饥不欲食，时有干呕、呃逆，或便秘纳差，舌红少津，苔薄黄，脉细数。

治法：益胃生津，和胃降逆。

方药：益胃汤（《温病条辨》）[13]加减。沙参、麦冬、生地、玉竹。

加减：若阴虚甚、五心烦热，加石斛、天花粉、知母；若呕吐甚，加竹茹、枇杷叶；若便秘重，加火麻仁、瓜蒌仁（Ⅱb弱推荐）。

2.2.1.5　瘀血停滞证

症状：胃脘疼痛，痛如针刺，食后腹胀，面色晦暗，恶心，大便时干时溏，或见吐血、黑便，舌质紫暗或有瘀斑，脉涩。

治法：活血化瘀，和胃止痛。

方剂：失笑散（《太平惠民和剂局方》）合丹参饮[14]（《时方歌括》）加减。丹参、檀香、砂仁、蒲黄、五灵脂。

加减：痛甚加延胡索、郁金、枳壳；四肢不温、舌淡脉弱，加党参、黄芪益气活血；口干咽燥、舌光无苔、脉细，加生地、麦冬；便血加三七、白及（Ⅲb弱推荐）。

2.2.2　糖尿病性泄泻

2.2.2.1　肝脾不和证

症状：泄泻腹痛，每因情志不畅而发或加重，泻后痛缓，胸胁胀闷，嗳气，食欲不振，舌淡红，苔薄白，脉弦。

治法：抑肝扶脾。

方药：痛泻要方（《景岳全书》引刘草窗方）加减。白术、白芍、防风、陈皮。

加减：胸胁脘腹胀满疼痛、嗳气，加香附、柴胡、郁金、木香；神疲乏力、纳呆加党参、砂仁。上腹部闷胀、恶心欲呕加厚朴、栀子、竹茹；夹食滞加神曲、麦芽、山楂。若症见泄泻腹痛，泻下急迫，粪色黄褐，气味臭秽，肛门灼热，小便短黄，烦热口渴，苔黄腻，脉滑数，为湿热泄泻，可用葛根、黄芩、黄连（Ⅲb 弱推荐）。

2.2.2.2 脾胃虚弱证

症状：大便时溏时泻，饮食稍有不慎即发或加重，食后腹胀，痞闷不舒，纳呆食少，身倦乏力，四肢不温，少气懒言，舌淡苔白，脉细弱。

治法：健脾益气，升清降浊。

方药：参苓白术散[15]（《太平惠民合剂局方》）加减。人参、茯苓、白术、桔梗、山药、甘草、白扁豆、莲子肉、砂仁、薏苡仁。

加减：脾阳不振、手足不温，加附子、干姜；气虚失运、满闷较重，加木香、枳壳、厚朴。久泻不愈、中气下陷，兼见脱肛，加升麻、黄芪（Ⅱa 弱推荐）。

2.2.2.3 脾肾阳虚证

症状：消渴病病程较长，黎明之前脐腹作痛，或无痛性腹泻，肠鸣即泻，泻下完谷，可有大便失禁，伴乏力倦怠，身体消瘦，形寒肢冷，腰膝酸软，舌淡苔白，脉沉细无力。

治法：健脾温肾止泻。

方药：附子理中汤（《太平惠民和剂局方》）合四神丸（《证治准绳》）加减。炮附子、粳米、半夏、甘草、大枣、补骨脂、肉豆蔻、吴茱萸、五味子、生姜。

加减：年老体弱、久泻不止、中气下陷，加黄芪、党参、白术；泻下滑脱不禁，或虚坐努争，改用木香、肉豆蔻、罂粟壳；脾虚肾寒不甚，反见心烦嘈杂，大便见黏冻，改用乌梅、肉桂、干姜（Ⅱb 弱推荐）。

2.2.3 糖尿病性便秘

2.2.3.1 胃肠积热证

症状：大便干结，腹胀腹痛，面红身热，口干口臭，心烦不安，小便短赤，舌红苔黄，脉滑数。

治法：泻热导滞，润肠通便。

方药：麻子仁丸（《伤寒论》）[17]加减。火麻仁、芍药、枳实、大黄、厚朴、杏仁。

加减：若津液已伤、见口干渴，舌红少苔，可加生地、玄参、麦冬；若肺热气逆、咳喘便秘，加瓜蒌仁、苏子、黄芩；若兼郁怒伤肝、易怒目赤，加服芦荟、龙胆草（Ⅱb 弱推荐）。

2.2.3.2 气虚便秘证

症状：大便干结，或便质不硬但临厕努争乏力，便难解出，汗出气短，面白神疲，倦怠乏力，舌淡苔白，脉虚弱。

治法：益气润肠。

方药：黄芪汤（《金匮翼》）[18]加减。黄芪、陈皮、火麻仁。

加减：若气虚甚，可加用人参、白术；若气虚下陷脱肛，加用黄芪、升麻；若气息低微、懒言少动，加用人参、麦冬、五味子；若日久肾气不足、腰酸乏力，可用人参、杜仲、枸杞、当归（Ⅲb 弱推荐）。

2.2.3.3　阴虚肠燥证

症状：大便干结如羊屎，形体消瘦，头晕耳鸣，盗汗颧红，腰膝酸软，失眠多梦，舌红少苔，脉细数。

治法：滋阴清热，润肠通便。

方药：增液承气汤（《温病条辨》）[19]加减。大黄、芒硝、玄参、麦冬、生地。

加减：阴虚甚、口干渴，加用芍药、玉竹、石斛助养阴之力；胃阴不足、口渴口干，加麦冬、玉竹、黄精；肾阴不足、腰膝酸软，加熟地；便秘兼面色少华、心悸气短、口唇色淡、舌淡苔白者，为血虚便秘，可加用当归、何首乌、枸杞等养血润肠（Ⅱb 弱推荐）。

2.2.3.4　阳虚便秘证

症状：大便干或不干，排出困难，小便清长，面色㿠白，四肢不温，腹中冷痛，得热则减，腰膝冷痛，舌淡苔白，脉沉迟。

治法：温阳通便。

方药：济川煎[20]（《景岳全书》）加减。当归、牛膝、肉苁蓉、泽泻、升麻、枳壳。

加减：若寒凝气滞、腹痛较甚，加肉桂、木香；胃气不和，恶心呕吐，加半夏、砂仁等；若老年虚冷便秘，可用肉苁蓉、锁阳；若脾阳不足、阴寒积冷，可用干姜、附子、白术（Ⅲb 弱推荐）。

2.3　中成药

中成药的选用必须适合该品种的证型，切忌盲目使用。建议选用无糖颗粒剂、胶囊剂、浓缩丸或片剂。

六味安消胶囊：用于胃痛胀满，消化不良，便秘。每次 3~6 粒，每日 2~3 次[21]。

保和丸：用于食积停滞，脘腹胀满，嗳腐吞酸，不欲饮食。每次 1~2 丸，每日 2 次[22]。

枳实导滞丸：用于湿热积滞内阻，胸脘痞闷，下痢或泄泻或便秘。每次 6~9g，每日 2 次[23]。

麻仁软胶囊：适用于糖尿病性便秘肠热阴虚证。每次 3~4 粒，每日 2 次[24]。

苁蓉润肠口服液：适用于老年糖尿病性便秘肠热阴虚证。每次 20ml，每日 3 次[25]。

2.4　综合治疗

糖尿病胃肠病变中医治疗除中药治疗外，尚涵盖食疗药膳、针灸推拿、耳穴埋豆及中药贴敷等。现有证据表明，中医艾灸联合药膳对老年糖尿病气虚便秘治疗效果较好[26]（Ⅱa 弱推荐），在常规治疗基础上，家用耳穴埋豆联合食疗对糖尿病性胃轻瘫有一定疗效[27]（Ⅲa 弱推荐）。针灸治疗改善糖尿病性胃轻瘫症状和疗效均优于西药组[28]（Ⅲa 弱推荐）。另有研究显示，针灸结合耳穴贴压对糖尿病性腹泻具有一定疗效[29]（Ⅲa 弱推荐），中药贴敷加穴位按摩对糖尿病性便秘的改善有一定作用[30]（Ⅱb 弱推荐）。需要注意的是，糖尿病胃肠病患者需要在血糖控制较好，且无皮肤过敏、溃疡、水肿等情况下使用针灸理疗，谨防针灸后感染。

3　指南推荐要点

中药内治法包括辨证论治和中成药是糖尿病胃肠病变中医治疗的基本方法。

糖尿病胃肠病变要按照糖尿病性胃轻瘫、糖尿病性泄泻、糖尿病性便秘分别辨证论治。糖尿病性胃轻瘫的病机关键在于胃气不和。糖尿病性泄泻则应根据寒、热、虚、实之不同进行辨证论治。糖尿病性便秘则主要遵照虚、实辨证，实证有热结、气郁之不同，虚证又有气、血、阴、阳之异。

推荐辨病与辨证相结合的中药复方辨证加减、高度基于主要基本病机的中药复方及部分中成药治疗糖尿病胃肠病变。

附 件

1 制定成员及专家名单

内容同"糖尿病前期"中药煎服方法。

2 治疗方药及对照药物（中药单方）

糖尿病胃轻瘫

证型	治则	方药	效果	对照药物	证据级别	推荐等级	评论
痰湿内阻	除湿化痰，理气宽中	平胃散	=	多潘立酮片	Ⅱb	弱	病例对照研究。92 例糖尿病性胃轻瘫分为治疗组和西药对照组，30～45 天后，治疗组总有效率为91.23%，对照组总有效率88.57%
寒热错杂证	寒热并治，调和肠胃	半夏泻心汤	>	西药组	Ⅱb	弱	病例对照研究。共纳入 17 项合格研究，共计 1282 例患者纳入研究均存在较高的方法学偏倚风险，分析结果显示半夏泻心汤与促胃肠动力药治疗相比临床总有效率结果有统计学意义；敏感性分析提示该结果稳定性较好；半夏泻心汤不良反应较少
脾胃虚寒证	温中祛寒，补气健脾	附子理中汤			Ⅲb	弱	自身前后对照研究。45 例糖尿病性胃轻瘫患者应用附子理中汤加减治疗 12 周，治疗前 GCSI（Gastroparesis Cardinal Symptom Index）评分为 2.77 ± 0.63，治疗后为 4.25± 0.70，43 名患者自述感觉症状减轻或消失
胃阴不足证	益胃生津，和胃降逆	益胃汤	=	多潘立酮片	Ⅱb	弱	病例对照研究。88 例糖尿病性胃轻瘫随机分为治疗组和西药对照组，8 周后，治疗组总有效率为85%，对照组总有效率72.5%
瘀血停滞证	活血化瘀，和胃止痛	丹参饮			Ⅲb	弱	自身前后对照研究。40 例糖尿病性胃轻瘫患者应用丹参饮加减治疗 8 周后，总有效率为80%

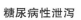

糖尿病性泄泻

证型	治则	方药	效果	对照药物	证据级别	推荐等级	评论
肝胃不和证	抑肝扶脾	痛泻要方加蒙脱石散	>	蒙脱石散	Ⅱa	弱	随机对照研究。50 例糖尿病性泄泻随机分为实验组和对照组，10 天后，治疗组总有效率为 84.62%，对照组总有效率为 66.67%，两组比较有统计学差异
脾胃虚弱证	健脾益气，升清降浊	参苓白术散	>	安慰剂	Ⅱa	弱	随机对照研究。40 例糖尿病泄泻随机分为实验组和对照组，10 天后，治疗组总有效率为 95%，对照组总有效率为 70%，两组比较有统计学差异
脾肾阳虚证	健脾温肾止泻	四神丸合理中汤	=	药用炭	Ⅱb	弱	病例对照研究。38 例糖尿病性泄泻随机分为治疗组和西药对照组，4 周后，治疗组总有效率为 82.6%，对照组总有效率为 62.5%

糖尿病性便秘

证型	治则	方药	效果	对照药物	证据级别	推荐等级	评论
胃肠积热证	泻热导滞，润肠通便	麻子仁丸			Ⅲb	弱	自身前后对照研究。40 例糖尿病性便秘患者应用麻子仁丸治疗 30 天后，总有效率为 92.5%
气虚便秘证	益气润肠	黄芪汤	>	芪蓉润肠口服液	Ⅱb	弱	病例对照研究。38 例气虚便秘患者随机分为治疗组和中成药对照组，4 周后，治疗组总有效率为 93.33%，对照组总有效率为 80%
阴虚肠燥证	滋阴清热，润肠通便	增液承气汤	>	酚酞片	Ⅱb	弱	病例对照研究。80 例糖尿病性便秘患者随机分为治疗组和西药对照组，治疗 3 周，治疗结束停药 2 周后治疗组总有效率为 87.5%，对照组总有效率为 42.5%
阳虚便秘证	温阳通便	济川煎			Ⅲb	弱	自身前后对照研究。24 例老年性糖尿病性便秘患者应用济川煎治疗 15 天后，随访 2 个月便秘改善情况，总有效率为 95.8%

3 治疗方药及对照药物（中成药）

中成药名称及组成	治则	效果	对照药物	证据级别	推荐等级	评论
六味安消胶囊	益气养阴	=	莫沙必利	IIb	弱	病例对照研究。80 例糖尿病性胃肠功能紊乱患者随机分为治疗组和西药对照组，治疗 3 周后，治疗组总有效率为 87.5%，对照组总有效率为 83.0%
保和丸	消食化积			IIb	弱	病例对照研究。95 例糖尿病性胃轻瘫患者随机分为治疗组（伊托必利加保和丸组）、对照组 1 组（伊托必利组）和对照 2 组（保和丸组），治疗 1 个月后，治疗组总有效率为 91.7%，对照 1 组总有效率为 75.0%，对照 2 组总有效率为 74.1%，治疗组与对照组有统计学差异
枳实导滞丸	清热化湿，消积导滞			IIb	弱	病例对照研究。60 例糖尿病性胃轻瘫患者随机分为治疗组（西沙必利加保和丸组）和对照组（西沙必利组），治疗 4 周后，治疗组总有效率为 90%，对照组总有效率为 70%，两组有统计学差异
麻仁软胶囊	润肠通便	=	莫沙必利	IIb	弱	病例对照研究。129 例糖尿病性便秘患者随机分为治疗组和西药对照组，治疗 4 周，治疗组排便起效时间、疗效、出现不良反应、停药后需要继续服用助排便药情况 4 个方面均明显优于对照组
芪蓉润肠口服液	益气养阴，健脾滋肾	>	莫沙必利	IIb	弱	病例对照研究。110 例老年糖尿病性便秘患者随机分为治疗组和对照组，治疗组服用芪蓉润肠口服液，对照组服用莫沙必利片，连续服药 2 周后，治疗组疗效优于对照组

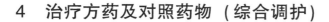

4　治疗方药及对照药物（综合调护）

第一作者	中医综合治疗	效果	对照疗法	证据等级	推荐等级	评论
阮柳红	艾灸联合药膳	>	常规治疗	Ⅱa	弱	随机对照研究，未描述随机方法。老年糖尿病气虚便秘患者 80 例，随机分为实验组与对照组各 40 例，实验组患者食欲不振、腹痛、腹胀、心烦易怒等临床症状明显少于对照组，两组疗效比较，总有效率分别为 92.5% 和 70%，差异具有统计学意义
郭文佳	耳穴埋豆联合食疗			Ⅲa	弱	前后自身对照研究，未描述随机方法。选取 110 例糖尿病性胃轻瘫患者，在饮食、运动、西医常规治疗基础上，采用耳穴埋豆联合食疗，治疗 10 次，总有效率为 95.4%
王朝辉	针灸治疗	>	西药对照	Ⅲa	弱	系统评价，对针灸治疗糖尿病性胃轻瘫患者的随机对照试验进行系统评价，采用 RevMan 5.1 软件进行 Meta 分析。结果显示针灸治疗 DGP 的有效率优于对照组，对症状改善也优于对照组
王淑敏	针灸结合耳穴贴压			Ⅲa	弱	前后自身对照研究，未描述随机方法。选取 48 例糖尿病性腹泻患者，采用针刺、艾灸结合耳穴贴压的方法治疗 2 个月，总有效率为 93.76%
徐亚青	中药贴敷加按摩	>	苁蓉通便口服液	Ⅱb	弱	病例对照研究，未描述随机方法。糖尿病性便秘患者 93 例，随机分为治疗组与对照组，治疗组与对照组疗效比较，总有效率分别为 93.3% 和 77.1%，差异具有统计学意义

5　当代名老中医及专家治疗糖尿病胃肠病变的经验

邱保国[31]教授认为糖尿病性胃轻瘫的主要病理表现为脾肾阳虚、胃阳衰败、痰湿内阻；或因脾胃气虚、无力运化；或胃阴不足、失于濡养所致脾胃虚弱中焦气机不利，脾胃升降失职而发病，临床治疗采用辨病辨证相结合的方法，以补益脾胃、温阳祛寒、降逆化痰、滋养胃阴、降逆宽中为治则，治疗各种疑难性胃轻瘫症，效果明显。邱老在临床中注重养胃气：①保护胃中津液，胃性喜润恶燥，胃的受纳腐熟，不仅依赖胃气的推动和蒸化，亦需胃中津液的濡润。②胃以通降为用，润降则可和胃。胃的通降作用主要体现在食物的消化和糟粕的排泄，胃若失通降，则出现纳呆、胃脘胀满、大便秘结等症状。③滋养胃阴，养阴消痞。胃阴亏虚，不能腐熟水谷，出现食后反胃、呕恶，治疗适宜益胃，不宜动辄用香燥之药伤阴或苦寒之品伤胃，而是运用甘平或甘寒濡润，以养胃阴，如用益胃汤、沙参麦冬汤、增液汤治疗胃阴不足证。临床上阴虚为主导病常常是慢性难治性疾病，病程长，多属本虚，须守方待效。

刘学勤[32]教授认为，糖尿病属于中医之"消渴"范畴，其基本病机是燥热内盛、阴津亏耗、津亏肠燥、水不行舟，易出现大便秘结。若消渴日久不愈，或年老体弱，或久服泻下之剂，脾胃虚弱，升降失常，运化无力，则更易引发便秘。临床上此类患者多阴阳错乱，脏腑失衡，中气耗伤，若不用药可五六日不排大便，腹痛纳差，口淡乏味，神疲面黄，虚不胜攻，若继用芒硝、大黄、番泻叶之属，初则可能有微效，再用无效，久必加重病情。刘师常取理中丸化裁，并以丸剂改汤剂，塞因塞用，补中求通，治疗糖尿病脾虚便秘者收效满意。糖尿病性便秘可有虚实、寒、热多端，然因肝气郁结，疏泄不及，肝脾不和，而致传导失职、糟粕内停者，在临床亦属常见之证。刘师用四逆散疏肝理气施治，颇觉应手，调气以和血、调血以和气，故通也。在治疗糖尿病性便秘时，贵在精确辨证和方药的化裁变通。万无一病一方之捷径，切忌急速攻伐伤正之品。用经方理中汤和四逆散治疗同样可以获得良好疗效，这体现了中医同病异治的原则。

仝小林[33]教授认为中焦气机升降逆乱是糖尿病胃肠功能紊乱的核心病机。辛开苦降、燮理中焦是基本治法，俾中焦大气一转，气机复常，则升降有序，诸症可愈。他多年临证发现，部分中药对于促进胃肠运动效果突出，称为胃肠动力药。然而不同中药对于不同部位具有选择性，例如，枳壳、枳实促进食管动力；枳实、槟榔片促进胃动力；小肠动力障碍多用黑白二丑、槟榔片、枳实等；大黄、芒硝则是大肠动力药。故应分辨部位择用相宜药物。很多药对配伍组成的小方在临床中很实用，例如，左金丸（黄连：吴茱萸为6：1）和反左金丸（黄连：吴茱萸为1：6）分别用于因热而反酸和因寒而反酸者；金铃子散（金铃子、延胡索）配合疏肝和胃之四逆散对胃痛因于肝气犯胃有化热之势者效果好；芍药甘草汤因其长于解痉止痛，故可用于各种痉挛痛；半夏、生姜组成的小半夏汤可谓止呕之祖方，可随证用于各种呕吐；枳术丸/汤（枳实、白术）则是推动胃肠蠕动的小方，可用于胃肠蠕动缓慢所致的胀满、积滞、便秘等；其他如大黄配元明粉随证加减用于多种便秘，肉苁蓉配锁阳常用于阳虚便秘，临床中一个成方往往是由很多小方、药对组成，以各司其守，故显奇功。尽管中药有十八反、十九畏，但临床中部分反药配伍使用却可收佳效。使用反药时需注意中病即止，衰其大半而减。如大虚寒之呕吐，主之附子理中汤温中散寒，然其散寒之功虽著，止呕之力却弱，故为增强止呕，可加半夏独取其降逆止呕之功，往往效若桴鼓，呕大减即可去半夏。例如，丁香配郁金，用于不完全性肠梗阻者，可使通腑降气之力顿增，收事半功倍之效，待大便通下即可停用。很多药物局限于一般剂量3~10g，往往疗效不佳，如若扩大剂量却可使效力倍增。如生何首乌用于通便至少30g；糖尿病伴津亏肠燥便秘者，麦冬至少用30g，甚可用至90g；肉苁蓉、锁阳用于温阳通便，可用至30~45g；葛根芩连汤用于治湿热泻，葛根须用30~45g；胃脘及腹部振水声是应用茯苓的指征，此时茯苓至少用30g，甚则可用120g。临证时，须结合患者具体情况辨证加减用量。

吕仁和[34]教授，根据中医的整体观，将糖尿病胃肠自主神经病变作为一个系统进行论治，认为糖尿病胃肠神经病变是在多种病机的作用下，最终导致脾升胃降功能的异常，即脾的升清、运化、温运功能失常和胃的通降功能失常。他在总结古人经验的基础上，结合多年的临床实践及专家共识对糖尿病自主神经病变，按虚、损、劳、衰分为虚损、虚劳、虚衰三期，又根据个体和病情发展的差异，每期又分为早、中、晚三度。Ⅰ期具有一般消化道疾病的症状或消化不良，食欲不振或亢进，体重减轻、乏力等。早期病因以肝气郁滞为主，随着疾病的发展进入中期，肝气克伐脾土，脾气受困，运化失司，导致水湿不化，痰湿内生，阻滞气机，晚期由于久病气郁化火，湿蕴而生热，出现肝胃湿热，脾胃升降功能受到影响，出现临床症状。三度分别以痛泻要方、平陈汤、疏郁清解汤加减。Ⅱ期多表现为食欲减退，腹胀满，呃逆、嗳气，长期习惯性便秘或突然原因不明的腹泻，或腹泻与便秘交替进行，患者在表现为糖尿病症状的基础上，消化道症状较前加重，病机演变一般由单纯的标实证转化为虚实夹杂证，早期随病情的进展，由最初的肝犯脾土，脾胃运化失常，发展为脾胃虚弱，痰浊内阻，中期虚损继续进展，出现气阴亏虚，寒热错杂证，晚期气阴不足继续发展伤及阴血，由于津血同源，胃阴不足而致瘀血内停证。三度分别以旋覆代赭汤、泻心汤合麦冬和丹参饮加减治疗。Ⅲ期临床表现为纳差甚至拒食，常伴见恶心、呕吐、呕血等，腹胀如鼓，腹泻停止，便秘加重甚至转为便闭，精神委靡不振，少言，表情淡漠。本期患者主要表现为消化道症状和全身虚损症状，病机演变转化为以本虚为主，兼有标实之症，提示已经进入胃肠功能衰竭期，预后不良，早期为气血亏虚，中期发展到津液枯竭，晚期进展至脾肾阳虚，临床按上述三度进行论治，分别用当归补血汤和润肠丸、生脉饮合增液承气汤、济川煎、四神丸等加减。

于世家[35]教授认为，治疗糖尿病性腹泻不可单纯用涩肠药，而应针对不同的病因，分清腹泻的虚实、阴阳而采用相应的治法。于师认为，糖尿病性腹泻以脾肾阳虚为本，脾胃虚弱为标，予以温肾健脾、化湿固涩之法。常用参苓白术散加减。久泻之人，必兼有伤阴，而补骨脂、淫羊藿为温和之剂，补阳同时不伤及阴津，而肉桂、附子为刚燥之剂，虽温阳作用强但恐有伤阴之虑，薏苡仁、苍术、砂仁健脾化湿，可起到标本兼治的作用。当糖尿病患者出现反复自发性腹泻时，往往是病程已久，诸多并发症同时并见，久病入络，故与血瘀有关，可加用无润肠作用的活血化瘀之品，如赤芍、丹参、鸡血藤等。糖尿病性腹泻预防尤为重要，叮嘱患者规律用药，强调以控制血糖为基础，同时生活规律，调节情志，忌食生冷油腻。

陆长清[36]教授认为约90%的糖尿病性腹泻患者属脾气虚弱或脾肾阳虚证。糖尿病日久，损伤脾气，加之进食生冷油腻，情志不舒及寒邪外袭等，重伤于脾，致使脾气虚弱或虚寒，脾失健运，聚而生湿，瘀久化热，甚则伤及脾肾之阳而腹泻。糖尿病性腹泻患者，若予涩肠止泻药物易导致便秘，便秘后用通便药又易引起腹泻无度，故临床治疗颇为棘手，服西药可乐定易发生嗜睡、头昏恶心、食欲不振等不良反应；用洛哌丁胺、复方苯乙哌啶疗效也不满意。糖尿病性腹泻，病机以脾气虚弱为基本，腹泻为其标，治病必求于本，而不侧重止泻。治疗应在继续降糖的基础上，辨证论治。脾肾阳虚者，脾肾阳虚，先后天皆病，多用人参、白术补后天之气，气充则摄纳有权；附子、肉桂，温养先天之阳，阳气旺则脾气厚实充足，四药相须，壮火暖胃，扶助转运之机；鹿角霜补虚羸，善于兴奋督脉之阳；炒阿胶用于虚证及燥证，济阴扶阳，温升而固摄；灶心土（伏龙肝）就是火中之黄土，能温中收摄、益火散寒；赤石脂、陈仓米合用，走下焦止痢保阴，阴留阳恋，阴阳得补。痢后多用七味白术散善后。偏于脾胃虚弱者，则益气健脾和胃、运脾止泻，采用炒白术、白扁豆、茯苓、炒薏苡仁、山药健脾固肠、助脾升清，神曲助消化之功；白蔻仁、藿香芳香化浊、醒脾和胃、理气化湿，半夏燥湿和胃，腹胀痞满兼呕吐者用之，陈皮理气消腹胀除嗳气，全方健脾和胃、运脾化湿、敛阴厚肠止泻。对慢性腹泻，机因复杂，经久不愈，阴阳亏虚，精血不足，气血郁滞，寒热湿浊壅遏不化，腹胀疼痛，腹鸣便溏，滞下赤白黏液，后重下坠不舒，四肢不得温煦，资荣不足，四肢无力，大肠传导失职，则以干姜、炒白术、炙甘草益气温中健脾，合用苍术燥湿运脾，补骨脂补肾温肠暖土止泻；阿胶、旱莲草、当归养阴清热调气血。阿胶为大肠要药，疏导毒热，安静肠腑，阴精耗损后之慢性腹泻必用阿胶养之，可资血厚肠止泻；广木香行气止痛，黄连清热泻火、燥湿厚肠；佐用防风，升散调运胃肠、醒肠胃、悦脾胃，活泼气血，适于久泻不愈。

张兰[37]教授认为，糖尿病性便秘是本虚标实，结合多年临床经验，认为其根本原因是胃肠燥热内结，脾受约束，津亏肠燥，肠失濡润。因此，针对这一病机，确立了攻补兼施的原则。多采用麻子仁丸为基本方加减论治。君药火麻仁、郁李仁润肠通便，即通气行津液；臣药芍药，养血敛阴，以助润肠通便；佐使药桔梗开宣肺气，杏仁上肃肺气，下润大肠，一升一降，调畅气机；配合大黄、厚朴、枳实组成小承气汤，行气泻热通便，以加强通便之力。诸药合用，具有润肠通便缓下之功。根据《素问·至真要大论》篇"燥者濡之"，《素问·阴阳应象大论》篇"其实者，散而泻之"的治疗原则，宜润肠药与泻下药配伍组方。应用本方时必须进行辨证论治，在基本方基础上加减应用，并注意药量的增减。

王淑敏[38]教授认为糖尿病性便秘以气血阴阳俱虚，重在气阴两虚为本，燥热、瘀血内结为标，属本虚标实之证。气虚则大肠传导无力，糟粕内停化燥；血虚则津枯不能滋润大肠；阴虚则大肠干涩，肠道失润；阳虚则大肠失于温煦而传送无力。阴虚内热，耗灼津液为瘀，或阴损及阳，阳虚则寒凝致瘀，气虚血运无力也可致瘀。瘀血阻络，影响周身气血津液的运行，脏腑失养，功能减退，肠道失润，使便秘发生。王师结合糖尿病性便秘的病机特点，采取以益气养阴、养血活血、润肠通便之法。组方中生黄芪补气健脾益肺，中气足则二便如常，当归补血活血润肠，合生黄芪益气生血；白芍药养阴和营；牛膝入肾经、散瘀血、疗脐下坚结；肉苁蓉入肾、大肠经，补肾益精，润燥滑肠，治血枯便秘，制何首乌补血益精，润肠通便，治精血不足，肠燥便秘，不寒、不燥、不腻；桃仁入肝、大肠经，破血行瘀，润燥滑肠，主治血燥便秘；火麻仁、郁李仁通气行津液，润肠通便以治标；丹参既能活血祛瘀，又能养血；生地黄、玄参、麦冬滋阴生津、润肠通便；肉桂温补命门之火，益阳消阴。诸药合用，益气养阴、活血养血，以达润肠通便之功。全方寓通于补，以补治秘，治本达标。

6 糖尿病胃肠病变常用的临床疗效判定标准

糖尿病性胃轻瘫（痞满）及糖尿病性泄泻的临床疗效判定标准基于《中药新药研究临床指导原则》（2002 年版），糖尿病性便秘的临床疗效判定标准基于中华人民共和国中

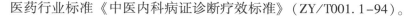

医药行业标准《中医内科病证诊断疗效标准》（ZY/T001.1-94）。

一、糖尿病性胃轻瘫（痞满）临床疗效判定标准

（一）疾病疗效判定标准

（1）临床痊愈：临床症状、体征消失，理化检查恢复正常（根据所设计的西医疾病具体选择，下同）。

（2）显效：临床主要症状、体征基本消失，积分减少 2/3 以上，理化检查明显改善。

（3）有效：临床主要症状、体征减轻，积分减少 1/3 以上，理化检查有所改善。

（4）无效：达不到上述述有效标准或恶化者。

（二）证候疗效判定标准

（1）临床痊愈：症状、体征消失或基本消失，证候积分减少≥95%。

（2）显效：症状、体征明显改善，证候积分减少≥70%。

（3）有效：症状、体征均有好转，证候积分减少≥30%。

（4）无效：症状、体征均无明显改善，甚或加重，证候积分减少不足 30%。

注：计算公式（尼莫地平法）为：［（治疗前积分－治疗后积分）÷治疗前积分］×100%。

痞满症状分级量化表

症状	轻	中	重
胃脘或脘腹胀满	轻微胀满，时作时止，不影响工作及休息	胀满明显但可忍受，时有发作，影响工作及休息	胀满难忍，持续不止，常需服理气消导药缓解
胃脘疼痛	轻微胃痛，时作时止，不影响工作及休息	胃痛可忍，发作频繁，影响工作及休息	胃痛难忍，持续不止，常需服止痛药缓解
嗳气反酸	偶有嗳气吞酸	时有嗳气吞酸	频频嗳气反酸
饮食减少	食量减少 1/4	食量减少 1/3	食量减少 1/2
疲乏无力	肢体稍倦，可坚持轻体力工作	四肢乏力，勉强坚持日常活动	全身无力，终日不愿活动
口苦口干	偶觉口苦口干	时觉口苦口干	整日觉口苦口干
恶心呕吐	偶有恶心	时有恶心，偶有呕吐	频频恶心，有时呕吐
胸闷	轻微胸闷	胸闷明显，时见太息	胸闷如窒
喜太息	太息频作	精神刺激则太息发作	偶有太息
大便不畅	大便稍有不畅	大便不畅	大便明显不畅
身重困倦	肢体稍感困重	四肢困重，不见活动	肢体困倦沉重难动
小便短黄	小便稍黄	小便黄而少	小便深黄，尿量明显减少
大便稀溏	大便不成形	每日 2~3 次，便溏	每日 4 次以上，便稀溏

（三）主要症状的疗效评价

（1）临床控制疗程结束后，症状消失。

（2）显效疗程结束后，症状分级减少 2 级。

（3）有效疗程结束后，症状分级减少 1 级。

（4）无效达不到上述标准者。

（四）主要检测指标的疗效评价

根据所涉及的西医疾病、试验目的及药物作用特点，选择主要检测指标进行疗效分析。

二、糖尿病性泄泻临床疗效判定标准

（一）疾病疗效判定标准

（1）临床痊愈：大便次数、量及性状恢复正常，伴随症状及体征消失，与泄泻相关的西医疾病理化检查正常（根据所观察的西医疾病具体制订）。

（2）显效：大便次数每日 2~3 次，近似成形。或便溏而每日仅 1 次，伴随症状及体征总积分较治疗前减少 70% 以上，与泄泻相关的西医疾病理化检查复查显著改善。

（3）有效：大便的次数和质有好转。伴随症状及体征总积分较治疗前减少 35% 以上，与泄泻相关的西医疾病理化检查复查有所改善。

（4）无效：未达到上述标准者。

（二）证候疗效判定标准

（1）临床痊愈：症状、体征消失或基本消失，证候积分减少≥95%。

（2）显效：症状、体征明显改善，证候积分减少≥70%。

（3）有效：症状、体征均有好转，证候积分减少≥30%。

（4）无效：症状、体征均无明显改善，甚或加重，证候积分减少不足 30%。

注：计算公式（尼莫地平法）为：[（治疗前积分－治疗后积分）÷治疗前积分]×100%。

泄泻症状分级量化表

症状	轻	中	重
大便泄泻	大便不能成形，每日 3~4 次	大便稀溏，每日 5~10 次	大便如水样，每日 10 次以上
腹胀腹痛	偶有轻微腹胀腹痛	腹胀腹痛较重，但能忍受	剧烈腹胀腹痛，不能忍受，需服药控制
肠鸣	偶有肠鸣	时有肠鸣	肠鸣持续不已
脘腹痞满	食后脘腹痞满，半小时缓解	食后脘腹痞满，2h 缓解	整日脘腹痞满
食欲不振	食欲较差，食量减少低于 1/3	食欲不佳，食量减少 1/3 以上	终日不欲进食
倦怠乏力	肢体稍倦可坚持轻体力工作	四肢乏力，勉强坚持日常活动	全身无力，终日不愿活动
神疲懒言	精神不振. 不喜多言，不问不答	精神疲乏，思睡，懒于言语，多问少答	精神委靡，偶语
口渴	偶觉口渴	时有口渴	整日觉口渴
嗳气	每日少于 4 次	每日 4~10 次	每日多于 10 次
畏寒肢冷	手足微感发冷	四肢发冷明显	全身发冷，得温不解
小便短黄	小便色偏黄	小便量或次数减少，色黄	小便量或次数明显减少，色深黄
大便稀溏	偶有发作	反复发作	持续发作不易缓解

（三）主要症状的疗效评价

（1）临床控制：疗程结束后，症状消失。

（2）显效：疗程结束后，症状分级减少2级。

（3）有效：疗程结束后，症状分级减少1级。

（4）无效：达不到上述标准者。

（四）主要检测指标的疗效评价

根据所涉及的西医疾病、试验目的及药物作用特点，选择主要检测指标进行疗效分析。

三、糖尿病性便秘临床疗效判定标准

（一）疾病疗效判定标准

（1）治愈：2天以内排便1次，便质转润，解时通畅，短期无复发。

（2）好转：3天以内排便，便质转润，排便欠畅。

（3）未愈：症状无改善。

（4）无效未达到上述标准者。

（二）证候疗效判定标准

（1）临床痊愈：症状、体征消失或基本消失，证候积分减少≥95%。

（2）显效：症状、体征明显改善，证候积分减少≥70%。

（3）有效：症状、体征均有好转，证候积分减少≥30%。

（4）无效：症状、体征均无明显改善，甚或加重，证候积分减少不足30%。

注：计算公式（尼莫地平法）为：［（治疗前积分－治疗后积分）÷治疗前积分］×100%。

便秘症状分级量化表

症状	轻	中	重
大便泄泻次数	1~2次/1~2天	1~2次/周	1次1周以上
排便痛苦程度	偶有	时有	总是
腹胀腹痛	偶有轻微腹胀腹痛	腹胀腹痛较重，但能忍受	剧烈腹胀腹痛，不能忍受，需服药控制
不完全排空感	偶有	时有	总是
排便时间	5~10min	10~30min	30min以上
协助排便	没有协助	刺激性泻药	手指排便或灌肠
排便失败次数（24h）	1~3次	3~9次	9次以上
便秘病程	1~5年	5~10年	10年以上

（三）主要症状的疗效评价

（1）临床控制：疗程结束后，症状消失。

（2）显效：疗程结束后，症状分级减少2级。

（3）有效：疗程结束后，症状分级减少1级。

（4）无效：达不到上述标准者。

（四）主要检测指标的疗效评价

根据所涉及的西医疾病、试验目的及药物作用特点，选择主要检测指标进行疗效分析。

7 利益冲突的宣言及经费支持

糖尿病中医药临床循证实践指南的制定是国家中医药管理局中医药临床研究基地全国中医糖尿病临床研究联盟委托中国中医科学院广安门医院李敏教授制定，经费由中国中医科学院广安门医院资助提供。指南制定小组所有成员均声明，完全独立进行指南的编制工作，未与任何利益团体发生联系。

8 词汇表

糖尿病胃肠病：糖尿病常见并发症之一。病变可发生在从食管至直肠消化道的各个部分，包括食管综合征、糖尿病性胃轻瘫、糖尿病合并腹泻或大便失禁、糖尿病性便秘等。其属于中医"痞满""呕吐""便秘""泄泻"等范畴。

痞满：胃脘部痞塞不通，胸膈满闷不舒，外无胀急之形，触之濡软，按之不痛的病证。

呕吐：胃失和降，气逆于上，迫使胃中的食物和水液等经口吐出，或仅有干呕恶心的一种病证。

便秘：大便秘结不通，排便时间延长，或时间虽不延长，但粪质干结，排出艰难，或粪质不硬，虽有便意，但便而不畅的病症。

泄泻：以排便次数增多，粪质稀溏或完谷不化，甚至泻出如水样为主症的病证。

辨证论治：中医临床诊断治疗疾病的思维方法和过程。通过四诊收集患者的病史、症状等临床资料，根据中医理论进行综合分析，分辨出证候，并拟定治疗方法，也包括中医理论贯穿在预防与养生实践中的过程。

脾虚痰湿证：脾气虚弱，痰湿内蕴，以食少、腹胀、便溏、体胖困重、疲乏嗜睡、舌淡胖、苔白腻、脉濡缓等为常见症的症候。

脾胃气虚证：脾胃气虚，中焦失运，以食欲不振、脘腹痞胀、食后尤甚、大便溏薄、神疲、肢体倦怠、舌淡脉弱等为常见症的症候。

胃阴（亏）虚证：阴液亏虚，胃失濡润、和降，以口燥咽干，饥不欲食，或胃脘嘈杂、痞胀，或胃脘隐隐灼痛，或干呕呃逆，便结，舌红少津，脉细数等为常见症的症候。

肠胃瘀滞（血瘀）证：瘀血阻滞胃肠，以胃脘、腹部刺痛、拒按，或触及包块，或呕血、便血色暗成块，舌有斑点，脉弦涩等为常见症的症候。

胃肠实（积）热证：火热炽盛，壅滞胃肠，以胃脘灼痛、喜冷，发热，口渴，口臭，腹胀作痛，大便秘结、腐臭，小便短黄，舌红苔黄，脉数等为常见症的症候。

肠燥阴虚证：阴液亏虚，肠失濡润，以大便干结、艰涩难下，多日一便，状如羊屎，口鼻、咽喉、皮肤干燥，舌红少津，脉细数涩等为常见症的症候。

肝胃不和（调）证：肝气郁滞，横逆犯胃，胃失和降，以胃脘、胁肋胀满疼痛，嗳气、呃逆、吞酸，情绪抑郁，不欲食，苔薄黄，脉弦等为常见症的症候。

脾肾两虚（亏虚）证：泛指脾、肾两脏亏虚，以食少、腹胀、便溏、腰酸、腰痛、耳鸣等为常见症的症候。

参 考 文 献

[1] 中华医学会糖尿病学分会．中国糖尿病防治指南 [M]．北京：北京医科大学出版社，10-12．

[2] 仝小林．糖尿病中医防治指南解读 [M]．北京：中国中医药出版社，2009：25．

[3] 杨叔禹，李学军，王丽英，等．糖尿病胃肠病中医诊疗标准 [J]．世界中西医结合杂志，2011，06（5）：450-454．

[4] 杨文彬，徐珊宁，郑立升．糖尿病胃轻瘫证治研究概述 [J]．实用中医药杂志，2006，22（4）：252-253．

[5] 迟莉丽．糖尿病性胃轻瘫的病因病机探讨及证治 [J]．现代中西医结合杂志，2004，13（17）：2267-2268．

[6] 朱方石，朱梅，朱虹，等．糖尿病胃轻瘫中医证型的胃动力学研究——附41例临床资料 [J]．江苏中医，2000，（6）：13-15．

[7] 尚莹莹，黄天生，肖定洪．糖尿病胃轻瘫中医理论及临床研究进展 [J]．中医研究，2013，26（1）：75-77．

[8] 李彦彬．糖尿病胃肠功能紊乱的中医治疗研究 [J]．中国医疗前沿，2013，（20）．

[9] 陈功朋，郑国静．糖尿病性胃轻瘫证治评析 [J]．中医药学刊，2002，20（1）：113-114．

[10] 白清．平胃散加味治疗糖尿病胃轻瘫57例 [J]．国医论坛，2005，20（5）：22-23．

[11] 赵静，崔德芝．半夏泻心汤治疗糖尿病胃轻瘫的系统评价 [J]．山东中医药大学学报，2015，（2）．

[12] Combination of symptoms, syndrome and disease, Treatment of refractory diabetic gastroparesis World J Gastroenterol, 2014, 20 (26): 8674-8680ISSN 1007-9327 (print) ISSN 2219-2840 (online).

[13] 郭一多．益胃汤治疗糖尿病胃轻瘫40例疗效观察 [J]．中医学报，2009，24（6）：63-64．

[14] 黄红勤．丹参饮合二陈汤治疗糖尿病胃轻瘫40例 [J]．新中医，2007，39（1）：68．

[15] 曹海利．参苓白术散治疗脾虚型糖尿病泄泻40例 [J]．中国中医药现代远程教育，2013，11（21）：31-32．

[16] 余玲．四神丸合理中汤加减治疗糖尿病性腹泻临床观察 [J]．中国医药指南，2011，09（17）：293-294．

[17] 仝世建，黎同明，刘妮．麻子仁丸治疗2型糖尿病便秘40例 [J]．陕西中医，2005，26（12）：1357-1358．

[18] 刘晓博，崔雷，韩海涛，等．黄芪汤治疗脾虚气弱型便秘30例 [J]．中国中医药现代远程教育，2013，11（3）：12-13．

[19] 虞成毕，严东标，张美珍，等．增液承气汤治疗糖尿病便秘40例 [J]．实用中西医结合临床，2012，12（6）．

[20] 冯春鹏，仝小林．济川煎加味治疗老年糖尿病合并便秘24例 [J]．吉林中医药，2009，29（2）．

[21] 唐燕峰，刘子明，张良俊．六味安消胶囊治疗糖尿病伴胃肠功能紊乱临床观察 [J]．湖北中医杂志，2009，31（6）：43．

[22] 李桂珍，罗斯，杨家耀，等．依托必利联合保和丸治疗糖尿病性胃轻瘫临床观察 [J]．湖北中医杂志，2009，31（9）：41-42．

[23] 杨铭，付海强．枳实导滞丸联合西药治疗糖尿病胃轻瘫随机平行对照研究 [J]．实用中医内科杂

志，2013，（1）：115-116.

[24] 黄郁，刘建平．麻仁软胶囊治疗 2 型糖尿病患者便秘的临床观察［J］．中国当代医药，2010，17（31）：54-55.

[25] 李锋，戴小华．芪蓉润肠口服液治疗老年糖尿病性便秘患者的疗效观察［J］．中国现代医生，2013，51（21）：87-88.

[26] 阮柳红，莫少媛．艾灸联合药膳治疗老年糖尿病气虚便秘的护理［J］．当代护士（中旬刊），2012，（7）：87-88.

[27] 郭文佳，靳萍，杨素梅，等．耳穴埋豆联合食疗治疗糖尿病胃轻瘫的疗效观察［J］．临床合理用药杂志，2014，7（1）：148-149.

[28] 王朝辉，韩东岳，齐伟，等．针灸治疗糖尿病胃轻瘫的 meta 分析［J］．时珍国医国药，2014，（6）：1532-1533.

[29] 王淑敏．针灸结合耳穴贴压治疗 2 型糖尿病性腹泻 48 例［J］．山西中医，2009，25（3）：25-26.

[30] 徐亚青，牟新，傅根莲，等．中药贴敷加按摩治疗糖尿病性便秘 45 例疗效观察［J］．中国中医药科技，2011，18（5）.

[31] 杜文森．邱保国教授治疗糖尿病胃轻瘫经验［J］．中医研究，2014，27（12）：37-39.

[32] 姚沛雨．刘学勤经方辨治糖尿病便秘经验介绍［J］．江苏中医药，2008，40（10）：27-28.

[33] 刘文科，董柳，苏浩，等．仝小林教授辨治糖尿病胃肠功能紊乱经验举隅［J］．四川中医，2010，（6）：4-7.

[34] 周国民，张海啸，杨杰，等．吕仁和教授分期论治糖尿病胃肠自主神经病变的经验［J］．世界中医药，2013，（9）：1074-1075.

[35] 丛晓迪，于世家．于世家教授治疗糖尿病腹泻的经验［J］．实用中医内科杂志，2011，07：12-13.

[36] 任丽曼，陆长清．陆长清治疗糖尿病性腹泻的经验［J］．四川中医，2013，10：21-22.

[37] 金晋，张兰．张兰教授治疗糖尿病便秘的经验［J］．辽宁中医药大学学报，2009，（2）.

[38] 王改仙，毕曙光，王凤霞．王敏淑治疗糖尿病性便秘经验［J］．河北中医，2008，30（2）：118-119.

糖尿病泌汗异常中医药临床循证实践指南

糖尿病泌汗异常是发生糖尿病自主神经病变时，汗腺功能失常而出现的汗液排泄异常，糖尿病汗腺功能异常多表现为下肢皮肤干、凉，出汗减少甚至无汗，而上半身尤其是面部及胸部大量汗出，其原因可能与支配汗腺的催汗纤维的传出途径障碍有关[1]。糖尿病泌汗异常是糖尿病自主神经病变临床表现之一，可发生于糖尿病的任何时期，但最易发生于病程较长且血糖控制不良的患者中，文献报道其患病率为17%~78%，约60%的患者最终将出现泌汗异常[2]。

糖尿病泌汗异常可归属祖国医学"消渴并汗症、半身汗、颈汗"等范畴。其病因多为素体薄弱、忧思过度，饮食失节等致表卫失司，或津液不藏或火热逼液外泄，可见于消渴病的各个阶段。汗证古分自汗、盗汗，今本病常兼见，故多并论之。其主要病机是由于人体阴阳失调、营卫不和、腠理不固、腠理开阖不利引起汗液外泄失常所致。就其病性而言是以阴津失摄外泄为核心，但其证有实有虚，实多因火因湿，虚则多责气血阴阳失和，正气不能固摄营阴所致，故其治疗应首辨其阴、阳、虚、实，实当清泄，虚则补益收敛，病久则更须详辨虚实盛衰，标本兼顾。中医治疗汗证历史悠久，方法及手段丰富，尤其是辨证论治对糖尿病泌汗异常具有较好的疗效。

目前中医药治疗糖尿病泌汗异常被广泛应用，2011年颁布的《糖尿病泌汗异常中医诊疗标准》也起到了较好的指导作用，但近年来一些新认识、新观点及新的临床证据不断出现，有鉴于此，我们编写本指南，以期基于已有的中医药治疗糖尿病的循证医学研究成果，对中医药治疗糖尿病提出适当的建议。

本指南以成年糖尿病泌汗异常患者的中医药治疗为主要内容，在既往糖尿病泌汗异常的诊疗标准基础上，对中医药治疗糖尿病泌汗异常的系统综述和随机对照试验进行严格的质量评价，以现有文献中筛选证据级别较高，临床疗效可靠、安全，方便、便于推广的治疗方法，以提高中医药治疗糖尿病泌汗异常的临床疗效。

1 疾病诊断依据及辨证分型标准

1.1 诊断标准

本病的诊断参照中华中医药学会2011年提出的《糖尿病泌汗异常中医诊疗标准》[5]，并根据基于循证的文献[6~7]修订。

病史：患者有糖尿病病史。

症状及体征：全身多汗，或精神紧张即汗出增多，或进食时头面部汗出增多甚至大汗淋漓。出汗过少甚至无汗，皮肤干燥。肉眼可见患者体表汗出增多，触诊患者以头面部或上半身汗出过多为主，触摸皮肤潮湿。肉眼可见汗出减少或无汗，触摸皮肤干燥。

理化检查：汗印法（材料：欧米诺汗印法诊断膏贴。方法：所有受试者除去鞋袜平卧病床，5min 后贴于双侧跖骨头指定部位进行检测。使用标准的颜色表，测定开始变色及完全由蓝色变为粉红所需的时间。指标：10min 内颜色完全变化为阴性，未完全变化者为阳性，阳性患者存在周围自主神经泌汗功能异常）是一种客观、简易、可靠的检测方法，对糖尿病患者足部泌汗功能的检测有助于预测和早期发现糖尿病周围神经病变（DPN）；汗印膏贴的量化特点可能用于评估 DPN 的严重程度[6,7]。

1.2 辨证分型

本病的辨证分型参照中华中医药学会 2011 年提出的《糖尿病泌汗异常中医诊疗标准》[5]、《中医内科学》，并根据基于循证的文献，最后通过专家共识法制订。

汗证的辨证论治规律是首辨阴阳之虚实，次辨脏腑经络，就临床而言，汗证以虚证或虚实夹杂者为多，虽有因热邪内蒸或湿热瘀血为病者，仍以自汗多气虚而盗汗多阴虚，但病久则多虚实相兼。且气虚亦有盗汗者，阴虚亦可兼自汗，而气阴两虚则自盗汗兼有者亦不少矣，而兼瘀血者亦可见之。如张景岳所指出"自汗、盗汗亦各自有阴阳之证，不得谓自汗必属阳虚，盗汗必属阴虚"，临证不可不察。

1.2.1 营卫不和证[5]

主症：①时自汗出；②周身汗出或以头部、胸部汗出为主、或但头汗出。

次症：①肢体酸楚；②身体微热；③舌质淡，苔薄白；④脉浮缓。

1.2.2 卫表不固证[5]

主症：①汗出恶风；②活动后加重。

次症：①乏力倦怠；②舌质淡，苔薄白；③脉弱。

证候确定：具备全部主症和一项以上次症即可诊断。

1.2.3 阴虚火旺证[5]

主症：①盗汗；②五心烦热。

兼症：①腰膝酸软；②口干不多饮；③舌质红，少苔；④脉细数。

证候确定：具备全部主症和一项以上次症即可诊断。

1.2.4 湿热蕴蒸证[5]

主症：①头部蒸蒸汗出；②身热不扬。

次症：①口腻作渴；②脘闷困重；③舌红，苔黄腻；④脉濡数或滑数。

证候确定：具备全部主症和一项以上次症即可诊断。

1.2.5 肺胃热盛证[5]

主症：①多饮多食或兼烦热；②进餐时头面手足汗出蒸蒸。

次症：①小便黄赤；②大便干结；③舌质红、苔黄而干；④脉滑数或浮数。

证候确定：具备全部主症和一项以上次症即可诊断。

1.2.6 心血不足证[8]

主症：①白天或夜间汗出均明显；②心悸气短。

次症：①神倦少寐；②面色不华；③舌淡；④脉细。

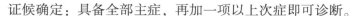

证候确定：具备全部主症，再加一项以上次症即可诊断。

1.2.7 瘀血阻滞证[9]

主症：①自汗或盗汗，久汗不愈；②面唇发绀，或肢体麻木，或发凉、疼痛、感觉消失。

次症：①口干而不欲饮；②舌暗红或紫，苔薄白；③脉弦或涩，或有结代脉。

证候确定：具备全部主症和一项以上次症即可诊断。

2 中医治疗

2.1 治疗原则

糖尿病泌汗异常以津液外泄为主要症状。其病位在表，是由于腠理开阖失司所致，开多阖少则汗出过多，开少阖多则汗出过少。病位虽在腠理体表，但其内在病理机制却与脏腑气血失调关系密切，临床辨证当随其内在的病机特点，首辨其阴阳虚实，结合病性病位，本病的核心病机当属气虚热郁，实当清热泄浊，虚则补益固摄，病久则更须详辨虚实盛衰，标本兼顾。

2.2 辨证论治

辨证论治是中医认识疾病和治疗疾病的核心原则，本指南的辨证论治是指对糖尿病泌汗异常患者通过四诊收集患者的病史、症状等临床资料，根据中医理论进行综合分析，辨出证候，并根据证候拟定治疗方法。辨证准确，治法对证，选方对法，方可取得较好的疗效。基于目前的临床资料（详见附件），对于糖尿病泌汗异常的中药治疗，本指南推荐以下几种。

2.2.1 营卫不和证

治法：调和营卫。

方药：桂枝汤（《伤寒论》）加减[5]，桂枝、白芍、炙甘草、生姜、大枣（Ⅳ弱推荐）。

加减：自汗严重时，可酌加煅龙骨、煅牡蛎、麻黄根、浮小麦。

2.2.2 卫表不固证

治法：益气固表止汗。

方药：玉屏风散（《丹溪心法》）加减[5]，黄芪、防风、白术（Ⅳ弱推荐）。或四君子汤（《太平惠民和剂局方》）加味[10]，白术、茯苓、党参、甘草、五味子、麻黄根、煅牡蛎、煅龙骨、黄芪（Ⅰb强推荐，见附件3）。

加减：汗多加煅龙骨、煅牡蛎；气虚重加党参、炙甘草；若表虚不固又兼阳虚汗出，可辨证使用桂枝加附子汤治疗。

2.2.3 阴虚火旺证

治法：滋阴降火。

方药：当归六黄汤（《兰室秘藏》）加减[11]，当归、生地黄、熟地黄、黄芪、黄芩、黄连、黄柏、荞麦（Ⅱa 弱推荐，见附件3）。或六味地黄丸（汤）（《小儿药证直诀》）加减[5]，熟地、山药、山萸肉、泽泻、茯苓、丹皮（Ⅳ弱推荐）。

加减：骨蒸潮热加知母、地骨皮、龟板、鳖甲；口干甚加麦冬、玄参。

2.2.4 湿热蕴蒸证

治法：清热化湿。

方药：三仁汤（《温病条辨》）加减[5]，杏仁、豆蔻（后下）、薏苡仁、厚朴、半夏、通草、滑石、竹叶（Ⅳ弱推荐）。或龙胆泻肝汤加减[8]，龙胆草、黄芩、栀子、柴胡、泽泻、木通、车前子、当归、生地、糯稻根（Ⅳ弱推荐）。

加减：腹胀、便溏不爽加苍术、大腹皮；身痛困重加防己、大豆黄卷；里热较甚、小便短赤者，加茵陈。

2.2.5 肺胃热盛证

治法：清泄肺胃。

方药：白虎加人参汤（《伤寒论》）加减[5]，知母、生石膏、甘草、粳米、人参（Ⅳ弱推荐）。

加减：胃热偏盛者加天花粉、黄连、栀子；汗出过多、气津两伤者加西洋参、麦冬、芦根。

2.2.6 心血不足证

治法：养血补心。

方药：归脾汤加减[8]，人参、黄芪、白术、茯苓、当归、龙眼肉、酸枣仁、远志、五味子、牡蛎、浮小麦（Ⅳ弱推荐）。

加减：血虚甚者，加制何首乌、枸杞子、熟地。

2.2.7 瘀血阻滞证

治法：活血化瘀。

方药：血府逐瘀汤加减[9]：当归、川芎、赤芍、桃仁、红花、柴胡、枳壳、桔梗、生地、牛膝、甘草，酌加麻黄根、浮小麦固涩敛汗（Ⅳ弱推荐）。

2.3 中药单方治疗

中药单方治疗是指对糖尿病泌汗异常患者不进行辨证分型，仅辨病选方的治疗方法。

2.3.1 推荐方药一

糖通饮[12]：黄芪、地骨皮、生地、怀山药、山萸肉、泽泻、茯苓、丹皮、草决明、路路通、桑叶、丹参；消谷善饥加生石膏、玉竹，口渴多饮加沙参、天花粉，头晕头胀加钩藤、牛膝；视物模糊加谷精草、青葙子、密蒙花，瘀血重者加桃仁、红花、地龙（Ⅰb 弱推荐，见附件2）。

2.3.2 推荐方药二

养心通络汤[13]：生黄芪、太子参、当归、川芎、赤芍、地龙、三七、浮小麦、桂枝、防风、远志、酸枣仁、茯苓、生甘草。若伴皮肤干燥、开裂者，加葛根、五味子；伴下肢无力、怕凉、麻木、疼痛者加牛膝；伴心悸、胸闷者，加丹参、夜交藤；伴纳少、腹胀者

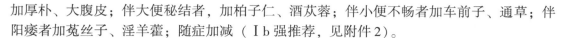

加厚朴、大腹皮；伴大便秘结者，加柏子仁、酒苁蓉；伴小便不畅者加车前子、通草；伴阳痿者加菟丝子、淫羊藿；随症加减（Ⅰb强推荐，见附件2）。

2.3.3 推荐方药三

玉屏风散合生脉散加味（一）[14]：黄芪、白术、防风、党参、麦冬、五味子、浮小麦、山药、茯苓、糯稻根、大枣、白芍（Ⅰb强推荐，见附件2）。

2.3.4 推荐方药四

玉屏风散合生脉散加味（二）[15]：生黄芪、生白术、防风、太子参、麦冬、五味子、浮小麦、乌梅、煅牡蛎、山萸肉（Ⅰb强推荐，见附件2）。

2.3.5 推荐方药五

益气养阴活血（方）[16]：黄芪、浮小麦、煅龙骨（先煎）、煅牡蛎（先煎）、生地、葛根、丹参、鸡血藤、益母草、麦冬、知母、五味子、川芎、当归。热甚者加白薇、地骨皮；自汗明显加糯稻根、麻黄根；盗汗明显者加白芍、丹皮；阴虚火旺明显者，加黄连、黄芩（Ⅰb强推荐，见附件2）。

2.3.6 推荐方药六

益气养阴活血通络（方）[17]：黄芪、白术、防风、红参（另炖）、麦冬、五味子、桂枝、赤芍、白芍、当归、地龙、桃仁、红花、浮小麦（Ⅰb强推荐，见附件2）。

2.3.7 推荐方药七

当归六黄汤（方）[18]：黄芪、当归、黄柏、黄连、熟地、生地、黄芩。汗多者，加（煅）牡蛎、霜桑叶；易怒阳亢者，加川牛膝、白芍；四肢乏力者，加党参、白术（Ⅰb强推荐，见附件2）。

2.3.8 推荐方药八

玉屏风散加味[19]：生黄芪、白术、防风、浮小麦、麻黄根、桂枝、白芍。兼有阴虚者，加生地黄、麦冬、知母、丹皮；心悸不安者，加炒枣仁、五味子、炙远志；阳虚者，加炙附子、淫羊藿；睡眠差者，加合欢皮、夜交藤；烦躁者，加炒栀子、郁金；眩晕者，加川牛膝、天麻、石决明；纳少者，加炒麦芽、炒山楂（Ⅱa弱推荐，见附件2）。

2.4 中成药

参芪五味子片[20]（甘肃独一味生物制药股份有限公司生产）由五味子、党参、黄芪、酸枣仁等组成，口服，每次5片，每日3次。7日为1疗程（Ⅱa弱推荐，见附件3）。

2.5 综合调护

本病的中医药治疗效以内治法为主，且辨证准确则多疗效较好，以及本病的病症特点决定其较少用外治等其他疗法，但尚需注意的是，本病较易复发，因此，在汤药取得疗效后，可以据病情恢复情况和患者体质状态，适时再加以中药丸散剂或膏剂调节之，用以巩固和维持或用以善后为佳。

3 指南推荐要点

中药内治法包括辨证论治和辨病论治是糖尿病泌汗异常中医治疗的基本方法。

糖尿病泌汗异常其病机关键在于阴阳失调、腠理不固或津液失摄，然而，汗液的正常分泌不仅依赖于人体阴阳之平衡，气血之旺盛，营卫之和谐，还须借心气的推动、脾气的运化、肾气的主宰、肺气的敷布和三焦阳气的温煦流通，故辨治要点不只在于阴阳虚实，还要抓住其所病之脏腑，虚证当根据证候的不同而治以益气、养阴、补血等法并合以强化固肾、摄脾之功；实证当清肝泄热、化湿和营或兼治化瘀浊；而更多虚实夹杂者，则根据虚实的主次而适当兼顾。此外，针对腠理不固、津液外泄的共同特征，可适时加以固涩敛汗之品。

推荐辨病与辨证相结合的中药复方辨证加减、高度基于主要基本病机的中药复方及部分中成药治疗糖尿病泌汗异常。

附　件

1　中药煎服方法

内容同"糖尿病前期"中药煎服方法。

2　治疗方药及对照药物（中药辨证内服）

证型	治则	方药	效果	对照药物	证据等级	推荐等级	评论
卫表不固	益气固表止汗	四君子汤加味[10]，组成：白术 10g，茯苓 10g，党参 15g，甘草 6g，五味子 6g，麻黄根 6g，煅牡蛎 10g，煅龙骨 10g，黄芪 15g	＞	维生素 B_1 200mg 肌内注射，每日 1 次	Ⅱa	弱	随机对照试验。治疗 4 周后，以痊愈（血糖保持稳定，自汗完全消失，其他临床症状明显改善）和有效（血糖基本保持稳定，自汗症状明显改善，但仍有少许汗出，其他临床症状有所好转）计算总有效率，观察组（53 例）为98.2%，对照组（53 例）为49.0%
气阴两虚	益气养阴	生脉饮加味[10]，组成：麦冬 30g，生地 15g，五味子 10g，党参 15g，地骨皮 10g，煅牡蛎 10g，煅龙骨 10g，黄芪 12g，茯苓 10g，甘草 6g	＞	维生素 B_1 200mg 肌内注射，每日 1 次	Ⅱa	弱	随机对照试验。治疗 4 周后，以痊愈（血糖保持稳定，自汗完全消失，其他临床症状明显改善）和有效（血糖基本保持稳定，自汗症状明显改善，但仍有少许汗出，其他临床症状有所好转）计算总有效率，观察组（53 例）为98.2%，对照组（53 例）为49.0%

证型	治则	方药	效果	对照药物	证据等级	推荐等级	评论
阴虚火旺	滋阴降火	当归六黄汤加减[11]，组成：当归6g，生地黄15g，熟地黄15g，黄芪30g，黄芩12g，黄连6g，黄柏12g，荞麦30g	>	口服甲钴胺 500μg，每日3次	Ⅱa	弱	非随机试验，对照试验。15天为1个治疗周期，以治愈（汗止，其他症状消失）和好转（汗出明显减少，其他症状改善）计算总有效率，治疗组（42例）为88.10%，对照组（40例）为30.00%

3 治疗方药及对照药物 (中药辨病单方内服)

第一作者	治法治则	基础方	方药	效果	对照药物	证据等级	推荐等级	评论
罗雄	滋肾补肝健脾益气活血通络	六味地黄丸（《小儿药证直诀》）	糖通饮[13]，组成：黄芪15g，地骨皮12g，生地15g，怀山药15g，山萸肉6g，泽泻9g，茯苓15g，丹皮10g，草决明15g，路路通12g，桑叶10g，丹参15g；消谷善饥加生石膏、玉竹；口渴多饮加沙参、天花粉；头晕头胀加钩藤、牛膝；视物模糊加谷精草、青葙子、密蒙花；瘀血重者加桃仁、红花、地龙	>	口服甲钴胺片0.5mg，每日2次；谷维素30mg，每日3次	Ⅱa	弱	随机对照实验。治疗30日后，以显效（汗出明显减少或消失，精神明显好转，伴随症状消失）、有效（汗出程度减轻或次数较前减少，精神较前好转，伴随症状减轻）计算总有效率，治疗组（34例）为91.18%，对照组（34例）为64.71%

第一作者	治法治则	基础方	方药	效果	对照药物	证据等级	推荐等级	评论
朱健萍	养心通络	玉屏风散(《医方类聚》),补阳还五汤(《医林改错》)	养心通络汤[14],组成:生黄芪30g,太子参15g,当归15g,川芎10g,赤芍10g,地龙10g,三七10g,浮小麦30g,桂枝6g,防风10g,远志15g,酸枣仁15g,茯苓15g,生甘草10g。若伴皮肤干燥、开裂者,加葛根、五味子;伴下肢无力、怕凉、麻木、疼痛者加牛膝;伴心悸、胸闷者,加丹参、夜交藤;伴纳少、腹胀者加厚朴、大腹皮;伴大便秘结者,加柏子仁、酒苁蓉;伴小便不畅者加车前子、通草;伴阳痿者加菟丝子、淫羊藿;随症加减	>	甲钴胺(日本卫材药业有限公司生产,片剂每片500μg)500μg,每日3次口服	IIa	弱	随机对照实验。治疗12周后,以显效(汗出异常明显改善及其他临床症状明显好转,中医症状积分较治疗前减少≥70%)、有效(汗出异常有所改善及其他临床症状减轻,中医症状积分较治疗前减少≥30%)、无效(汗出异常无变化及其他临床症状无明显好转或加重,中医症状积分较治疗前减少<30%)计算总有效率,治疗组(40例)为82.5%,对照组(40例)为52.5%
黄淑玲	益气固表健脾敛阴止汗	玉屏风散(《医方类聚》),生脉饮(《医学启源》)	玉屏风散合生脉散加味(一)[15],组成:黄芪30g,白术15g,防风15g,党参20g,麦冬15g,五味子15g,浮小麦20g,山药15g,茯苓15g,糯稻根15g,大枣15g,白芍15g	>	维生素B₁每次20mg,每日3次,口服;谷维素每次20mg,每日3次,口服;甲钴胺每次0.5mg,每日3次,口服	IIa	弱	随机对照试验。治疗12周后,以显效(临床症状,体征明显改善,空腹血糖<7.0mmol/L,餐后2h血糖控制<7.0mmol/L)、有效(临床症状,体征均好转,空腹血糖<7.0mmol/L,餐后2h血糖<11.1mmol/L)、无效(症状无改善,空腹血糖>7.0mmol/L,餐后2h血糖>11.1mmol/L)计算总有效率,治疗组(38例)为93.3%,对照组(24例)为78.3%

第一作者	治法治则	基础方	方药	效果	对照药物	证据等级	推荐等级	评论
武春丽	益气滋阴 固表 止汗	玉屏风散（《医方类聚》），生脉饮（《医学启源》）	玉屏风散合生脉散加味（二）[16]，组成：生黄芪30g，生白术10g，防风6g，太子参30g，麦冬10g，五味子10g，浮小麦30g，乌梅15g，煅牡蛎30g，山萸肉15g	>	维生素 B₁ 口服，每次20mg，每日3次；甲钴胺口服，每次0.5mg，每日3次	Ⅱa	弱	随机对照试验。治疗2周后，以显效（汗出明显减少或消失，伴随症状明显减轻）、有效（汗出减少，伴随症状减轻）、无效（汗出无改善，伴随症状无变化）计算总有效率。治疗组为93.3%，对照组为66.7%
侯莉娟	益气养阴 活血化 瘀调和 营卫	生脉饮（《医学启源》），牡蛎散（《太平惠民和剂局方》）	益气养阴活血[17]（方），组成：黄芪30g，浮小麦30g，煅龙骨20g（先煎），煅牡蛎20g（先煎），生地15g，葛根15g，丹参15g，鸡血藤15g，益母草15g，麦冬10g，知母10g，五味子10g，川芎9g，当归6g。热甚者加白薇10g，地骨皮10g；自汗明显加糯稻根15g，麻黄根9g；盗汗明显者加白芍18g，丹皮6g。阴虚火旺明显，加黄连3g，黄芩10g	>	口服维生素 B₁ 片10mg，每日3次；维生素 D 钙咀嚼片2片，每日1次	Ⅱa	弱	随机对照试验。治疗10天后，以痊愈（血糖保持稳定，头面、颈、胸部等上半身多汗及代偿性出汗消失，下肢足部畏寒及感觉异常消失）、有效（血糖基本保持稳定，头面颈及胸部出汗明显减少，活动后不再大汗淋漓，下肢足部出汗，畏寒及感觉异常减轻）、无效（血糖基本保持稳定或升高，症状无改善）计算总有效率，治疗组（56例）为96.42%，对照组（40例）为52.5%

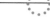

第一作者	治法治则	基础方	方药	效果	对照药物	证据等级	推荐等级	评论
吴久勤	益气养阴敛汗和营活血通络	生脉饮（《医学启源》），玉屏风散（《医方类聚》），桂枝汤（《伤寒论》），补阳还五汤（《医林改错》）	益气养阴活血通络[18]（方），组成：黄芪30g，白术10g，防风10g，红参（另炖）6g，麦冬10g，五味子15g，桂枝10g，赤芍10g，白芍10g，当归10g，地龙10g，桃仁10g，红花10g，浮小麦30g	>	口服甲钴胺500μg，3次/日；谷维素30mg，3次/日	Ⅱa	弱	随机对照试验。治疗30天后，以显效（汗止，其他症状消失），有效（汗出明显减少，其他症状改善）、无效（出汗及其他症状均无变化）计算总有效率，治疗组（30例）为86.7%，对照组（30例）为60%
黄俊臣	滋阴泻火固表止汗	当归六黄汤（《兰室秘藏》）	当归六黄汤[19]（方），组成：黄芪30g，当归15g，黄柏15g，黄连15g，熟地15g，生地15g，黄芩15g。汗多者，加（煅）牡蛎30g，霜桑叶30g；易怒阳亢者，加川牛膝15g，白芍15g；四肢乏力者，加党参12g，白术15g	>	口服谷维素片每次20mg，每日3次	Ⅱa	弱	随机对照试验。治疗以7天为1个疗程，连续用药2个疗程，以显效（患者汗出症状明显好转，夜间盗汗减轻，白天偶尔有少许自汗）、有效（夜间盗汗减轻，白天仍时有自汗）、无效（汗出症状在治疗前后无变化或加重）计算总有效率，治疗组（35例）为88.57%，对照组（35例）为51.43%

第一作者	治法治则	基础方	方药	效果	对照药物	证据等级	推荐等级	评论
陈秀龙	益气固表调和营卫	玉屏风散（《医方类聚》），牡蛎散（《太平惠民和剂局方》）	玉屏风散加味[20]，组成：生黄芪30g，白术30g，防风15g，浮小麦15g，麻黄根15g，桂枝10g，白芍10g。兼有阴虚者，加生地黄15g，麦冬15g，知母10g，丹皮15g；心悸不安者，加炒枣仁30g，五味子20g，炙远志15g；阳虚者，加炙附子9g，淫羊藿10g；睡眠差者，加合欢皮20g，夜交藤15g；烦躁者，加炒栀子10g，郁金15g；眩晕者，加川牛膝15g，天麻20g，石决明10g；纳少者，加炒麦芽20g，炒山楂15g	>	甲钴胺注射液500μg，肌内注射，1次/日，维生素B₁注射液100mg，肌内注射，1次/日	Ⅱa	弱	随机对照试验。10天为1疗程，治疗疗程不明确，以痊愈（汗止，其他症状明显改善）、好转（汗出明显减少，其他症状稍有改善）、无效（汗出无改善，活动后汗出仍较多，其他症状无改善）计算总有效率，治疗组（40例）为87.5%，对照组（40例）为62.5%

4 治疗方药及对照药物（中成药）

第一作者	药物	效果	对照药物	证据等级	推荐等级	评论
张玲	参芪五味子片[22]（甘肃独一味生物制药股份有限公司生产）由五味子、党参、黄芪、酸枣仁等组成，口服，每次5片，每日3次	>	空白	Ⅱa	弱	随机对照试验。治疗7日为1疗程，连续2个疗程，以治愈（汗止，其他症状消失）和好转（汗出明显减少，其他症状改善）计算总有效率。治疗组（30例）为90.48%，对照组（10例）为71.43%

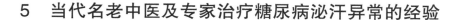

5 当代名老中医及专家治疗糖尿病泌汗异常的经验

仝小林[21]教授认为糖尿病汗出异常属于中医"汗证"的范畴，多为阴阳失调、营卫不和、肺脾气虚、卫表不固所致；或为阴虚火旺、心血不足、心火逼津外越所致，故应辨证治疗。①阴虚火旺证：五心烦热，心胸汗出甚多或自汗、盗汗或尺肤有汗，口干咽燥，舌红少苔，脉细数。可用当归六黄汤加五倍子、浮小麦、乌梅、山萸肉以滋阴泻火，固表止汗，加知母、地骨皮增强清泻内热之功，且有降低血糖之效，故能使自汗、盗汗缓解。②阴阳失调证：上半身多汗，下半身少汗或无汗，怕冷又怕热，常易自汗，甚则汗出淋漓，舌暗苔白，脉沉细。法以调和阴阳，方用桂枝龙骨牡蛎汤。③脾虚阴火证：周身发烫、扪之灼手，上午热起，午后渐显，夜晚尤甚，但体温正常，晨起陡然汗出，大汗后热感消失，食量大，食后乏力，便干难解，舌淡苔白，脉沉细。方用升阳散火汤。临床经验小结：①汗为阴液，又"汗血同源"，大汗久汗必定耗气耗血伤阴；因此在治疗过程中，益气养血滋阴之品贯穿始终，常用药物有黄芪、党参、沙参、麦冬、当归、熟地等。②此类患者若处于更年期出现烦躁易怒、烘热汗出者，多为肝经有火，可选清肝经火热之药：夏枯草、黄芩、芦荟、青黛；若为沉默不语、易哭、善叹息者为肝郁气滞，可选舒肝解郁之药，百合地黄汤加甘麦大枣汤；汗多者，可加用酸收敛汗之品：山萸肉、石榴皮、乌梅、白芍、炒枣仁、浮小麦、麻黄根、五味子等。

亓鲁光[22]教授认为消渴多汗的主要病机与消渴同出一源，以阴虚燥热为本。饮食无节，嗜食肥甘，耗伤脾胃，内生痰浊水湿，郁积生热，或五志过极化火，煎熬脏腑阴液，而蒸腾汗出，口干，而成肺胃燥热证或湿蕴热蒸证，此临床偶见于消渴初发者。消渴日久，阴液干涸，则气无所依，同时阴亏阳亢化火食气，阴液不能内藏，外泄为汗，则成阴虚火旺、气阴两虚证。现代社会，人们过食少动者甚众，社会压力增大，情志致病增多，熬夜晚睡现象普遍，使得脾胃虚弱、郁火积滞而耗伤阴液者众，故在治疗消渴多汗时以扶正为主法，重视脾肾气阴之不足，辅以敛汗，疏肝解郁。亓鲁光教授据临床经验总结证型，以阴虚火旺证、气阴两虚证、卫外不固证多见，而肺胃燥热证、湿热蕴蒸证较少见。主症见自汗、盗汗，或两者并见。①肺胃燥热证，症状：烦热多汗，口干，多饮，多食易饥，溲黄赤，大便干结。舌质红，苔黄少津，脉滑数。治法：清泄肺胃止汗。方药：白虎汤（《伤寒论》方）加减，知母、生石膏、粳米（以山药代）、生甘草。加减：邪热偏盛者加黄连、玄参；汗出过多、气津两伤者加生晒参或北沙参、麦冬、葛根。②阴虚火旺证，症状：盗汗，口干，五心烦热，舌红有裂纹，少苔，脉虚数。治法：滋肾降火，养阴敛汗，佐以安神。方药：取生脉散义，药用：北沙参、麦冬、五味子、黄精、桑椹、浮小麦、煅牡蛎、何首乌藤。③气阴两虚证，症状：自汗或盗汗，动则尤甚，倦怠乏力，纳差，舌质淡，边有齿痕，苔薄白，脉细弱。治法：健脾滋肾，养阴益气，固表敛汗。方药：益气固本汤（自拟方）和生脉散加减。炙黄芪、山药、黄精、桑椹、北沙参、麦冬、五味子、浮小麦、煅牡蛎。若患者伴素易外感，汗出日久，畏风，则用玉屏风散和益气固本汤加减。④湿热蕴蒸证，症见：汗出黏腻，面赤发热，口干口苦，溲黄赤，舌红，苔黄厚腻，脉滑数。治法：清热祛湿止汗。方药：黄连温胆汤加减，药用：黄连、法半夏、竹茹、枳壳、泽泻、佩兰、茯苓、浮小麦。亓鲁光教授辨证治疗消渴多汗，认为宜中西医并用，控制血糖平稳。临床诊病须多注意情志疏导，临床多能取得良好疗效。

魏子孝[23]教授认为糖尿病多汗无论自汗、盗汗，皆由阴阳失调、脉道不通、血行不畅、腠理不固、玄府开阖失度致使汗液外泄失常所致。故消渴患者凡为阴虚燥热、气阴两虚、阴损及阳、湿热郁蒸、瘀血内阻之证均可出现多汗之症。魏子孝教授在对糖尿病多汗病症的治疗上，仍强调血糖的控制，强调中西医治疗互相取长补短。无论对何因所致汗证，秉"急则指标，缓则治本"原则，遵经"虚者补之，实者泄之，热者清之，寒者热之"之旨，根据证候的不同而治以益气、温阳、滋阴、养血、调和营卫、清泄里热、清热利湿、化湿和营之法。对虚实夹杂者，则应根据证候的虚实主次而适当兼顾。①阴虚火旺所致汗出者遵李杲之法，滋阴降火，多用当归六黄汤加减；如阴虚甚者，则予滋阴力强之玉女煎或大补阴丸加减。②气虚、卫表不固证以玉屏风散为基础方，如伴中气不足者，则以补中益气汤加减论治，兼阴虚者则以生脉散为主方。③表里阳气虚衰，津液不固证多宗《伤寒论》以桂枝加附子汤加减治疗，以达温阳散寒、固表止汗之目的。④阴阳两虚证当温补肾阳，固守阴液，使阴阳和合而止汗。在治疗此类病证时多以二仙汤或青娥丸合升降散加减。⑤湿热内阻证疗总以清热化湿、疏利气机为原则，不同部位选择不同方剂。如湿热偏于中焦者，可选用胃苓汤、黄连温胆汤加减；偏于下焦者，可选用四妙散、龙胆泻肝汤类加减。另外，在治疗过程中始终考虑汗证以腠理不固、津液外泄为基本病变，故常酌加麻黄根、浮小麦、煅龙牡、牡蛎、五味子、金樱子、仙鹤草等收涩止汗之品；同时认为"汗为心液""血汗同源"，汗出过多常可导致心神失养，故在治疗过程中常加性味甘寒之桑叶以滋阴、养肝血、益气养心、定志宁神之定志丸，事先做到"治未病"，防止病情进一步发展。

6　利益冲突的宣言及经费支持

糖尿病中医药临床循证实践指南的制定是国家中医药管理局中医药临床研究基地全国中医糖尿病临床研究联盟委托天津中医药大学附属第一医院吴深涛教授制定，经费由中国中医科学院广安门医院资助提供。指南制定小组所有成员均声明，完全独立进行指南的编制工作，未与任何利益团体发生联系。

参 考 文 献

[1] 刘铜华. 糖尿病中西医防治的关键问题和临床对策 ［M］. 北京：中国医药科技出版社，2007：408.

[2] 仝小林. 糖尿病中医防治指南解读 ［M］. 北京：中国中医药出版社，2009：148-188.

[3] 刘建平. 传统医学证据体的构成及证据分级的建议 ［J］. 中国中西医结合杂志，2007，12：1061-1065.

[4] GRADE Working Group. Grading quality of evidence and strength of recommendations. BMJ，2004，328：1490-1497.

[5] 李显筑，郭力，王丹，等. 糖尿病泌汗异常中医诊疗标准 ［J］. 世界中西医结合杂志，2011，03：274-276.

[6] 沈洁，曹瑛，韩亚娟，等. 泌汗功能检测对糖尿病周围神经病变的早期诊断价值 ［J］. 南方医科大学学报，2007，08：1210-1212.

［7］张之农，张伟，王旭红．欧米诺汗印法诊断糖尿病自主神经病变［J］．齐齐哈尔医学院报，2009，18：2230-2232.

［8］周仲英．中医内科学［M］．北京：中国中医药出版社，2007：415-420.

［9］王清任．医林改错［M］．北京：人民卫生出版社，2005：24.

［10］李振衡．中医药辨证施治糖尿病自汗症［J］．中国当代医药，2010，22：134-135.

［11］郑晓军，罗丽萍，洪冠宇．从阴虚论治糖尿病泌汗异常85例疗效观察［J］．福建中药，2009，06：18-19.

［12］罗雄，凌湘力．糖通饮治疗糖尿病多汗症临床观察［J］．中医药临床杂志，2010，06：471-472.

［13］朱健萍，任永丽．养心通络汤对糖尿病自主神经病变出汗异常的影响［J］．辽宁中医志，2014，07：1458-1460.

［14］黄淑玲．益气固表健脾敛阴法治疗2型糖尿病多汗症60例疗效观察［J］．新中医，2004，12：28-29.

［15］武春丽．玉屏风散合生脉散治疗糖尿病多汗症30例［J］．中国中医基础医学杂志，2012，01：113.

［16］侯莉娟，林泉营．益气养阴活血法治疗糖尿病汗证56例［J］．四川中医，2011，11：67-68.

［17］吴久勤．益气养阴活血通络法治疗2型糖尿病多汗症30例［J］．河南中医，2009，09：879-880.

［18］黄俊臣．当归六黄汤治疗糖尿病多汗症临床观察［J］．中医药临床杂志，2015，02：198-199.

［19］陈秀龙，蔡克银．加味玉屏风散治疗老年糖尿病多汗症40例［J］．中国老年保健医学，2013，05：53-54.

［20］张玲．糖尿病神经病变汗出异常42例疗效观察［J］．中医杂志，2009，S1：154-155.

［21］董柳．仝小林教授治疗糖尿病自主神经病变的经验．四川中医，2006，24（4）：8-9.

［22］雷欣好，王露露，韩丽，等．亓鲁光教授辨治糖尿病多汗经验．四川中医，2013，31（12）：17-18.

［23］李宏红，张广德．魏子孝治疗糖尿病多汗症经验．北京中医药，2010，29（11）：834-835.

糖尿病勃起功能障碍中医药临床循证实践指南

糖尿病勃起功能障碍（糖尿病 ED）是糖尿病患者常见的一种并发症。所谓勃起功能障碍是指不能达到和维持足以进行满意的性交勃起，而由糖尿病引起的勃起功能障碍，称为糖尿病勃起功能障碍（diabetic erectile dysfunction，DED）。

糖尿病男性患者有 23% ~60% 并发勃起功能障碍。糖尿病与非糖尿病相比较，其阳痿的发病要早 10 ~15 年。勃起功能障碍是糖尿病常见而多发的并发症，据美国糖尿病协会等 5 个单位统计，勃起功能障碍的发病率为 10%，糖尿病患者勃起功能障碍的发病率比正常人群高 3 ~4 倍。40 岁以下的糖尿病患者的发病率约为 30%，40 岁以上者约为 50%，随着年龄增长，发病率亦逐渐增高，70 岁以上的糖尿病患者发生勃起功能障碍者可达 70% 以上。而且，勃起功能障碍可能是糖尿病和高血压的早期发病标志[1]。

中医学对糖尿病勃起功能障碍虽无单独论述，但对勃起功能障碍的认识较早。勃起功能障碍在中医中属于"阳痿"的范畴。以阳痿之意而立病名最早见于《黄帝内经》，将其称为"阴痿""宗筋弛纵"和"筋痿"，认为伤肝或伤肾是导致阳痿的两大原因。后世医家多遵《黄帝内经》之意来认识本病的成因，至明代张景岳首次以"阳痿"命名本病，并且指出"阴痿者，阳不举也"。其明确指出了过去的阴痿即是阳痿，并对其病因病机、辨证论治做了详细的论述。近年来随着中医药治疗糖尿病勃起功能障碍的临床与实验研究的不断深入，认识到消渴病原本多与肾虚密切相关，加之消渴病调治失当，或思虑忧郁气阴耗伤，加之消渴病久精微随尿而泄，不能充养脾肾宗筋，更虚其肾而失作强之功等为其关键病机[2]，而运用中医药辨证论治糖尿病勃起功能障碍已积累了丰富的经验。2007 年颁布的《糖尿病中医防治指南》对于中医药治疗糖尿病勃起功能障碍起到了较好的指导作用，鉴于近年来新认识、新观点及新的临床证据不断出现，我们编写本指南，以期基于现有的中医药治疗糖尿病勃起功能障碍的循证医学研究成果为参考，对中医药治疗糖尿病勃起功能障碍提出适当的建议。

目前已发布的《糖尿病中医防治指南》是国家中医药管理局政策法规与监督司立项的标准化项目之一，由中华中医药学会糖尿病分会负责编写，是指导和规范中医防治糖尿病的纲领性文本。自该指南颁布施行以来，对糖尿病中医治疗发挥了较好的指导作用。但新近循证医学研究不断涌现，且既往指南限于条件，多采用专家共识的形式，研究方法亦有待改进。

本指南以成年糖尿病勃起功能障碍患者的中医药治疗为主要内容，在既往糖尿病勃起功能障碍的诊疗指南基础上，对中医药治疗糖尿病勃起功能障碍的系统综述和随机对照试验进行严格的质量评价，在现有文献中筛选证据级别较高，临床疗效可靠、安全，方便、便于推广的治疗方法，以提高中医药治疗糖尿病勃起功能障碍的临床疗效。

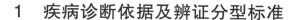

1 疾病诊断依据及辨证分型标准

1.1 疾病诊断标准

糖尿病勃起功能障碍的诊断应包括两个方面的内容：一是由糖尿病专科医生或内科医生根据糖尿病临床症状和实验室检查结果做出糖尿病诊断；二是糖尿病勃起功能障碍的诊断。本病的诊断参照《中华人民共和国中医药行业标准——中医内科病证诊断疗效标准》（1994 年）[3]、《中药新药临床研究指导原则》[4]、《临床诊疗指南——内分泌及代谢性疾病分册》[5]、《中国男科疾病诊断治疗指南（2013 版）》[6]中有关消渴病和阴茎勃起功能障碍诊断标准进行诊断，诊断要点如下。

（1）患者口渴多饮，多食易饥，尿频量多，形体消瘦。

（2）患者空腹血糖（FPG）≥7.0mmol/l（126mg/dl）；或糖耐量实验（OGTT）中服糖后 2h 血糖（2hPG）≥11.1mmol/L（200mg/dl）；或随机血糖≥11.1mmol/L（200mg/dl）。

（3）青壮年男性，在性生活时阴茎不能劲起，或勃而不坚，不能进行正常性生活。

（4）患者多有房事太过，或青少年期多犯手淫史。常伴有神倦乏力、腰酸膝软、畏寒肢冷，或小便不畅、滴沥不尽等症。

（5）排除性器官发育不全，或药物引起的阳痿。

1.2 辨证分型标准

本辨证分型参考《中华人民共和国中医药行业标准——中医内科病证诊断疗效标准》（1994 年）[3]、《中药新药临床研究指导原则》[4]、《中医内科学》[7]根据文献整理[8~14]和临床流行病学[15~19]调查结果，最后通过专家共识法制订。

糖尿病勃起功能障碍，中医称为消渴病阳痿，是糖尿病患者常见的并发症之一，也是影响糖尿病患者生活和生存质量的重要因素。其病因病机及辨证论治应综合"消渴"和"阳痿"两种病症来认识。其发生系消渴病久积损，兼恣情纵欲、劳伤心脾、情志不遂、嗜好烟酒肥甘等，导致湿瘀内阻、气血不畅、气血生化不足、肾虚精亏、宗筋失养、作强不能、阳事不举。病因多有肾虚、脾虚、肝郁、血瘀。其辨证应首分虚实。因实致痿常见病因有湿热、气郁、痰浊和血瘀，辨证施以祛湿、理气、活血等治法。因虚致痿常见病因有肾虚、心脾两虚、气阴两虚，辨证施以滋补肾阴、温肾壮阳、补益心脾、益气养阴之法[8,12]。虚实夹杂者常见肾虚血瘀，辨证治以疏肝解郁、化瘀通络、益肾起痿治法。糖尿病性阳痿属于"消渴"和"阳痿"的交叉范畴，辨证应综合"消渴"和"阳痿"的特点，各个证型之间并不是绝对独立的，常常呈现相互兼夹的趋势，应执简驭繁，把握主要矛盾，本指南依据文献研究则其要而列之。

1.2.1 湿热下注证

主证：①阳器萎软；②阴囊潮湿。

次证：①阴囊瘙痒腥臭；②睾丸坠胀作痛；③小便赤涩灼痛；④胁胀腹闷；⑤肢体困倦；⑥泛恶口苦；⑦舌红苔黄腻；⑧脉滑数。

证候确定：具备全部主证和一项以上次证即可诊断。

1.2.2　肝气郁结证

主证：①阳事不起或起而不坚；②精神抑郁。

次证：①胸胁胀痛；②急躁易怒；③脘闷不适；④食少便溏；⑤舌红苔薄白；⑥脉弦。

证候确定：具备全部主证和一项以上次证即可诊断。

1.2.3　气滞血瘀证

主证：阴茎不能勃起经久不愈。

次证：①少腹、睾丸刺痛；②会阴胀感；③肌肤粗糙失润；④口唇紫暗，面色晦暗；⑤舌暗或有瘀斑、瘀点；⑥脉沉涩。

证候确定：具备全部主证和一项以上次证即可诊断。

1.2.4　心脾两虚证

主证：①阳痿不举；②神疲乏力。

次证：①阳痿劳累后加重；②面色萎黄；③心悸失眠；④食少纳呆；⑤脘闷便溏；⑥舌淡苔白；⑦脉细弱。

证候确定：具备全部主证和一项以上次证即可诊断。

1.2.5　阴阳两虚证

主证：①性欲减退；②口渴引饮。

次证：①神疲乏力；②食少便溏；③小便频数，混浊如脂膏；④头晕耳鸣；⑤舌质淡红，苔薄白而干；⑥脉沉细数。

证候确定：具备全部主证和一项以上次证即可诊断。

2　中医药治疗方案

2.1　治疗原则

本病的辨治要点在于把握糖尿病治疗和勃起功能障碍治疗的关系。

糖尿病在中医中属于"消渴病"的范畴，其病因比较复杂，禀赋不足、饮食失节、情志失调、劳欲过度等原因均可导致消渴病。其病变脏腑主要在肝、脾、肾，尤以肾为关键，病机主要在于气阴阴亏虚、热毒偏盛，而以气阴虚为本，热毒为标，两者互为因果，气阴愈虚则热毒愈盛，热毒愈盛则气阴愈虚。糖尿病临床表现总以疲乏无力、口干喜饮、多食善饥、头晕目花、急躁易怒、小便频数等最为多见，反映了肝、脾、肾同病的症候特点。

勃起功能障碍在中医中属于"阳痿"的范畴，是精神性因素和血管神经性因素等多种因素综合作用的结果。糖尿病性阳痿基本病机在于肝、脾、肾受损，气血阴阳亏虚，阴络失荣则失其作强之能；肝郁失达，经络失常导致宗筋不用而成，即因病致痿。

本病有虚实之分，或虚实夹杂，故治疗应首辨虚实。标实者须区别湿热、气郁、血瘀；本虚则应辨气血阴阳虚损之差别，病变脏器之不同；虚实夹杂者，先别虚损之脏器，后辨夹杂之病邪。糖尿病性阳痿是继发于糖尿病基础之上的并发症之一，糖尿病为本，阳痿是标。治病求本，辨治时还须把握降糖与治痿的因果主次关系，有效地控制血糖，应当是治疗本病的关键前提；或按照本病与并发症的轻重缓急，标本兼顾，以祛痿治病。

2.2 治疗方法

2.2.1 内治法

糖尿病性阳痿中医治疗以内治法为主。传统中医药内治法主要有中药汤剂内服和中成药口服两种形式。经大量文献研究发现，中药汤剂辨证内服是糖尿病性阳痿治疗最常用的中医内治法，其次为中药单方和中成药内服。

（1）辨证论治：辨证论治是中医认识疾病和治疗疾病的核心原则，本指南的辨证论治是指对糖尿病性阳痿患者通过四诊合参，收集患者病史、症状、舌脉等临床资料，根据中医理论进行综合分析，辨别证候，并根据证候拟定治疗方法。辨证准确，治法对证，选方切合病机，方可取得较好的疗效。

1）辨证选方：本病中医辨治要点在于根据糖尿病和阳痿的主次轻重，辨别疾病虚实，辨证论治。其治疗原则为：实证者，湿热宜清利，气郁应疏达，痰浊宜化解，血瘀应活血；虚证者，应以气血阴阳虚损之差别，病变脏腑之不同合理补益之；虚实夹杂者虚标本兼顾或随证有所侧重。

A. 湿热下注证：清利湿热、泻肝坚阴为本证的基本治则。

推荐方药：龙胆泻肝汤[20]，龙胆草、黄芩、栀子、泽泻、通草、当归、生地、柴胡、生甘草、车前子。

加减：若阴部瘙痒、潮湿者，可加入燥湿解毒止痒之品；若湿热久恋、灼伤肾阴、阴虚火旺者，可加滋阴降火之品（Ⅱa，弱推荐）。

B. 肝气郁结证：疏肝解郁、行气振痿为本证的基本治则。

推荐方药：逍遥散加减，柴胡、当归、白芍、白术、茯苓、生姜、薄荷。

加减：肝郁化火、急躁易怒、口干口苦、目赤尿黄者，加丹皮、栀子（Ⅱa，弱推荐）。

C. 气滞血瘀证：行气活血、化瘀起痿为本证的基本治则。

推荐方药：少腹逐瘀汤加减[22]，柴胡、香附、乌药、桃仁、九香虫、川芎、赤芍、当归、川牛膝、淫羊藿、肉苁蓉、补骨脂、丹参、黄芪、水蛭。

加减：会阴刺痛甚者加三棱、莪术；阴茎举而不坚者加九香虫、露蜂房、蜈蚣（研末冲服）、阳起石等；阴部发冷者加附子、淫羊藿、补骨脂、鹿茸（Ⅱa，弱推荐）。

D. 心脾两虚证：补益心脾、养血起阳为本证的基本治则。

推荐方药：八味肾气丸合归脾汤加减[23]，熟地、山茱萸、山药、茯苓、丹皮、泽泻、制附片、肉桂、海马、黄芪、党参、白术、当归、酸枣仁、龙眼肉、木香、大枣、炙甘草。

加减：夜寐不酣者加夜交藤、合欢皮；腹胀泛恶、痰湿内盛者加半夏、厚朴、竹茹（Ⅱa，弱推荐）。

E. 阴阳两虚证：益气养阴、疏通阳道为本证的基本治则。

推荐方药：二仙汤（《中医方剂临床手册》）加减，或（合）肾气丸《金匮要略》加减，仙茅、淫羊藿、巴戟天、当归、黄柏、知母、桂枝、附子、熟地、山萸肉、山药、茯苓、丹皮、泽泻。

加减：肾虚不固、滑精频繁、精薄清冷者，可合金锁固精丸（《医方集解》）及水陆二仙丹（《洪氏集验方》）加减（沙苑蒺藜、芡实、莲须、龙骨、牡蛎、金樱子）。

2）单方辨证加减：单方辨证加减是指对糖尿病性阳痿患者的治疗采用以某一单方中药内服为主，在此基础上根据患者临床表现的不同，依据辨证论治原则，进行方药加减的治疗方法，是辨病和辨证相结合的治疗方式。本病的选方多以补肾、健脾、养肝、活血为基本原则，在此基础上按照阴虚、阳虚、湿热、肝郁、血瘀等兼证进行辨证加减。

推荐方药：补阳还五汤加减[24]，黄芪、川芎、桃仁、红花、当归尾、赤芍、地龙、柴胡、党参、熟地、山药、山茱萸、葛根、三七（Ⅱa，弱推荐）。

（2）辨病论治：辨病论治是指以中医理论为指导，对患者症状表现、疾病原因、性质、部位、患者的体质，以及各种检查的结果等进行全面分析与辨别，做出疾病种类的诊断，以此为依据决定治疗措施。本指南的辨病论治是指对糖尿病性阳痿患者未按照辨证分型制订治疗方案，而是针对本病所制订的统一治疗方案，这主要体现在中成药和中药单方内服治疗。

1）中成药：治疗糖尿病性阳痿的中成药可分为上市中成药和医院自制中成药，两种治疗方式均有文献报道。在指南制订过程中，由于所有自制中成药治疗均未达到专家共识，且医院自制中成药的推广存在使用上的限制，因此本指南仅对上市中成药进行推荐。基于目前临床资料，对糖尿病性阳痿的中成药治疗本指南推荐如下。

推荐中成药一：疏肝益阳胶囊口服，治疗糖尿病性阳痿证属肝郁肾虚及肝郁肾虚兼血瘀证，每粒0.25g，每次1.2g（8粒），每日3次，疗程4周[25]（Ⅰa，强推荐）。

疏肝益阳胶囊禁忌：出血性疾病患者慎用。

疏肝益阳胶囊注意事项：①感冒期间停用；②治疗期间禁止酗酒及过量吸烟，避免一切过度精神刺激；③治疗期间停用其他治疗药物。

推荐中成药二：百令胶囊口服，治疗糖尿病性阳痿证属肺肾两虚、阴阳俱损者，每粒0.2g，每次1.0g（5粒），每日3次，疗程12周[26]（Ⅱa，弱推荐）。

百令胶囊注意事项：①忌不易消化食物；②感冒发热患者不宜服用；③有高血压、心脏病、肝病、糖尿病、肾病等慢性病严重者应在医师指导下服用；④儿童、孕妇、哺乳期妇女应在医师指导下服用；⑤服药4周后症状无缓解，应去医院就诊；⑥对本品过敏者禁用，过敏体质者慎用；⑦本品性状发生改变时禁止使用；⑧儿童必须在成人监护下使用。

推荐中成药三：复方玄驹胶囊口服，治疗糖尿病性阳痿，每次2粒，每日3次，疗程3个月[27]（Ⅱa，弱推荐）。

复方玄驹胶囊的不良反应：少数患者出现皮肤过敏、恶心、胃胀、胃脘灼热感。注意事项：①阴虚火旺患者慎服，有药物过敏史、过敏体质者在医师指导下服用；②恶心、呕吐、头晕等不适症状者，饭后减量服用，或遵医嘱；③在用于改善类风湿关节炎肾阳不足、风寒痹阻证引起的关节疼痛、肿胀时，可根据病情同时应用甲氨蝶呤（MTX）、泼尼松等。

2）中药单方治疗：中药单方治疗是指对糖尿病性阳痿患者不进行辨证分型，仅辨病选方的治疗方法。虽有研究表明，在使用胰岛素控制血糖的基础上，联合补肾养肝健脾法

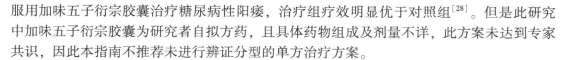

服用加味五子衍宗胶囊治疗糖尿病性阳痿，治疗组疗效明显优于对照组[28]。但是此研究中加味五子衍宗胶囊为研究者自拟方药，且具体药物组成及剂量不详，此方案未达到专家共识，因此本指南不推荐未进行辨证分型的单方治疗方案。

2.2.2　外治法

中医外治疗法的药物选择多遵循清代吴尚先在《理瀹篇文》中提出的"外治之理，即内治之理，外治之药，亦即内治之药，所异者法耳"理论指导进行。故糖尿病性阳痿外治法药物也大多为温肾壮阳、理气活血之品。但经文献检索，糖尿病性阳痿中医外治法报道较少，随机对照研究的相关文献报道更少，故其循证医学可信度较低。但是中医药外治法仍为治疗糖尿病性阳痿的重要方法。常用中药外治法如下。

（1）栓剂法：指药物与适宜基质制成的具有一定形状的供人体腔道内给药的固体制剂。栓剂在常温下为固体，塞入腔道后，在体温下能迅速软化熔融或溶解于分泌液，逐渐释放药物而产生局部或全身作用。治疗糖尿病性阳痿的栓剂多为直肠给药，可充分利用肛管黏膜血管丰富，吸收渗透能力强，离盆神经丛与前阴近的特点，局部给药后，肛周组织中药物浓度高，作用持续时间长而对糖尿病患者全身情况影响小。本指南推荐的直肠栓剂给药法如下。

推荐栓剂：雄起壮阳栓[29]（组成：淫羊藿 12g，丹参 12g，黑蚂蚁 9g，九香虫 6g，制蜈蚣 6g，罂粟壳 9g），将淫羊藿、丹参、罂粟壳三味经醇提取醇提液，并将药渣与黑蚂蚁、九香虫、蜈蚣加水煎煮过滤取滤液，再将两液混匀挥发、浓缩，加入赋形剂喷雾取干粉后，再入基质制成一枚栓子。每晚 1 粒，睡前纳入直肠内，连用 3 个月为 1 疗程。不良反应：部分患者出现肛门轻度灼痛不适（Ⅰb，强推荐）。

提示：由于本指南所推荐的中药栓剂，为临床试验单位医院院内制剂，而非市售药物，临床应用上存在很大限制。因此，本指南建议临床医师可参照本指南推荐的药物组成法则和具体药物，结合临床实践情况，酌情选择合适的药物及治法。

（2）中药熏脐法：又称蒸脐法，是将药物研细末敷于脐部，上置艾柱施灸的一种方法。脐下内存元阴元阳，脐下肾间动气是十二经脉之根，五脏六腑之本，是人体阴阳化气的枢纽，也是调节人体功能的最佳运用点[30]。

方法：选择适当的治疗糖尿病性阳痿的药物，研末或选用不同方法提取有效成分，水调糊状敷于脐部，施艾条温和灸 5~10min，每日 1 次，或隔日 1 次。

此方法经文献检索，未查到相关随机对照试验研究报道，未获得专家共识，故本指南未作推荐。

（3）其他疗法：经文献检索，用于治疗本病的其他疗法有艾灸法、贴脐法、穴位注射法、心理疗法等[31,32]，但这些疗法并无随机对照研究，均未达到专家共识，故本指南未作推荐。

2.2.3　中医药综合治疗

中医药综合治疗是指两种或两种以上的中医药疗法同时应用的联合治疗方法，对于糖尿病病程较长，阳痿久治不愈或未见好转的患者可采用综合疗法，本法联合多种疗法发挥协同作用从而增加疗效。本指南推荐综合疗法如下。

推荐综合疗法：降糖起痿灵+糖尿病康复仪+穴位注射综合治疗糖尿病性阳痿[33]。降糖起痿灵为河南中医学院一附院院内制剂，由鹿茸、海马、人参、菟丝子、金樱子、韭菜子、葛根、花粉、丹参、黄连等药物制成浓缩丸；穴位注射选用当归针、甲钴胺针，注于关元、中极、肾俞、命门、三阴交等穴位；糖尿病康复仪由海南泰合医疗科技有限公司生产，将探头 1 放在命门或肾俞穴 20 min，然后分别放在左右两侧腹股沟处各 15 min，将探头 2 放在胰腺对应区，磁疗袋放在神阙穴 30～45min，疗程 1 个月 （Ⅱa 弱推荐）。

2.3　预防和调摄

糖尿病勃起功能障碍情况复杂，因此糖尿病勃起功能障碍患者的治疗也要因人而异。中医治疗糖尿病性阳痿取得较好的效果，但是临床治疗有其特殊性：①要审证求因，各有侧重，以温阳补肾、益气养阴为主，同时要疏肝、运脾、活血、祛湿浊。②糖尿病性阳痿以器质性阳痿为多，血瘀贯穿于发病的整个过程，因此要注意活血化瘀通络。③由于补阳药物多燥热，在补肾之中要注意防止损伤阴津，防止加重消渴病病情，以注重阴中求阳以图长效久安。④由于糖尿病的原因，故糖尿病性阳痿针灸及外治等方法应用有限。临证应兼顾糖尿病和阳痿的治疗，分清主次轻重，标本缓急，辨证施治，方可取得良好疗效。

在中医药治疗同时应生活规律，起居有节，加强锻炼，清心寡欲，怡情养性，节制性欲，切忌恣情纵欲，房事过频，手淫过度，以防精气虚损，命门火衰，导致或加重阳痿病情。

情绪低落，焦虑惊恐亦是糖尿病勃起功能障碍的重要诱因，精神抑郁是糖尿病勃起功能障碍患者难以治愈的主要因素。因此调畅情志，怡悦心情，防治精神紧张是预防及调护糖尿病勃起功能障碍的重要环节。

另外，为巩固疗效，当糖尿病勃起功能障碍患者病情好转时，应停止一段时间性生活，以免症状反复。

3　指南推荐要点

（1）中药辨证论治和内、外合治是糖尿病勃起功能障碍的中医治疗基本方法。

（2）糖尿病勃起功能障碍属于中医"消渴病阳痿"的范畴，其病因病机及辨证论治应综合"消渴"和"阳痿"两种病症来认识，其病因多有肾虚、脾虚、肝郁、血瘀，其辨证应首分虚实。临床治疗应执简驭繁，把握主要矛盾，观其脉证，随证治之。

（3）依据现有的随机对照试验和专家共识，消渴病阳痿证型可分为湿热下注证、肝气郁结证、痰瘀阻络证、肾阴亏虚证、肾阳不足证、心脾两虚证、气阴两虚证、肾虚血瘀证；治疗原则为：实证者，湿热宜清利，气郁应疏达，痰浊宜化解，血瘀应活血；虚证者，应以气血阴阳虚损之差别，病变脏腑之不同合理补益之；虚实夹杂者虚标本兼顾或随证有所侧重。

附　　件

1　中药煎服方法

内容同"糖尿病前期"中药煎服方法。

2　治疗方药及对照药物（内服方）

证型	治则	方药	效果	对照药物	证据等级	推荐等级	评论
湿热下注证	清利湿热，泻肝坚阴	龙胆泻肝汤[20]，组成：龙胆草 10g，黄芩 12g，栀子 12g，泽泻 15g，通草 5g，当归 6g，生地 15g，柴胡 10g，生甘草 6g，车前子 15g	＞	盐酸曲唑酮	Ⅱa	弱	试验无盲法，治疗 30 天后，以ⅡEF-5 评分增加≥25% 为总有效，治疗组（28 例）总有效率为 89.3%，优于对照组（26 例）的 65%
肝气郁结证	疏肝解郁，行气振痿	解郁活血起痿汤[21]，组成：刺蒺藜 15g，枳壳 10g，郁金 10g，川芎 10g，白芍 10g，丹参 15g，当归 15g，蜈蚣 1 条，淫羊藿 10g，锁阳 10g，肉苁蓉 15g，菟丝子 15g，桃仁、红花各 6g	＞		Ⅱa	弱	单中心、随机、空白对照、单盲，治疗 2 周后，以ⅡEF-5 评分增加≥25% 为总有效，治疗组（90 例）总有效率为 86.7%，优于对照组（90 例）的 38.9%
气滞血瘀证	行气化瘀，通络兴阳	少腹逐瘀汤加味[22]，组成：柴胡 10g，香附 10g，乌药 10g，桃仁 10g，九香虫 10g，川芎 15g，赤芍 15g，当归 15g，川牛膝 15g，淫羊藿 15g，肉苁蓉 15g，补骨脂 15g，丹参 30g，黄芪 30g，水蛭 5g	＞	阿司匹林肠溶片、前列地尔、甲钴胺注射液	Ⅱa	弱	试验无盲法，治疗 3 个月后，以症状体征指数改善 25% 以上为总有效，治疗组（40 例）总有效率为 95%，优于对照组（40 例）的 55.0%

续表

证型	治则	方药	效果	对照药物	证据等级	推荐等级	评论
心脾两虚证	补益心脾，养血起阳	八味肾气丸合归脾汤加减[23]，组成：熟地20g，山茱萸12g，山药20g，茯苓15g，丹皮9g，泽泻9g，制附片6g，肉桂6g，海马6g，黄芪30g，党参15g，白术20g，当归12g，酸枣仁12g，龙眼肉12g，木香12g，大枣12g，炙甘草6g			Ⅲb	弱	病例自身前后对照，治疗48天后，以治疗后症状改善为有效，60例患者治愈24例，显效18例，有效12例，无效6例
阴阳两虚证	阴阳双补，通络振痿	益气养阴活血汤[34]，组成：黄芪30g，党参30g，五味子6g，麦冬10g，知母10g，生地10g，何首乌10g，益母草10g，当归10g，淫羊藿15g，肉桂3g，蜈蚣2条，生麻黄3g			Ⅱa	弱	试验无盲法，空白对照，治疗12周后，以ⅡEF-5评分等级改善为有效，治疗组（40例）总有效率为75.0%，优于对照组（23例）的47.8%
		益气养阴活血方[35]，组成：黄芪30g，太子参20g，山药20g，山茱萸15g，天花粉15g，麦冬15g，五味子10g，天冬15g，生地15g，当归10g，何首乌15g，淫羊藿20g，丹参20g，肉苁蓉15g，锁阳15g，蜈蚣2条			Ⅱa	弱	试验无盲法，空白对照，治疗30天后，以治疗后性交成功率≥25%为总有效，治疗组（40例）总有效率为72.5%，优于对照组（40例）的42.5%

3 治疗方药及对照药物（中药单方）

治则	方药	效果	对照药物	证据等级	推荐等级	评论
益气兴阳，通络起痿	加减补阳还五汤[27]，组成：黄芪30g，川芎、桃仁、红花、当归尾、赤芍、地龙、柴胡各12g，党参、熟地各25g，山药、山茱萸、葛根各15g，三七10g	>	维生素 B₁	Ⅱa	弱	试验无盲法，治疗2个月后，以治疗后IIEF-5评分提高>25%为总有效，治疗组（30例）总有效率为90%优于对照组（30例）73.33%

续表

治则	方药	效果	对照药物	证据等级	推荐等级	评论
	自拟双补四物汤[36]，组成：黄芪30g，山药20g，苍术12g，陈皮12g，熟地15g，枸杞子12g，巴戟天12g，当归12g，丹参15g，川芎12g，赤芍12g。加减：伴阳虚者加淫羊藿15g，菟丝子12g；阴虚火旺者加黄柏12g，生牡蛎15g；肝气郁结者加柴胡12g，白芍12g；湿热下注者加车前子15g，黄芩12g，泽泻10g			Ⅱa	弱	试验无盲法，治疗3个月后，以治疗后性交成功率>25%为总有效，治疗组（25例）总有效率为88%优于对照组（20例）45%

4 治疗方药及对照药物（中成药）

中成药名称及组成	治则	效果	对照药物	证据等级	推荐等级	评论
疏肝益阳胶囊[25]（蒺藜、柴胡、蜂房、蛇床子等15味中药）	疏肝解郁、活血通络、补肾振痿	>	安慰剂、锁阳补肾胶囊	Ⅰa	强	多中心、随机、双盲，治疗4周后，以治疗后阴经勃起角度改善及性交成功率>25%以上为总有效，双盲治疗组（100例）总有效率为88.0%，开放治疗组（200例）为90.5%，均优于安慰剂组（100例）的21.0%和锁阳补肾胶囊组（100例）的60.0%
百令胶囊[26]（生物工程方法分离的发酵冬虫夏草菌粉）	补益肺肾	>	他达拉非片	Ⅱa	弱	试验无盲法，治疗12周后，以治疗后阴经勃起改善和性交成功率>25%以上为总有效，治疗组（68例）总有效率为83.83%，优于对照组（68例）的67.65%
复方玄驹胶囊[27]（主要成分：玄驹、淫羊藿、枸杞子、蛇床子等）	补肾益精			Ⅱa	弱	试验无盲法，空白对照，治疗3个月，观察6个月，以治疗后IIEF-5评分提高>25%为总有效，治疗组（50例）6个月后总有效率为86%，优于对照组（50例）的36%

5 治疗方药及对照药物（外治法）

剂型	治则	方药	效果	对照药物	证据等级	推荐等级	评论
栓剂	温肾壮阳、理气活血	雄起壮阳栓[29]（组成：淫羊藿12g，丹参12g，黑蚂蚁9g，九香虫6g，制蜈蚣6g，罂粟壳9g）	>	安慰剂	Ⅰb	强	半随机、双盲、安慰剂对照，治疗时间为 3 个月，以治疗后勃起有改善和性交成功率>25%为总有效，治疗组（30 例）总有效率为 76.67%，优于对照组（30 例）的30%

6 治疗方药及对照药物（综合疗法）

第一作者	综合疗法		效果	对照疗法		证据等级	推荐等级	评论
	内治	外治		内治	外治			
李瑛[33]	降糖起痿灵（河南中医学院一附院院内制剂，由鹿茸、海马、人参、菟丝子、金樱子、韭菜子、葛根、花粉、丹参、黄连等药物制成浓缩丸）穴位注射选用当归针、甲钴胺针，注于关元、中极、肾俞、命门、三阴交等穴位	糖尿病康复仪（由海南泰合医疗科技有限公司生产，将探头 1 放在命门或肾俞穴 20 min，然后分别放在左右两侧腹股沟处各15 min，将探头 2 放在胰腺对应区，磁疗袋放在神阙穴 30 ~ 45min）				Ⅱa	弱	试验无盲法，治疗 1 个月后，以治疗后勃起有改善和性交成功率>25%为总有效，综合治疗组（30 例）总有效率为 76.67%，优于中药组（15 例）的 53.33%、中药+穴位注射组（15例）的60%、中药+糖尿病康复仪组（15 例）的66.67%

7　当代名老中医治疗糖尿病勃起功能障碍的经验

全国不同地区当代（民国以后）名老中医治疗经验如下。

林兰[37]教授认为身为先天之本，肝主筋，阴阳主宗筋，前阴乃宗筋之会，故消渴病阳痿之病发生于肝、肾、阳明三经最为密切，因此本病的基本病机为心、肝、肾、脾胃受损，经脉空虚，或邪滞经络，导致宗筋失养，病位在宗筋。糖尿病勃起功能障碍多由情志内伤、饮食失调、外邪入里、跌扑损伤、脏腑虚损等造成，将本病分为肝气郁结证、恐惧伤肾证、心脾亏虚证、脉络瘀阻证、湿热下注证、痰湿阻滞证、气阴两虚证、寒滞肝脉证、阴虚火旺证、命门火衰证、阴阳两虚证11种证型。肝气郁结证治以疏肝解郁，理气振痿，方用逍遥散（柴胡、当归、白芍、茯苓、生姜、薄荷）加减，急躁易怒，口干口苦，目赤尿黄甚者加牡丹皮、栀子；恐惧伤肾证治以益肾宁神，通络振痿，方用宣志汤（熟地黄、巴戟天、人参、白术、当归、山药、茯苓、酸枣仁、远志、柴胡、升麻）加龙骨、牡蛎、蜈蚣；心脾亏虚证治以补益心脾，振筋起痿，方用归脾汤（党参、龙眼肉、白术、黄芪、当归、茯神、酸枣仁、木香、远志、露蜂房）加减，夜寐不酣者加夜交藤、合欢皮，腹胀泛恶、痰湿内生者加半夏、厚朴、竹茹；脉络遇瘀证治以活血化瘀，通络振痿，方用少腹逐瘀汤（小茴香、干姜、延胡索、当归、川芎、肉桂、赤芍药、生蒲黄、五灵脂）加减，会阴刺痛甚者加三棱、莪术，阴茎举而不坚加九香虫、露蜂房、蜈蚣（研末冲服）、阳起石等，阴部发冷者加附子、淫羊藿、补骨脂、鹿茸，气虚者加党参、太子参、黄芪；湿热下注证治以清热化湿，振筋起痿，方用龙胆泻肝汤（龙胆草、黄芩、栀子、泽泻、车前子、生地黄、当归、柴胡）加减，阴部瘙痒、潮湿甚者加地肤子、蛇床子；痰湿阻滞证治以化痰除湿，通络起痿，方用僵蚕达络饮（僵蚕、防己、苍术、半夏、陈皮、茯苓、瓜蒌、薏苡仁、黄芪、露蜂房、炒桂枝、九香虫）加减；气阴两虚证治以培土益气，滋阴起痿，方用四君子汤合麦门冬汤（人参、茯苓、白术、甘草、麦门冬、半夏、粳米、大枣）；寒滞肝脉证治以温经暖肝，通络振痿，方用暖肝煎（吴茱萸、乌药、小茴香、肉桂、生姜、沉香、九香虫、当归、地龙、蜈蚣、枸杞子、淫羊藿、山茱萸、茯苓、薏苡仁）加减，畏寒肢冷者加制附子、桂枝，性欲淡漠者加仙茅，舌质紫暗、局部疼痛者加桃仁、红花，腰疼较重者加炒杜仲、续断，睾丸抽痛者加荔枝核、延胡索；阴虚火旺证治以滋阴降火，振筋起痿，方用二地鳖甲煎（熟地黄、生地黄、天花粉、牡丹皮、生鳖甲、生牡蛎、菟丝子、枸杞子、金樱子、川续断、桑寄生、茯苓）加减，失眠多梦者加丹参、酸枣仁，滑精者加沙苑子、莲须，阴阳两虚者加淫羊藿、肉苁蓉，肝火较盛者加栀子、生牡蛎；命门火衰证治以温补下元，振筋起痿，方用右归丸合五子衍宗丸（肉桂、炮附子、熟地黄、杜仲、鹿角、牛膝、山药、山茱萸、当归、菟丝子、枸杞子、覆盆子、五味子、车前子）；阴阳两虚证治以阴阳双补，通络振痿，方用二仙汤合肾气丸（仙茅、淫羊藿、巴戟天、当归、黄柏、知母、桂枝、附子、熟地黄、山茱萸、山药、茯苓、丹皮、泽泻）加减，肾虚不固、滑精频繁、精薄清冷加沙苑子、芡实、莲须、龙骨、牡蛎、金樱子。

仝小林[38]教授认为糖尿病勃起功能障碍多责之肾、肝、脾。肾为先天之本，肾精亏耗则沈阳不足，命门火衰而阳痿。肝主筋，阳明主宗筋，前阴为宗筋之会，肝失疏泄，肝气横逆，气血不输于下，遂致宗筋迟缓，发为阳痿，脾胃亏虚，化源不足，宗筋失养而阳痿不举。临床辨证分为肝郁气滞证，治以疏肝解郁、活血为主，方用柴胡舒肝散合芍药甘草汤加蜈蚣 2 条，当归 15g；肾阳不足证，治以温补肾阳，方用右归丸和五子衍宗丸加用韭菜子、葫芦巴、黑蚂蚁以温补肾阳，莱菔子使补而不腻，兼顾疏导。

高彦彬[39]教授将消渴病阳痿分为肾阳不足证、心脾两虚证、湿热下注证、肝郁气滞证 4 个证型。肾阳不足证治以温补肾阳，方用右归丸加减：鹿角胶 10g，附子 6g，肉桂 6g，熟地 12g，菟丝子 10g，当归 12g，杜仲 10g，山药 15g，山萸肉 10g，枸杞子 10g，韭菜子 10g。心脾两虚证，治以补益心脾，方以归脾汤加减：黄芪 15g，白术 10g，茯神 12g，龙眼肉 12g，人参 10g，木香 10g，当归 12g，远志 12g，甘草 6g，酸枣仁 12g，淫羊藿 10g，韭菜子 10g。湿热下注证治以清热利湿，方药：车前草 15g，黄芩 10g，山栀 10g，泽泻 10g，车前子 10g，当归 10g，柴胡 10g，生地 15g，薏苡仁 30g，甘草 6g。肝郁气滞证治以疏肝理气、兼以活血，方用四逆散加减：柴胡 10g，枳壳、枳实各 10g，当归 10g，白芍 12g，蜈蚣 2 条，甘草 6g，佛手 12g，刺猬皮 9g。

李显筑[40]教授认为肝肾亏虚是糖尿病性阳痿发病之本，痰瘀阻络是糖尿病性阳痿发生之病理关键，临证将本病辨证分为 4 个主要证型：阴阳两虚型、肝肾阴虚型、肾虚瘀血型、肾虚痰湿型。阴阳两虚型治宜补肾温阳，方用三鹿二子汤（鹿茸、鹿角胶、鹿角霜、沙苑子、枸杞子）加减，若阳虚较明显，加葫芦巴、刺猬皮、淫羊藿；肝肾阴虚型治宜滋补肝肾，方用六味地黄丸加沙苑子、枸杞子、菟丝子、刺猬皮；肾虚血瘀型治宜补肾通络，方用益肾三子汤（经验方：沙苑子、枸杞子、菟丝子）加丹皮、牛膝、益母草等治疗。若出现少腹及阴器疼痛，活检青筋蟠曲显露，会阴部皮肤蚁行感等症状，为瘀血较重，加水蛭；肾虚痰湿型治宜补肾化痰除湿，方用益肾三子汤加炒薏苡仁、厚朴、白通草、竹茹等。临床辨治时不论何型，均应在滋肾养精的基础上，或扶阳，或通络。根据阴损阳衰的动态变化，重视阴阳并补、活血化瘀或除湿化痰。同时注重随症加减治疗，若夜尿频数明显者，酌加覆盆子、桑螵蛸、分心木；若早泄较重者，酌加桑螵蛸、芡实、刺猬皮。

张宗礼[41]教授认为糖尿病勃起功能障碍属于中医学"消渴、阳痿"的范畴，对本病多从"虚、瘀、湿、郁"4 个方面着手进行辨证论治。①从虚辨治可分脾气虚、肾阴虚、肾阳虚。脾气虚治疗抓倦怠乏力、少气懒言、纳呆食少之主证，以四君子汤或补中益气汤加减，大补中焦之气，使脾胃化源不竭，则宗筋之痿渐复，重用生黄芪（60~90g），能益气布津，最适于消渴病，辅以四君子汤之党参、白术、茯苓之品以加大益气，佐以鸡内金、焦山楂、砂仁、陈皮等以开中焦之郁，亦防补气之品壅滞之弊。肾阴虚者常以固肾填精之法，方选二至丸或水陆二仙丹加减，重用女贞子、墨旱莲以益肾填精，金樱子、荔枝核、芡实、枸杞子、覆盆子、桑椹子以固精培元。肾阳虚者常以二仙汤或五子衍宗丸加减，在固肾精的基础上加以仙茅、淫羊藿、巴戟天、阳起石、九香虫、菟丝子等峻补元阳、温煦宗筋。②从瘀辨治，消渴而致阳痿者，必然存在血瘀，重则及脉，轻则及络，治疗中必用活血之剂，且应贯穿全程，以四物汤或补阳还五汤加减，以补营血、通脉络，无论有无瘀血之外候（脑、眼出血等有出血倾向者除外），常于方中佐用丹参、川芎、赤芍、丹皮等，若见舌质紫暗、或有瘀斑瘀点、脉涩者，则酌选红花、川牛膝、三棱、莪术、蜈蚣、水蛭等品以加大祛瘀之力。③从湿辨治，选用自拟三妙汤加减，以清化下焦湿热，选用苍术、黄柏、盐车前子、蒲公英、泽泻、龙胆草、怀牛膝等。④从郁辨治以柴胡疏肝散或丹栀逍遥散加减，药用柴胡、郁金、香附、陈皮、枳壳、苏梗、川芎、栀子、丹皮等以疏肝解郁。本病在治疗中对应四证拟用补虚、活血、祛湿、解郁四法，应虚实兼顾，辨证准确，诸法合参。

8　糖尿病勃起功能障碍常用的疗效判定标准

勃起功能国际问卷（ⅡEF-5）评分表

问题	0	1	2	3	4	5	得分
1. 对阴茎勃起和维持勃起信心多大?		很低	低	中等	高	很高	
2. 受到刺激勃起时，有多少次勃起硬度足以插入阴道?	无性生活	几乎没有或完全没有	少数几次	大约半数	多于半数	几乎总能或总能	
3. 插入阴道后，有多少次能维持阴茎勃起?	没有尝试性交	几乎没有或完全没有	少数几次	大约半数	多于半数	几乎总能或总能	
4. 性交时，维持阴茎勃起至性交完毕有多大困难?	没有尝试性交	非常困难	很困难	困难	有些困难	不困难	
5. 性交时，有多少次感到满足?	没有尝试性交	几乎没有或完全没有	少数几次	大约半数	多于半数	几乎总能或总能	

国内常用的疗效判定标准如下。

（1）《中药新药临床研究指导原则（试行标准)》[4]

中药治疗阳痿疗效判定标准如下。

治愈：治疗后 3 个月内阴茎勃起>90°，性交成功率在 75% 以上者。

显效：治疗后 3 个月内阴茎勃起>90°，性交成功率在 50% 以上者。

有效：治疗后 3 个月内阴茎勃起有改善，性交成功率在 25% 以上者。

无效：治疗后 3 个月内阴茎勃起改善不明显，性交成功率在 25% 以下者。

（2）《中国中西医结合男科学》[58]

治疗后（IIEF - 5）> 22 分为痊愈，前后评分增加 50% 以上为显效，增加 25% ~ 50% 为有效，增加<25% 为无效。

9　利益冲突的宣言及经费支持

糖尿病中医药临床循证实践指南的制定是国家中医药管理局中医药临床研究基地全国中医糖尿病临床研究联盟委托天津中医药大学附属第一医院吴深涛教授制定，经费由中国中医科学院广安门医院资助提供。指南制定小组所有成员均声明，完全独立进行指南的编制工作，未与任何利益团体发生联系。

10　词汇表

辨证论治：中医临床诊断治疗疾病的思维方法和过程。通过四诊收集患者的病史、症状等临床资料，根据中医理论进行综合分析，辨出证候，并拟定治疗方法。也包括中医理论贯穿在预防与养生实践中的过程。

湿热下注证：指湿热流注于下焦。主要表现为小便短赤、身重疲乏、舌苔黄腻、脉濡数等。症见小便淋涩赤痛，少腹拘急，会阴部胀痛，尿道口白浊，舌苔黄腻，脉滑数。

肝气郁结证：肝失疏泄、气机郁滞所表现的证候。多因情志抑郁，或突然的精神刺激及其他病邪的侵扰而发病。

气滞血瘀证：气机不畅、瘀血阻滞脉络的一种证候。

心脾两虚证：指心血不足、脾气虚弱所表现的证候。多由病久失调，或劳倦思虑，或慢性出血而致。

阴阳两虚证：指以神疲乏力，口干少饮，舌质红或淡，脉细弱为主要临床特征的一类病证。

内治法：通过给患者服用药物来进行治疗的各类治法的统称。

外治法：泛指除口服药物以外施与体表或从体外进行治疗的方法。从治疗形式上一般可分为两大类：药物外治法和非药物外治法；在治疗范围上一般分为内病外治、外病外治两大类。

参 考 文 献

[1] 高思华，冯建华．糖尿病阳痿中医诊疗方案［A］．中华中医药学会糖尿病分会．第九次全国中医糖尿病学术大会论文汇编［C］．中华中医药学会糖尿病分会，2006：7.

[2] 吴深涛．糖尿病慢性并发症的中医辨治［M］．天津：天津科学技术出版社，2001：171.

[3] 国家中医药管理局．中华人民共和国中医药行业标准——中医病症诊断疗效标准（ZY/T001.1—94）［S］．南京：南京大学出版社，1994.

[4] 郑筱萸．中药新药临床研究指导原则（试行）［M］．北京：中国医药科技出版社，2002：156-168.

[5] 中华医学会．临床诊疗指南——内分泌及代谢性疾病分册［M］．北京：人民卫生出版社，2005.

[6] 王晓峰，朱积川，邓春华．中国男科疾病诊断治疗指南（2013 版）［M］．北京：人民卫生出版社，2013.

[7] 周仲瑛．中医内科学［M］．北京：中国中医药出版社，2003：376-380.

[8] 冯建华，高思华，程益春，等．糖尿病勃起功能障碍中医诊疗标准［J］．世界中西医结合杂志，2011，02：180-184.

[9] 高思华．糖尿病阳痿的中医诊疗方案［A］．中华中医药学会糖尿病分会．第八次全国中医糖尿病学术大会论文汇编［C］．中华中医药学会糖尿病分会，2005：8.

[10] 吴强，戴宁．糖尿病勃起功能障碍的中医发病机制及中医药研究进展［J］．江西中医药，2012，07：72-75.

[11] 朴元林．糖尿病勃起功能障碍与消渴兼证"阳痿"及其中医治疗［J］．中国临床医生，2006，06：15-16.

[12] 张惠新．糖尿病性阳痿辨治规律探求［J］．中华养生保健，2004，06：25-26

[13] 邹如政．糖尿病性阳痿的中医药临床研究［J］．中国男科学杂志，2009，01：57-59.

[14] 黄泗猷．糖尿病性阳痿的中医药治疗现状［J］．医学文选，2003，05：733-734.

[15] 毕焕洲，赵永厚．阳痿中医诊治的循证医学研究［J］．中国性科学，2013，01：47-51.

[16] 廖宸，薛建国．阳痿中医分型差异的文献分析［J］．湖南中医杂志，2008，04：77-78.

[17] 秦国政．阳痿中医发病学和证候学规律新探——附 17 例流行病学调查分析［J］．中国医药学报，

1999，06：33-37.

[18] 秦国政．勃起功能障碍（阳痿）中医发病学规律研究［J］．云南中医学院学报，2003，04：5-9.

[19] 秦国政．勃起功能障碍（阳痿）中医发病学规律研究（续）［J］．云南中医学院学报，2004，01：6-8+26.

[20] 冯志成．龙胆泻肝汤联合盐酸曲唑酮治疗湿热型阳痿28例［J］．辽宁中医杂志，2007，12：1760-1761.

[21] 胡天赤．解郁活血法治疗肝郁血瘀型糖尿病性阳痿180例临床观察——卢太坤教授治疗糖尿病性阳痿临床经验总结［A］．国家中医药管理局、厦门市人民政府．第十五次全国中医糖尿病大会论文集［C］．国家中医药管理局、厦门市人民政府，2014：10.

[22] 魏建红，张志忠，古剑．少腹逐瘀汤加味治疗糖尿病阳痿40例［J］．浙江中医杂志，2011，05：346.

[23] 赵立新．补肾健脾养心法治疗阳痿60例［J］．实用中医药杂志，2012，04：275.

[24] 胡卫东，刘伟英，严春梅，等．加味补阳还五汤治疗糖尿病性勃起功能障碍临床观察［J］．山西中医，2014，10：13-15.

[25] 王琦，杨吉相，李国信，等．疏肝益阳胶囊治疗勃起功能障碍多中心随机对照试验［J］．北京中医药大学学报，2004，04：72-75.

[26] 徐泽杰．百令胶囊治疗糖尿病阳痿68例［J］．中国药师，2014，02：271-273.

[27] 李团生．复方玄驹胶囊治疗糖尿病性阳痿50例［J］．中国中医药现代远程教育，2010，10：89-90.

[28] 邓云山．补肾养肝健脾法联合胰岛素治疗糖尿病勃起功能障碍的临床研究［J］．中国性科学，2013，02：62-65.

[29] 王健，魏贤品，王德春．雄起壮阳栓治疗糖尿病阳痿60例观察［J］．中医药学刊，2001，01：62-63.

[30] 彭建．中药熏脐治疗糖尿病性阳痿25例［J］．中医外治杂志，2008，05：38.

[31] 韩建涛，庞国明．糖尿病阳痿外治研究［A］．中华中医药学会．中医治疗糖尿病及其并发症的临床经验、方案与研究进展——第三届糖尿病（消渴病）国际学术会议论文集［C］．中华中医药学会，2002：3.

[32] 于世珍，柳林，曲庚汝．心理调护治疗糖尿病心理性阳痿10例疗效观察［J］．护理研究，2001，06：331-332.

[33] 李瑛，王倩嵘，陈静．综合治疗糖尿病性阳痿30例临床观察［J］．河南中医，2002，01：38.

[34] 曹彦，曹爱娟，张孝旭．益气养阴活血中药治疗Ⅱ型糖尿病性勃起功能障碍临床观察［J］．北京中医药，2009，10：793-794.

[35] 王发成．益气养阴活血方治疗糖尿病阳痿临床疗效观察［J］．中医临床研究，2013，23：73-74.

[36] 李金水，杨文炎．自拟双补四物汤治疗糖尿病性阳痿25例［J］．国医论坛，2005，03：32.

[37] 任志雄，李光善，倪青．林兰教授治疗糖尿病勃起功能障碍的经验［J］．河北中医，2012，10：1445-1447.

[38] 仝小林，董柳，胡洁，等．糖尿病自主神经病变的中医辨治［A］．中华中医药学会糖尿病分会．第八次全国中医糖尿病学术大会论文汇编［C］．中华中医药学会糖尿病分会，2005：4.

[39] 高彦彬．糖尿病性功能障碍的中医辨证论治［J］．糖尿病新世界，2005，06：22.

[40] 常健菲，郭力，黄吉峰，等．李显筑教授治疗糖尿病阳痿经验［J］．中医药学报，2013，02：63-65.

[41] 韩阳，张兴坤，刘亚燊，等．张宗礼辨治糖尿病勃起功能障碍经验［J］．中国中医基础医学杂志，2014，02：196-197+224.

糖尿病神经源性膀胱中医药临床循证实践指南

糖尿病神经源性膀胱（diabetic neurogenic bladder，DNB）是糖尿病主要慢性并发症之一。我国糖尿病发病率近年来呈井喷式增长。2007～2008 年对我国 14 个省市调查分析表明，我国 20 岁以上成年人糖尿病发病率为 9.7%（男性、女性患病率分别为 10.6% 和 8.8%），糖尿病患者达到 9240 万。糖尿病前期发病率 15.5%，总人数接近 1.48 亿[1]。糖尿病患者增多，意味着其主要并发症之一的糖尿病神经源性膀胱发病率亦急剧增长。据文献报道，糖尿病神经源性膀胱其发病率高，可达糖尿病患者的 25%～85%[2]。

糖尿病神经源性膀胱多见于女性，尤其是糖尿病病程较长的中老年女性，主要表现为尿频，排尿时间延长，排尿时用力、滴沥，排尿不尽感，甚至出现尿潴留及溢出性尿失禁，排尿后小腹部触诊饱满或充盈有包块，叩诊呈浊音。

传统医学依据糖尿病神经源性膀胱临床表现，将其归属于中医"消渴""癃闭""淋证"的范畴。消渴病传统的病机观认为主要在于阴津亏损、燥热偏胜，而以阴虚为本，燥热为标，证属本虚标实，本多责脾肾。如《辨证录·消渴门》曰："夫消渴之症，皆脾坏而肾败。脾坏则土不胜水，肾败则水难敌火。二者相合而病成。"阐述了脾肾两虚是导致消渴的主要病因。消渴日久，耗气伤阴，阴伤气耗，脾肾亏虚，肾虚不能蒸腾气化，膀胱气化无权，脾虚运化无力，无以升清降浊，则小便不利，而致癃闭。随着科技的进步和中医学的发展，后世医家对消渴病的认识亦有所深入，如当今的消渴病之病因病机多痰（湿）热互结、浊毒内蕴等。对糖尿病神经源性膀胱的中医证候特点及治疗亦有着独到的见解和发扬，导致目前对糖尿病神经源性膀胱中医分期、证候分型和治疗组方原则有很大的差异，未能形成规范统一的辨证诊治原则。国家标准化管理委员会制订的糖尿病中医防治标准和中华中医药学会制订的糖尿病中医药防治指南中对糖尿病神经源性膀胱的诊断及治疗有了初步的规范，但是具体实践操作如何、临床疗效如何尚需验证，鉴于这种情况，为了规范糖尿病神经源性膀胱的中医临床诊断和治疗，发挥中医药优势，在参考以往专家共识和指南的基础上，结合循证医学的证据及文献整理，筛选出可靠的证据，制订出临床行之有效的辨证分型标准及治疗方法，给予推荐，以期提高糖尿病神经源性膀胱的中医药治疗效果。

目前已发布的《糖尿病中医防治指南》是国家中医药管理局政策法规与监督司立项的标准化项目之一，由中华中医药学会糖尿病分会负责编写，是指导和规范中医防治糖尿病的纲领性文本。自该指南颁布施行以来，对糖尿病中医治疗发挥了较好的指导作用。但新近循证医学研究不断涌现，且既往指南限于条件，多采用专家共识的形式，研究方法亦有待改进。

本指南以成年糖尿病神经源性膀胱患者的中医药治疗为主要内容，在既往糖尿病神经源性膀胱的诊疗指南基础上，对中医药治疗糖尿病神经性源膀胱的系统综述和随机对照试验进行严格的质量评价，在现有文献中筛选证据级别较高，临床疗效可靠、安全，方便、便于推广的治疗方法，以提高中医药治疗糖尿病神经源性膀胱的临床疗效。

1 疾病的诊断依据及辨证分型标准

糖尿病神经源性膀胱：是指由于自主神经尤其是副交感神经障碍所引起的排尿反射异常、膀胱功能障碍，主要表现为尿无力、尿潴留。

中医典籍中没有"神经源性膀胱"这一名称，根据其症状可归属于中医"癃闭"、"淋证"中的"劳淋"等范畴。"癃闭"之名，首见于《黄帝内经》，书中称为"癃闭"或"闭癃"，对其病因、病机、病位都做了较为详细之论述。《素问·五常政大论》曰："其病癃闭，邪伤肾也。"《灵枢·五味》曰："酸走筋，多食之，令人癃。"

癃闭（dribbling urinary block）：是以排尿困难、小便量少、点滴而出，甚至闭塞不通为主的病证。一般以小便不利、点滴而短少、病势较缓者称为癃；而以小便闭塞、点滴不通、病势较急者称为闭。糖尿病患者出现上述症状可归属于本病范畴［参照 GB/T 16751.1—1997 中医临床诊疗术语——疾病部分：ZYYXH/T37—2008 中医内科常见病诊疗指南——中医病证部分：癃闭］。

劳淋（fatigue strangury）：以小便频数短涩、淋漓不已、小腹拘急、痛引腰腹、遇劳即发等为主要表现的淋病类疾病。因热淋等迁延日久或反复发作，浊毒蕴结，气阴亏虚，常因劳倦或外感而发。糖尿病患者出现上述症状可归属于本病范畴［参照 GB/T 16751.1--1997 中医临床诊疗术语——疾病部分：9.16 劳淋］。

1.1 诊断标准

本病的诊断参照《糖尿病中医防治标准》（草案）[3]中的糖尿病神经源性膀胱进行诊断，诊断要点如下。

病史：患者有糖尿病病史。

临床表现：①症状，小便不利甚或点滴不出。小腹胀满或胀痛。小便不甚赤涩，但淋漓不已或张力性尿失禁。②体征，耻骨上触诊饱满或充盈有包块，叩诊呈浊音。

理化检查：B 超检查，可见膀胱残余尿量增加。尿流动力学检查示最大尿流量（UF）；膀胱容量增大；膀胱收缩能力早期可见反射亢进，晚期则无反射、残余尿量增加。膀胱压力容积（CMG）测定，逼尿肌无反射，多数患者膀胱内持续低压力。尿常规检查可见红白细胞、清蛋白尿。

1.2 辨证分型标准

本辨证分型参考《糖尿病中医防治标准》（草案）[3]，中华中医药学会糖尿病分会《糖尿病神经源性膀胱中医诊疗标准》[4]，《中医内科学》，根据文献整理和临床流行病学调查结果，最后通过专家共识法制订。

1.2.1 脾肾亏虚证

主证：①小便不甚赤涩，但淋漓不已；②时作时止；③遇劳即发。

次证：①腰酸膝软；②神疲乏力；③舌质淡，脉细弱。

证候确定：具备全部主证和一项以上次证即可诊断。

1.2.2　肾阳不足证

主证：①小便不利甚或点滴不出；②神疲肢冷；③遇寒加重，得温则缓。

次证：①腰膝酸软；②舌质淡，苔白，脉沉。

证候确定：具备全部主证和一项以上次证即可诊断。

1.2.3　膀胱湿热证

主证：①小便不利疼痛，甚或点滴不出；②小腹胀痛；③尿道灼热疼痛。

次证：①口苦咽干；②舌质红，苔黄腻，脉滑数。

证候确定：具备全部主证和一项以上次证即可诊断。

1.2.4　血瘀水停证

主证：①小便不利甚或点滴不出；②小腹刺痛胀满。

次证：舌质紫暗，脉细或涩。

证候确定：具备全部主证和一项以上次证即可诊断。

1.2.5　肺气郁闭证

主证：①小便不利甚或点滴不出；②胸闷憋气；③胸胁胀满。

次证：①情志抑郁；②舌质红或暗红，苔薄或薄黄，脉弦。

证候确定：具备全部主证和一项以上次证即可诊断。

2　中医药治疗方案

2.1　治疗原则

治疗糖尿病神经源性膀胱要标本兼顾，积极治疗感染等原发病，控制血糖水平。糖尿病神经源性膀胱，可表现为癃或闭或劳淋等，其病位在膀胱，但与肺、脾、肾、肝、三焦等脏腑相关，治疗时要分清脏腑虚实。要根据病情的轻重、病程的长短，急则治其标"开鬼门，洁净府"，利尿以通水道，及时配合导尿与排尿训练；缓则治其本，健脾补肾益气，助膀胱气化，即能固摄尿液，同时又能通畅水道。应当积极采取综合疗法，将中药内服和针灸等外治法相结合。还要注意调节情志，舒畅气机，仲景有谓"大气一转，其气乃散"，以通调水道。癃闭日久，蓄水酿毒，可生他疾，必须及时治疗。

中医对本病的治疗具有明显的优势，特别是在改善症状、提高患者生活质量方面，中医药综合疗效明显，但仍有较高的复发率，因此，应在取得疗效后，采用配制丸散制剂继续服用一定时间以稳定疗效。

2.2　治疗方法——内治法

糖尿病神经源性膀胱中医治疗以内治法为主。传统中医药内治法主要有中药汤剂内服和中成药口服两种形式。经大量文献研究发现，中药汤剂辨证内服是糖尿病神经源性膀胱治疗最常用的中医内治法，其次为中药单方和中成药内服。

辨证论治：是中医认识疾病和治疗疾病的核心原则，本指南的辨证论治是指对糖尿病神经源性膀胱患者通过四诊合参，收集患者病史、症状、舌脉等临床资料，根据中医理论

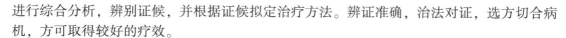

进行综合分析，辨别证候，并根据证候拟定治疗方法。辨证准确，治法对证，选方切合病机，方可取得较好的疗效。

2.2.1 辨证选方

本病中医辨治要点在于根据糖尿病神经源性膀胱和癃闭、劳淋的主次轻重，辨别疾病虚实。中医认为本病的发病与肺、脾、肾、肝功能失调有关，但根本在于肾。其治疗原则为：脾肾亏虚者，健脾益肾；肾阳不足者，温补肾阳，温阳利水；膀胱湿热者清利湿热；血瘀水停者破血逐瘀；肺气郁闭者，宣肺降气、通利小便。

2.2.1.1 脾肾亏虚证

治法：健脾益肾，升清降浊，化气利水。

推荐方药：补中益气汤加减[5]。

药物组成：黄芪、党参、白术、升麻、当归、肉桂、柴胡、泽兰、王不留行、桂枝、炙甘草。

加减：手麻足痛者，加桃仁、丹参、川芎。小便失控不止者加全蝎、蜈蚣、刺猬皮、金樱子；气虚较重者加黄芪、党参；脾虚湿邪较重者加薏苡仁、砂仁；伴下肢浮肿较重者加金钱草、石韦等；肾阳虚较重者加肉苁蓉、补骨脂（推荐级别Ⅲb，弱推荐，见附件2）。

2.2.1.2 肾阳不足证

治法：温补肾阳，温阳利水。

推荐方药：金匮肾气丸加减[6]。

药物组成：熟地、山药、山萸肉、丹皮、茯苓、泽泻、肉桂、制附子先煎。

加减：如舌淡体胖有齿痕，四肢不温者加菟丝子、巴戟天；舌苔白腻者加砂仁、石菖蒲；如伴气短乏力、腹泻者加黄芪、白术；如伴肢体疼痛、舌有瘀斑者加葛根、细辛（推荐级别Ⅱa，弱推荐，见附件2）。

2.2.1.3 膀胱湿热证

治法：清利湿热。

推荐方药：八正散加减[7]。

药物组成：滑石、车前子（另包）、白茅根、丹参、草薢、石韦、泽泻、龙胆草、黄柏、苍术。

加减：若兼阴虚者加女贞子、旱莲草；尿道灼热者加黄芩、牡丹皮；口干发渴者加知母（推荐级别Ⅲb，弱推荐，见附件2）。

2.2.1.4 血瘀水停证

治疗原则：破血逐瘀，通利小便。

推荐方剂：抵挡汤合五苓散加减[8]。

药物组成：水蛭、大黄、桃仁、地龙、猪苓、白术、茯苓、泽泻、桂枝等。

加减：明显气虚者合春泽汤并重用生黄芪；阳虚者合金匮肾气丸；阴虚者合六味地黄丸，兼内热者加知母、地骨皮；尿路感染明显者加瞿麦、车前草、凤尾草等（推荐级别Ⅲb，弱推荐，见附件2）。

2.2.1.5 肺气郁闭证

治疗原则：宣肺降气，通利小便。

推荐方药：清肺饮[9]。

药物组成：麦冬、茯苓、车前子、沙参、黄芩、桔梗、柴胡、栀子、冬葵子、通草、猪苓、桑白皮。

加减：兼大便不通者，加大黄、苦杏仁；兼心肾阴虚者，加生地黄、山茱萸；兼下焦湿热者加白茅根、金钱草、萹蓄；兼气滞血瘀者加香附、当归、王不留行（推荐级别Ⅲ b，弱推荐，见附件2）。

2.2.2　单方辨证加减

单方辨证加减是指对糖尿病神经源性膀胱患者的治疗采用以某一单方中药内服为主，在此基础上根据患者临床表现的不同，依据辨证论治原则，进行方药加减的治疗方法，是辨病和辨证相结合的治疗方式。本病多以"益气健脾、温阳补肾"为基本治疗原则，在此基础上进行加减。

推荐方药：济生肾气丸[10]。

药物组成：制附子、车前子、茯苓、熟地黄、肉桂、泽泻、怀山药、牡丹皮、山萸肉、牛膝（推荐级别Ⅱa，弱推荐，见附件3）。

2.3　治疗方法——外治法

2.3.1　针刺治疗

推荐针刺处方[11]

取穴：内关、秩边透水道、中极、归来、关元、肾俞、命门。针刺手法、时间及次数：内关采用直刺，捻转提插泻法，施术1min。秩边透水道采用令患者侧卧位，双腿屈膝，以6寸针由秩边进针，迅速的提插泻法透向水道，至麻电感到达前阴和肛门会阴为度。中极、归来使患者仰卧位均直刺，提插泻法令麻电感向前阴放射。关元直刺，以提插法得气后留针15min。以上穴位均上午针刺，下午针刺肾俞、命门，使患者俯卧位，直刺捻转补法，得气后起针（推荐级别Ⅲ b，弱推荐，见附件4）。

2.3.2　灸法

推荐灸法[12]

选穴：关元、中极、水道、肾俞、次髎、足三里、三焦俞，于以上穴位上平铺底径1.0cm的食用盐，应用底径0.8cm高1.0cm的艾炷隔盐灸，每穴5壮，每日1次，14日为1个疗程（推荐级别Ⅰb，推荐，见附件4）。

2.3.3　针灸并用治疗

推荐针灸处方[13]

选穴：足三里（双）、三阴交（双）、关元、气海，针灸使局部得气，并向阴部传导，将艾条切成10mm左右小段，插在针柄上，点燃艾条，每穴灸3壮，针灸针覆盖隔热锡纸以防灼伤皮肤。每日1次，15天为1个疗程（推荐级别Ⅰb，强推荐，见附件4）。

2.3.4　走罐拔罐治疗

推荐走罐处方[14]

方法：用闪火法把罐吸拔在大椎穴上，用双手握住火罐，依次循膀胱经，夹脊穴，督

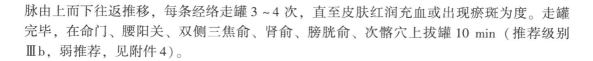

脉由上而下往返推移，每条经络走罐 3～4 次，直至皮肤红润充血或出现瘀斑为度。走罐完毕，在命门、腰阳关、双侧三焦俞、肾俞、膀胱俞、次髎穴上拔罐 10 min（推荐级别Ⅲb，弱推荐，见附件4）。

3　预防和调摄

糖尿病神经源性膀胱的临床表现多样，本病的发病与肺、脾、肾、三焦功能失调有关。肺不能通调水道下输膀胱，脾不能升清降浊，肾不能化气行水而致膀胱气化失常，导致本病。在治疗上运用中药内服和针灸、热敷、穴位注射等方法相结合，能起到良好疗效。但应注意以下几点：①糖尿病神经源性膀胱根源于糖尿病，故基础治疗尤为重要，良好的血糖控制能带来最佳的获益。②在糖尿病神经源性膀胱的治疗过程中，要分清脏腑虚实。要根据病情的轻重、长短，急则治其标，利尿以通水道；缓则治其本，健脾补肾益气以通水道。③健脾利水治疗，避免过用辛燥药物，以耗伤阴液、加重消渴病病情。应当积极采取综合疗法。将中药内服与中药外用和针灸等疗法相结合，以达到最佳治疗效果。

除此之外，日常生活的护理亦很重要，每日养成按时饮水及排尿的习惯，无论有无尿意，每隔 4 小时左右排尿 1 次。排尿时，可有意识地缓慢按压腹部，增加腹部压力，促进排尿。按时休息，劳动适量，避免过度劳累、思虑。

4　指南的推荐要点

（1）中药辨证论治和针灸、拔罐等外治法相结合是治疗糖尿病神经源性膀胱的基本方法。

（2）糖尿病神经源性膀胱中医辨证参考"劳淋""癃闭"的辨证，本病的发病与肺、脾、肾、肝功能失调有关，但根本在于肾。

（3）依据目前的随机对照实验和专家共识，本病的治疗原则为：脾肾亏虚者，健脾益肾；肾阳不足者，温补肾阳，温阳利水；膀胱湿热者清利湿热；肺气郁闭者，宣肺降气、通利小便；血瘀水停者破血逐瘀。

附　　件

1　中药煎服方法

内容同"糖尿病前期"中药煎服方法。

2　治疗方药及对照药物（糖尿病神经源性膀胱）

证型	治则	方药	效果	对照药物	证据级别	推荐等级	评论
脾肾亏虚证	健脾益肾升清降浊化气利水	补中益气汤加减			Ⅲb	弱	自身前后对照研究，经治疗，临床症状改善总有效率为 83.3%，治疗前后其残余尿量，尿频次及平均尿量均有明显改善，尿流动力学指标也有明显改善（$P<0.05$）
肾阳不足证	温补肾阳，通阳利水	金匮肾气丸					自身前后对照研究，治疗 2~4 个疗程后，17 例患者恢复自主排尿，自觉症状明显好转或消失，排尿后腹 B 超膀胱残余尿量<30ml；3 例仍有尿淋漓不尽及尿失禁，排尿后腹部 B 超膀胱残余尿量平均为 58ml；1 例未能恢复自主排尿，行持续留置尿管，总有效率达 80.9%
		癃平汤[17]	>	甲钴胺	Ⅱa	弱	随机对照实验，每疗程 4 周，3 个疗程后，治疗组的总有效率明显高于对照组，两组均可明显改善患者临床症状，但治疗组在改善临床症状方面优于对照组
膀胱湿热证	清利湿热	八正散加减			Ⅲb	弱	自身前后对照研究，实验无盲法，临床症状改善总有效率为 83.3%，治疗前后其残余尿量，尿频次及平均尿量均有明显改善，尿流动力学指标也有明显改善（$P<0.05$）
血瘀水停证	破血逐瘀，通利小便	抵挡汤合五苓散加减			Ⅲb	弱	自身前后对照研究，经治疗 3 个疗程后，中药组总有效率为 75%，针药组总有效率为 93%，中药组和针药组对糖尿病周围神经源性膀胱均有明显的效果

— 240 —

证型	治则	方药	效果	对照药物	证据级别	推荐等级	评论
肺气郁闭证	宣肺降气，通利小便	清肺饮			Ⅲb	弱	自身前后对照研究，10天为1疗程，1~3疗程后观察疗效，结果临床治愈4例，显效18例，有效13例，无效2例，总有效率为94.59%
		枇杷清肺饮[18]			Ⅲb	弱	自身前后对照研究，1个月为1个疗程，经治疗后，临床治愈17例，有效25例，无效5例，总有效率为89.4%

3 治疗方药及对照药物（中成药）

中成药名称及组成	方药及加减	证据级别	推荐等级	评论
济生肾气丸加减	制附子、车前子、茯苓、熟地黄、肉桂、泽泻、怀山药、牡丹皮、山萸肉、牛膝等，口服，小蜜丸每次9g，水蜜丸每次6g，大蜜丸每次1丸，每日2次	Ⅰb	弱	随机对照实验，两组常规治疗甲钴胺等基础上，实验组应用中药汤剂，经治疗，研究组患者总有效率为93.1%，明显高于对照组为74.4%，两组比较差异具有统计学意义
益肾灵散[19]	黄芪120g，党参120g，杜仲72g，枸杞子72g，益母草60g，桑寄生36g，当归48g，川芎48g，地龙60g，牛膝72g，茯苓120g，肉桂48g，山药120g。上药粉碎共为细末，灌装胶囊即得，每粒胶囊含生药0.3g。病情较轻者，每日服3次，每次4粒，病情重者每次5粒，1个月为1个疗程，一般服用1~3个疗程	Ⅲb	弱	自身前后对照研究，1个月为1个疗程，1个疗程后，163例患者中显效54例，有效89例，无效20例，总有效率为87.7%
清热滋肾活血胶囊[20]	药物组成：黄芪、茯苓、泽泻、萹蓄、熟地黄、山茱萸、蒲黄、菟丝子、肉桂、黄柏、鸡血藤。每粒胶囊相当于生药5g，每次6粒，每日3次，口服	Ⅱa	弱	随机对照实验，对照组为常规治疗，3个月为1疗程，结果治疗组显效6例，有效13例，无效11例，总有效率为63.3%
自拟通利消糖饮[21]	黄芪30g，怀山药、苍术、玄参、白术、茯苓各15g，菟丝子15g，山萸肉10g，王不留行、水蛭各10g，石韦、车前子各12g，川连、琥珀末（冲）各3g	Ⅲb	弱	自身前后对照研究，治疗2周为1疗程，2疗程结束后评定结果。本组22例中，显效12例，有效9例，无效1例

4　治疗方药及对照药物（中医外治法）

中医外治	方药及加减	效果	药物	证据级别	推荐等级	评论
针刺治疗	取穴：内关、秩边透水道、中极、归来、关元、肾俞、命门。方法：内关采用直刺，捻转提插泻法，施术1min。秩边透水道采用令患者侧卧位，双腿屈膝，以6寸针由秩边进针，迅速的提插泻法透向水道，至麻电感到达前阴和肛门会阴为度。中极、归来使患者仰卧位均直刺，提插泻法令麻电感向前阴放射。关元直刺，以提插法得气后留针15min。以上穴位均上午针刺。下午针刺肾俞、命门，令患者俯卧位，直刺捻转补法，得气后起针			IIIb	弱	自身前后对照，针刺治疗两周后结果显示对轻、中、重及极重度尿潴留患者均有明显疗效，轻度尿潴留患者6例，显效4例，有效2例。中度尿潴留患者12例，显效6例，有效6例，无效2例。重度尿潴留患者8例，显效2例，有效4例，无效2例。极重度尿潴留患者4例，有效2例，无效2例
针灸并用	选穴：足三里（双）、三阴交（双）、关元、气海，针灸使局部得气，并向阴部传导，将艾条切成10mm左右小段，插在针柄上，点燃艾条，每穴灸3壮，针灸针覆盖隔热锡纸以防灼伤皮肤。每日1次，15天为1个疗程	>	甲钴胺	IIa	弱	随机对照实验，对照药物为甲钴胺500μg，隔日1次，15日为1个疗程。两组疗效对比，治疗组有效率为99.4%，对照组有效率为71.4%。两组中有效率比较有显著差异（$P<0.05$），治疗组疗效优于对照组
艾灸	选穴：关元、中极、水道、肾俞、次髎、足三里、三焦俞，于以上穴位上平铺底径1.0cm的食用盐，应用底径0.8cm，高1.0cm的艾炷隔盐灸，每穴5壮，每日1次，14日为1个疗程	>	甲钴胺	IIa	弱	随机对照实验，对照药物为甲钴胺，肌内注射，每日1次，14日为1个疗程，对照组总有效率为71.43%，治疗组总有效率为92.31%，两组比较，有显著性差异
循经走罐	用闪火法把罐吸拔在大椎穴上，用双手握住火罐，依次循膀胱经，夹脊穴，督脉由上而下往返推移，每条经络走罐3~4次，直至皮肤红润充血或出现瘀斑为度。走罐完毕，在命门、腰阳关、双侧三焦俞、肾俞、膀胱俞、次髎穴上拔罐10 min			IIIb	弱	自身前后对照，隔日治疗1次，7次为1疗程，治疗2个疗程后评定疗效。38例患者中，显效14例（36.8%），有效22例（57.9%），无效2例（5.3%），有效率达94.7%

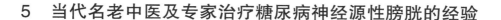
5　当代名老中医及专家治疗糖尿病神经源性膀胱的经验

　　林兰[22]教授将糖尿病神经源性膀胱分为气淋证、劳淋证、阴虚癃闭证、阳虚癃闭证。气淋证见小腹胀满，小便涩滞，余沥不尽，小腹拘急，神倦乏力，气短懒言。舌淡胖苔薄白，脉弱。治宜补中益气，化气通淋，方选补中益气汤加减：黄芪15g，白术10g，陈皮6g，升麻5g，柴胡6g，党参12g，甘草6g，当归10g；劳淋证见小便赤涩时甚，淋漓不已，时发时止，遇劳即发，腰膝酸软，五心烦热，舌红少津，脉沉细数。治宜养阴补肾，清热通淋，方选知柏地黄汤加减：知母、黄柏各10g，生地15g，山药12g，山萸肉6g，泽泻10g，丹皮8g，车前子10g（包煎）；阴虚癃闭证见小便滴沥不通，尿少色赤，头晕目眩，腰膝酸软，五心烦热，口燥咽干，神疲倦怠，夜寐遗精，舌红苔薄，脉细数。治宜滋肾通关，方选滋肾通关丸加减：知母、黄柏各10g，肉桂3g，龟板12g。外用葱白50g捣烂，加麝香0.3g外敷关元、中极穴；阳虚癃闭证见小便不通或滴沥不爽，尿有余沥，面色白，腰以下冷，舌淡胖，脉沉细无力。治宜温补肾阳，通利膀胱，方选寄生肾气丸加减：熟地12g，山药15g，茯苓、泽泻各10g，附子6g，肉桂4g，车前子10g（包煎），山萸肉8g，牛膝、杏仁各10g。

　　张琪[23]教授认为本病属于中医"癃闭"范畴之中，小便的通畅，有赖于肾和膀胱的气化作用，但从脏腑之间的整体关系来看，水液的吸收、运行、排泄，还有赖于三焦的气化和肺、脾、肾的通调、转输、蒸化。癃闭的病位在膀胱，但与三焦、肺、脾、肾密切相关。辨证属脾肾阳虚，膀胱气化功能失调。脾为后天之本，主运化水液，脾虚水液运化失职；肾为先天之本，肾主水，肾与膀胱相表里，肾阳虚衰膀胱气化功能失调，气化不及州都，而致小便不利，排尿不尽。治疗以五苓散加减，治以温阳补，肾健脾化气利水。桂枝通阳，白术健脾运湿，以助膀胱之气化；猪苓、泽泻、茯苓利水渗湿；附子补下焦之阳，以鼓动肾气；山芋、淫羊藿、枸杞补肾；车前利水；败酱草、蒲公英、马齿苋清热解毒通淋具有抗菌作用。诸药配合，共奏温补肾阳、化气行水之功。

6　糖尿病神经源性膀胱常用的疗效判定标准

　　当前对糖尿病神经源性膀胱疗效评价缺乏统一标准，主要参照国家中医药管理局2002年《中医病证诊断疗效标准》，结合膀胱B超检查拟定。

　　临床控制：自主排尿，尿潴留或尿失禁症状消失，B超检查示膀胱内无残余尿。

　　临床显效：自主排尿，尿潴留或尿失禁症状消失，B超检查示膀胱内残余尿较治疗前减少80%。

　　临床好转：能自主排尿，但偶尔有尿潴留或尿失禁症状，B超检查示膀胱内残余尿较治疗前仅减少40%。

　　无效：临床症状未有改变，B超检查示膀胱内残余尿较治疗前无明显减少。

7　词汇表

证：是在疾病发展过程中某一阶段的病理概括，包括病变的部位、原因、性质及邪正关系，能够反映出疾病发展过程中某一阶段病理变化的本质，因而能比症状更全面、更深刻、更准确地揭示疾病的发展过程和本质。

辨证论治：又叫辨证施治，通过四诊（望、闻、问、切）所收集的资料、症状和体征等临床资料，根据中医理论进行分析综合，辨清疾病的原因、性质、部位及邪正之间的关系，从而概括判断为某种证，并根据辨证分析的结果来确定相应的治疗原则和治疗方法，也包括中医理论贯穿在预防与养生实践中的过程。

内治法：通过给患者服用药物来进行治疗的各类治法的统称。

外治法：泛指除口服药物以外施与体表或从体外进行治疗的方法。从治疗形式上一般可分为两大类：药物外治法和非药物外治法；在治疗范围上一般分为内病外治、外病外治两大类。

参 考 文 献

［1］ 杨文英. 目前我国糖尿病患病状况和从中得到的启发 ［R］. 北京大学糖尿病论坛中心，2010，第 10 页.

［2］ Lee W C, Wu H P, Tai T Y, et al. Effects of diabetes on female voiding behavior ［J］. J Urol, 2004, 17 (2): 989.

［3］ 仝小林. 《糖尿病中医防治标准》（草案）. 北京：科学出版社，2014：73-78.

［4］ 中华中医药学会糖尿病分会. 糖尿病神经源性膀胱中医诊疗标准 ［J］. 世界中西医结合杂志，2011，6 (4): 365-368.

［5］ 彭宁，雷鹏，王万贵，等. 辨证施治糖尿病神经源性膀胱功能障碍 24 例 ［J］. 陕西中医，2005，2 (26): 1337-1338.

［6］ 林榕，李薇. 运用金匮肾气丸辨治糖尿病神经源性膀胱 21 例 ［J］. 实用中医内科杂志，2006，03: 260.

［7］ 张明. 桂芪汤治疗糖尿病神经原性膀胱 40 例 ［J］. 四川中医，2001，19 (1): 31.

［8］ 胡臻. 活血利水法治疗糖尿病神经元性膀胱疗效观察 ［J］. 中医药疗法，2000，13 (2): 155.

［9］ 夏世澄. 清肺饮治疗糖尿病神经源性膀肤 37 例疗效观察 ［J］. 新中医，2005，37 (6): 41-42.

［10］ 黄敬东. 济生肾气丸治疗糖尿病神经源性膀胱疗效观察 ［J］. 亚太传统医药，2015，11 (11): 141-142.

［11］ 王清泉，牛莉. 针刺治疗糖尿病神经原性膀胱 30 例 ［J］. 中国临床康复，2004，8 (21): 4254.

［12］ 于文霞，苏秀海，李文东，等. 艾灸治疗糖尿病神经源性膀胱 39 例 ［J］. 辽宁中医杂志，2010，37 (6): 1118-1119.

［13］ 董晓瑜，刘艳. 温针灸治疗糖尿病神经原性膀胱 36 例 ［J］. 实用中医内科杂志，2007，21 (9): 100.

［14］ 王琳，邱静. 循经走罐为主治糖尿病神经源性膀胱临床观察 ［J］. 针灸临床杂志，2004，20 (10): 45 -46.

［15］ 张勇. 辨证治疗糖尿病神经源性膀胱的体会 ［J］. 中国现代医药杂志 2007，9 (4): 135-136.

［16］ 曾纪斌. 中药治疗糖尿病神经源性膀胱病变 20 例临床体会 ［J］. 中国中医急症，2007，16

（9）：1139.

[17] 林君丽．癃平汤治疗糖尿病神经原性膀胱的临床研究［D］．山东中医药大学，2007.

[18] 张秀媛．枇杷清肺饮治疗糖尿病神经原性膀胱 47 例［J］．中医药学报，2009，37（4）：88.

[19] 孙金瑞．益肾灵散治疗糖尿病神经源性膀胱 163 例［J］．中国民间疗法，2009，17（9）：27.

[20] 焦鹏．清热滋肾活血胶囊治疗糖尿病神经原性膀胱临床观察［J］．河北中医，2007，29（5）：414.

[21] 张颖．自拟通利消糖饮治疗糖尿病神经性膀胱功能障碍 22 例［J］．云南中医中药杂志，2000，21（3）：30.

[22] 倪青．尿频急痛皆属淋肾虚湿热是主因-治疗糖尿病神经源性膀胱的经验［J］．辽宁中医杂志，2001，28（9）：515-516.

[23] 于卓，李莲花，张佩青．张琪教授治疗神经元性膀胱 1 例［J］．中国中医咨讯，2010，2（32）：291-293.